U0277969

龙门要籍精校

伍柳仙宗全書

德全题

（上册）

（明）伍冲虚　（清）柳华阳◎原著
周全彬　盛克琦◎编校

華夏出版社
HUAXIA PUBLISHING HOUSE

图书在版编目（CIP）数据

龙门要籍精校：全二册/(明)伍冲虚，(清)柳华阳著. --北京：华夏出版社，2019.1（2024.3 重印）

ISBN 978-7-5080-9598-1

Ⅰ. ①龙…　Ⅱ. ①伍…　②柳…　Ⅲ. ①养生（中医）－中国－明清时代　Ⅳ. ①R212

中国版本图书馆 CIP 数据核字（2018）第 249952 号

龙门要籍精校（全二册）

著　　者　（明）伍冲虚　（清）柳华阳
编　　校　周全彬　盛克琦
责任编辑　梅　子　阿　修

出版发行　华夏出版社有限公司
经　　销　新华书店
印　　刷　三河市万龙印装有限公司
装　　订　三河市万龙印装有限公司
版　　次　2019 年 1 月北京第 1 版
　　　　　　2024 年 3 月北京第 3 次印刷
开　　本　710×1000　1/16 开
印　　张　47.75
字　　数　780 千字
定　　价　146.00 元

华夏出版社有限公司　地址：北京市东直门外香河园北里 4 号　邮编：100028
网址：www.hxph.com.cn　电话：（010）64663331（转）

若发现本版图书有印装质量问题，请与我社营销中心联系调换。

目　录

（上册）

前言 ………… 盛克琦 1
整理说明 ………… 周全彬 1

上编《天仙正理·仙佛合宗》合刊

合刻伍柳真人书叙 ………… 清·邓徽绩 3
序 ………… 清·程德灿 4

天仙正理 ………… 5
　刻伍冲虚子《天仙正理直论》序 ………… 明·骆守一 5
　《天仙正理直论》序 ………… 清·黎博庵 6
　重刻《天仙正理直论》后序 ………… 清·伍达行 7
　《详注天仙正理论注》 ………… 8
　序 ………… 9
　重修《天仙正理》书后 ………… 清·申兆定 9
　伍真人事实及授受源流略 ………… 清·申兆定 10
　重刻《天仙正理》序 ………… 清·李纯一 11
　复刻《天仙正理》序 ………… 清·武定全 11
　叙 ………… 清·邓徽绩 12
　跋 ………… 明·伍冲虚 13

天仙正理直论增注 ………… 明·伍冲虚 14
　本序（并注） ………… 明·伍冲虚 14

道原浅说篇 …… 21
直论九章 …… 55
先天后天二炁直论第一 …… 55
药物直论第二 …… 61
鼎器直论第三 …… 66
火候经第四 …… 70
炼己直论第五 …… 93
筑基直论第六 …… 99
炼药直论第七 …… 100
伏气直论第八 …… 105
胎息直论第九 …… 109
《直论》起由 …… 113
后跋 …… 117
增注说 …… 123

附:天仙正理直论 …… 125
采取外药之图 …… 144

伍真人丹道九篇 …… 145
《伍真人丹道九篇》缘起 …… 明·伍冲虚 145
《伍真人丹道九篇》序 …… 145
最初还虚第一 …… 146
真意第二 …… 147
水源清浊真丹幻丹第三 …… 148
火足候、止火景、采大药候天机第四 …… 148
七日采大药天机第五 …… 150
大药过关服食天机第六 …… 151
守中第七 …… 153
出神景、出神收神法第八 …… 156
末后还虚第九 …… 156
后跋 …… 157

仙佛合宗语录 …… 158

总序一 …… 158
总序二 …… 明·伍守虚 161
总序三 …… 清·伍达行 162
序 …… 清·朱仲棠 163
《仙佛合宗语录》跋 …… 164
《仙佛合宗》辑序 …… 清·汪东亭 164

嫡传增注天仙论语仙佛合宗 …… 明·伍冲虚 169
仙佛合宗语录本序 …… 169
卷之一 …… 171
一、授受类 …… 171
吉王朱太和十问 …… 171
伍太初六问 …… 203
卷之二 …… 219
伍太一十九问(一至九问) …… 219
卷之三 …… 280
伍太一十九问(十至十九问) …… 280
李羲人问答 …… 346
卷之四 …… 351
二、散问答类 …… 351
长沙王朱星垣二问 …… 351
伍守虚二问 …… 354
顾与弢六问 …… 365

(下册)

三、评古类 …… 371
四、杂问答类 …… 378
五、本行纪类 …… 383
万苦修仙歌 …… 383
六、杂咏类 …… 396
道隐斋杂咏 …… 396

和答吉王朱太和殿下 …… 396
又和答吉王太和韵 …… 397
又答吉王太和 …… 399
又答吉王太和 …… 400
无题 …… 401
答陶先生见赠和韵 …… 402
和陶先生卜隐韵 …… 404
见达摩遗像 …… 405
过古峰洞 …… 406
过道吾山古刹 …… 407
道隐斋禅关即事 …… 408
记曹老师西山炼神处圆示 …… 409
葵叶扇 …… 409
蒲草扇 …… 410
千秋岁词 …… 410
赠禅人号 …… 412
赠邻馆友人入关避世 …… 413
闲坐禅关习定 …… 414
赞胡僧画像 …… 414
登天涯寨绝顶 …… 415
寿门下法眷罗秀才母九旬 …… 416
寿文人四句 …… 417
道隐斋中勉门生学 …… 418
四季画 …… 418
四季画 …… 419
四季渔家画 …… 420

附:天仙论语仙佛合宗 …… 421

金丹要诀 …… 明·伍冲虚 498
金丹大旨 …… 498
言先天 …… 500

言后天 …… 500
先天契后天说 …… 501
制凡银凡铅真诀 …… 501
制凡砂凡汞下手真诀 …… 502
筑基说 …… 502
死砂接生砂真诀 …… 503
补母说 …… 504
强母足子法 …… 504
过母说 …… 505
庶母乳哺说 …… 505
超神脱胎说 …… 506
阳池诗 …… 508
阴池诗 …… 508
阳池 …… 508
炼铅 …… 508
采金 …… 508
采金歌 …… 510
金丹配合歌 …… 511
火候词 …… 511

下编《金仙证论·慧命经》合刊

《金仙证论》《慧命经》合刻序 …… 清·梁靖阳 515
义例 …… 清·梁靖阳 516
《金仙证论》《慧命经》合刻跋 …… 清·何三五 519
重刻《慧命经》《金仙证论》叙 …… 清·邓万仁 520
柳华阳祖师《金仙证论》《慧命真经》合刻叙 …… 清·潘　露 521

金仙证论 …… 523
叙 …… 清·吾祖望 523
叙 …… 清·高双景 524
序 …… 清·妙　悟 525

叙 …………………………………… 清·李树萱 526
《金仙证论》跋 …………………………… 清·丁阳彩 526
跋 …………………………………… 清·温裕桂 527
《金仙证论》重镌序 ……………………… 清·李宗镜 528
赞曰 …………………………………………………… 529
重刊《金仙证论》序 ……………………… 清·郑观应 529

金仙证论 ………………………………… 清·柳华阳 531
序炼丹第一 ………………………………………… 531
正道浅说第二 ……………………………………… 536
炼己直论第三 ……………………………………… 542
小周天药物直论第四 ……………………………… 548
小周天鼎器直论第五 ……………………………… 551
风火经第六 ………………………………………… 554
效验说第七 ………………………………………… 574
总说第八 …………………………………………… 575
调药炼精成金丹图第九 …………………………… 577
图说第十 …………………………………………… 578
顾命说第十一 ……………………………………… 578
风火炼精赋第十二 ………………………………… 579
禅机赋第十三 ……………………………………… 580
妙诀歌第十四 ……………………………………… 581
论道德冲和第十五 ………………………………… 582
火候次序第十六 …………………………………… 583
任督二脉图第十七 ………………………………… 584
决疑第十八 ………………………………………… 585
僧豁然七问 ……………………………………… 585
王会然七问 ……………………………………… 586
了然五问 ………………………………………… 588
危险说 ……………………………………………… 589
后危险说 …………………………………………… 601

增注说 …… 603

附:《金仙证论》原文(七篇) …… 604

慧命经 …… 612

《慧命经》叙 …… 清·孙廷璧 612

读《慧命经》后跋 …… 清·朗真子、明觉子 613

重刻《慧命经》序 …… 清·悟中子 614

重刊《慧命经》自序 …… 清·郑观应 615

《慧命经》郑序 …… 清·郑观应 616

慧命经 …… 清·柳华阳 619

自序 …… 619

漏尽图第一 …… 621

法轮六候图第二 …… 623

任督二脉图第三 …… 625

道胎图第四 …… 627

出胎图第五 …… 629

化身图第六 …… 631

面壁图第七 …… 632

虚空粉碎图第八 …… 633

集说《慧命经》第九 …… 634

正道修炼直论第十 …… 669

正道工夫直论第十一 …… 675

禅机论第十二 …… 684

杂类说第十三 …… 691

决疑第十四 …… 697

了然六问 …… 697

介邑秀才李思白名堉道号琼玉六问 …… 698

僧真元十三问 …… 700

太邑海会寺方长龙江 …… 701

洪都药师院方长石藏和尚 …… 702

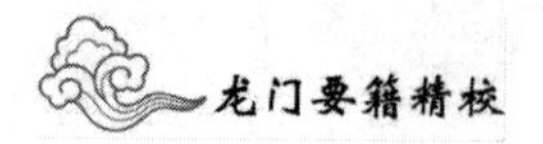

附:《慧命经》原文(五篇) …… 703

附录一 …… 709
三乘秘密口诀并注 …… 明·顾与弢 709
龙门秘旨 …… 清·高仁峒 712
序 …… 清·郑观应 712
邱祖秘传大道歌 …… 713
小周天火候口诀歌 …… 714
采大药赋 …… 714
得大药赋 …… 715
大周天炼气化神赋 …… 715
炼神还虚赋 …… 716
炼虚合道赋 …… 716
元功次序九律 …… 清·洪中和 717
北派九律 …… 清·方内散人 720
邱长春祖师小周天火候歌诀 …… 722
龙门正宗百字派 …… 723

附录二 …… 724
《天仙正理直论》一卷《仙佛合宗语录》一卷附录一卷 … 清·周中孚 724
《天仙正理直论》总目 …… 724
《伍冲虚仙佛合宗语录》总目 …… 725
伍冲虚律师传 …… 清·闵一得 726
伍达行 …… 727
辟邪《伍氏族谱》(摘录) …… 727
伍希德 …… 727
伍冲虚 …… 728
伍守虚 …… 729
禅师华阳真人柳宝诰 …… 729

跋 …… 周全彬 730
鸣谢 …… 731

前　言

一、道学重在贵生

道学文化是中华传统文化中最重要的组成部分。从文化角度看，中华民族的传统来源有两个方面：一是道学，创立于史官，以《老子》为代表，提倡静、柔、谦、弱、下、和之六德。道学文化，实际是继承了母系氏族文化传统，拥有几十万年的实践和发展经验，是华夏民族的“老传统”，是我们民族文化的元基因。二是儒学，创立于孔子，以《诗》、《书》、《礼》、《易》为代表，推行仁、义、礼、智、信之五常。儒学文化，是继承了夏商周三代的父系氏族文化传统，是华夏民族的“新传统”，是我们民族文化元基因的外延和发展。战国时期的“百家争鸣”，实不过都是祖述道家而已。鲁迅先生在《致许寿裳》的信函中说：“中国根柢全在道教……以此读史，有多种问题可以迎刃而解。”在《而已集·小杂感》中进一步说：“人往往憎和尚，憎尼姑，憎耶教徒，而不憎道士，懂得此理者，懂得中国的大半。”研究中国科学技术史的著名学者、英国皇家科学院院士李约瑟博士（1900—1995）也指出：“中国如果没有道家思想，就会像是一棵某些深根已经烂掉了的大树。”①由此我们可以看出道教文化在中国社会生活中的分量。道学与道教合流，道学与道教并行不悖，不明道学不足以识道教，不知道教不足以悉道学。

道学文化是一种“贵生”的文化。《易经》中讲：“天地之大德曰生。”

---

① 李约瑟《中国科学技术史》第 2 卷，第 178 页，科学出版社、上海古籍出版社，1990 年出版。

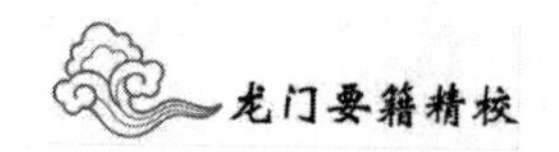

(《周易·系辞下》)指出“生”是天地间最高的、最大的“德”,是所有事务最高、最大存在合理性的判定标准。道教最早的经典《太平经》里面也强调:“要当重生,生为第一,余者自计所为。”(《卷114·不用书言命不全诀》)① 认为没有任何事情或事物比“生”再高大的。《无量度人经》中也说:“仙道贵生,无量度人”。这些都充分地体现了道教“唯生论”和“贵生度人”的特点,是道教最鲜明的特征。正是在道教这种“大德曰生”、“贵生”的思想作为中华民族的基本信仰和价值观念的影响下,才孕育出来了中华民族古代丰富璀璨的科技成果和经济实力,成为世界最强大的帝国历千年而不衰。

道教追求长生而学仙之风由来尚矣。《史记·封禅书》讲:“黄帝且战且学仙……百余岁然后得与神通。”《庄子》记载黄帝登空同山,拜广成子问道学仙,道统仙宗由此而滥觞,道教也由此而现雏形。《汉书·艺文志》中说:“神仙者,所以保性命之真而游求于其外者也。聊以荡意平心,同死生之域,而无怵惕于胸中。”神仙之学,就是“内丹学”,是参天地、同日月、契造化的金丹大道,又是返自然、还本我、修性命的天人合一之学,渊源流长,与道学同源,肇始于伏羲、神农、黄帝上古时期,老子、庄子集其成,阴长生、魏伯阳、葛洪、魏华存奠其基,钟离权、吕洞宾、陈抟、刘海蟾将内丹学理论体系发展成熟。随后内丹流派纷呈,有南、北、中、东、西五大流派之说。南宗创始于浙江天台张紫阳(984—1082),有《悟真篇》等记其法诀;北宗创立于陕西咸阳王重阳(1112—1170),传全真七子,金莲演派;中派肇始于元朝李道纯,著《中和集》等,调和南北两派丹学于一炉,后世称之为“中派”。东派创立于扬州陆潜虚(1520—1606),著《方壶外史》等流传于世。西派创立于清道光、咸丰年间乐山李涵虚(1806—1856),得吕祖、张三丰传以丹诀秘奥,著有《圆峤内篇》。

明、清二朝,内丹学家辈出,各领风骚。期间明朝伍冲虚(1574－1644?)著《天仙正理直论》、《仙佛合宗》,清乾隆嘉庆年间柳华阳(1736－?)复著《金仙证论》和《慧命经》,光绪二十三年(1897)邓徽绩将伍、柳著作合刻,题名为《伍柳仙宗》,因之伍冲虚与柳华阳蝉联在一起,世称之为伍柳派。考近代研修丹道者,大多数以伍柳派丹法为圭臬,遂伍、柳之名大噪于丹道界,《伍柳仙宗》也成为丹道研究必读之书。

---

① 《太平经合校》,第613页,中华书局,1960年2月第1版。

二、伍冲虚与柳华阳

伍守阳(1574—1644?),原名阳,字端阳,号冲虚子,江西南昌县人。十岁时奋志明经学,十三岁时喜闻道学,寻求真出世之道。伍氏族谱称:“幼习儒书功甚勤敏,长见明季阉宦专权,时政颠倒,哲人知几,厌薄荣利,慕留侯赤松之游、希夷华山之隐,超然有出世之想,与同祖弟守虚师事曹还阳真人。”明万历二十一年(1593)得曹还阳亲传丹法,遂遍阅仙圣之书。闵一得《金盖心灯·伍冲虚律师传》称曾师事李泥丸、王常月,曾授三坛大戒,为龙门派传人。自署为“豫章三教逸民丘长春真人门下第八派分符领节受道弟子冲虚子伍守阳”(《天仙正理直论·火候经》)。伍冲虚自万历癸巳(1593)初遇曹还阳,至万历壬子(1612)历二十年始得“仙佛合宗全旨”全法全诀(《天仙正理直论·直论起由》)。受曹还阳丹诀后,苦志修持,始得道成真。侍母至孝,“为母在,故训徒奉养母终。仙隐,宗党咸称为孝弟神仙”(伍氏族谱)。母逝遂隐迹而去,至清朝中叶复出,传柳华阳后不知所踪。伍冲虚作为明代后期著名内丹家,是当时内丹清修派的集大成者,在丹道理论上对北宗全真派传统丹诀有所革新,及门拜学者甚众,门庭极盛。亲传弟子伍太初、朱太和、顾与弢、朱星垣等,著述有《天仙正理直论》、《仙佛合宗语录》、《丹道九篇》、《金丹要诀》等。

柳华阳(1736—?),清代洪都(今江西南昌市)人。据《慧命经·序》称,柳自幼好佛,因入梵宇有悟,常怀方外想,见僧辄喜,出家为僧人。闻长者讲,昔五祖弘忍三更时私授六祖慧能道法。侧听欢然,憬如梦觉,始知修炼家必赖师传。乃寻求不已,足迹遍荆楚间,迄无所遇。后乃投皖水之双莲寺落发,愈加咨访。凡三教之师,靡不参究,竟无悉慧命之旨者。因自叹曰:“人身难得,遂此虚度乎?”忽发一念,于每夕二鼓余,五体投地,盟誓虔叩上苍,务求必得。阅及半载,幸遇合洪、冲虚师,传之秘旨,豁然通悟,乃知慧命之道。嗣至匡庐,又遇壶云老师,窃聆论绪,知为非常人。勤恳听受,继以哀吁,乃大发鸿慈,开悟微密,中边奥窍,罔不周彻。及临行,嘱说:“佛教双修,今已断灭,子当续其命脉,以度有缘。”柳隐迹江左,与二三道侣焚修切究,苦修而成舍利,默契师传,故纂集著书,画图立相,开古佛之秘密,泄师祖之玄机,为接引后学之梯筏。柳力主清静修持,仙佛合宗,著有《金仙证论》、《慧命经》。

柳华阳充分利用自己是佛教僧人的身份，以所掌握的佛学知识，在其所著的《金仙证论》《慧命经》二书中发挥伍冲虚《仙佛合宗》遗绪的同时，援佛入道，用丹法来分释佛法。因之被佛教大德印光法师（1862—1940）斥其为“魔民”，《印光法师文钞》中谓：“国（清）初魔民柳华阳作《慧命经》，尽用佛经祖语，证炼丹法。挽正作邪，以法谤法。未开眼人见其邪说，认为真实，正见永失。所言所修，皆破坏佛法。而犹嚣嚣自得，谓吾幸遇真乘，得闻正法。所谓认贼为子，煮砂作饭，一盲引众盲，相牵入火坑，可不哀哉。”（转引自丁福保《佛学大辞典》）①

三、《金仙证论》《慧命经》作者之谜

伍柳派重要的两部丹经《金仙证论》和《慧命经》的作者，向来都认定是清乾隆至嘉庆年间的僧人柳华阳所著，如道光二十六年梁靖阳刊本、李宗境光绪九年刊本，及最流行的邓徽绩光绪二十六年养云轩刊本，都没有怀疑柳华阳不是二书的作者。及至近代有人谓《金仙证论》和《慧命经》二书是清朝康熙年间谢凝素所作。如田诚阳道长在《道经知识宝典》中讲：“从尊重历史的角度出发，《伍柳仙宗》当为《伍谢仙宗》，以还其真实面目。”②

考田诚阳道长执此说的来源，也非他孤明独现，实因在清嘉庆年间道教北宗龙门派高士闵一得（1748—1836）在他所著的《金盖心灯》卷三《谢凝素律师传》中谓：“嘉庆四年（1799 年），有僧称柳华阳者，寓京师之天坛东侧，年约四五十许，有谓安庆人，有谓武进人。余慕而造访，出示著书（与谢凝素著《金仙证论》、《慧命经》），目同而文小异，今且付梓。”可说是否定柳华阳为《金仙证论》、《慧命经》作者的第一人。后来闵小艮（一得）的弟子圆峤真逸陈文述在他的诗作《自然好学斋诗钞》据《谢凝素律师传》为典咏诗《孤山咏谢凝素》，云：谢凝素，“名太虚（按：《谢凝素律师传》作“太易”），武进人。尝寓毗陵红梅阁，月夜闻群仙环佩声，得白玉蟾注《道德经》，伍冲虚为之解释。尝居孤山，谒王昆阳于宗阳宫，后返金盖梅花岛。黄赤阳称为梅仙，陶

① 丁福保《佛学大辞典》，上海书店，1994 年影印本，第 3001 页。
② 田诚阳《道经知识宝典》，四川人民出版社，1995 年 9 月第一版，614 页。

靖庵比之白鹤。尝著《金仙证论》及《慧命经》二书，今为僧柳华阳所刻。'红梅阁畔栖元处，金盖山中种树年。放鹤有亭来偶尔，冥鸿无迹去翩然。诀从道德真经得，书任华阳释子传。欲向巢居问和靖，生前生后总神仙。'"也是从其师闵一得之说。陈撄宁先生（1880－1969）钞此诗时曾作"按语"说："世人皆知二书为柳华阳所作，独此处谓是谢作柳刻，惜余无暇考证，姑存其说而已。"①

据闵一得《金盖心灯》卷三《谢凝素律师传》中谓：谢凝素，名太易，自号凝素子，清初江苏武进人。性情沉毅，明崇祯十六年（1643）至孤山，得《白注道德经》，始勤奋求道，就正于姚耕烟（太宁）。姚耕烟（？—1643）是伍冲虚高弟，引荐谢凝素去庐山访伍冲虚。伍遂为之解释章注，纵谈玄奥，一动一静咸嘱体认。随游至武陵，授以龙门宗旨大诫，及诸修炼秘法。后返江南，至金盖访梅华岛，寄迹何山赵庄。康熙三年（1664），晋谒王常月（1522—1680）于宗阳宫，又多授受。康熙二十二年（1683）云游出山，不知所终。著有《白注道德经疏》，《参同契注疏》及《金仙正论》、《慧命篇》、《金丹火候》，又《梅隖清赏集》、《植梅谱》、《日用编》等凡十余种传世。

从柳华阳和伍冲虚的著作看，《金仙证论》、《慧命经》与《天仙正理》、《仙佛合宗》的关系十分紧密，《金仙证论》、《慧命经》可以说是对《天仙正理》、《仙佛合宗》的诠释和补充，是一脉相承的关系。如果没有得到伍冲虚的传授恐难以作出，非私淑者所能为之。在时间上，谢凝素更有可能得到伍冲虚的亲传，具备撰写《金仙证论》、《慧命经》有能力。

《金仙证论》与《慧命经》作者问题确实存在着疑问，是谢凝素著耶？还是柳华阳著耶？《金仙证论》首有高双景写于乾隆五十五年（1790）的序，第二篇是妙悟写于乾隆五十六年（1791）的序，正文有柳华阳写于乾隆五十五年的自序，可知此书应在乾隆五十五年至乾隆五十六年间出版的。而《慧命经》要晚于《金仙证论》几年，前有孙廷璧的序和柳华阳的自序，都是作于乾隆五十九年（1794）。《慧命经》柳华阳自序说："隐迹江左，与二三道侣焚修切究。因碧蟾、了然、琼玉、真元苦修已成舍利，默契师传，故纂集是书，命曰《慧命经》。"说明《慧命经》是柳华阳师徒之间经过修证得到一定证验后才写得，因此书中多问答语。又此书几乎全是用道家丹法诠释佛典，虽极尽牵

① 陈撄宁《道教与养生·圆峤真逸诗钞》，华文出版社2000年3月第2版，530页。

强之能事，还伪造佛经作据，但都与柳华阳以前是个僧人有深刻的联系，所以从这点看柳华阳确是二书的原作者。

四、伍柳丹法点睛

《伍柳仙宗》一书，是明清以来在丹道修仙界最具盛名的丹书，所述丹法世称“伍柳丹法”。近代以来凡是修炼丹道者，几乎没有不阅读《伍柳仙宗》的，可见该书在丹道修炼上的重要性。虽然修炼丹道者都阅读《伍柳仙宗》，但是大多不得入门法窍，或意守山根，或意守丹田，在身体穴窍上捉摸，被丹道先哲认为不是伍、柳二真人之嫡旨也。如近代丹道大师陈撄宁先生（1880—1969）和张义尚先生（1910—2000）都对伍柳丹法有过精辟的阐述。

陈撄宁先生指出：“宜读何种丹书？宜读伍冲虚之《天仙正理》。伍派是北派。”（《答直隶涞水赵伯高君》）“宜从《天仙正理》、《金仙证论》等书入手，方不失全真派家风也。”（《答浙省天台圆明宫虑静道人》）“伍柳一派，不是上乘，惟李清庵、陈虚白、黄元吉诸公庶几近之。”（《答江苏如皋知省庐》）“《天仙正理》一派，也可以算是天元，但嫌其太着迹相耳。”（《答覆逍遥散人》）“北派中虽重清净，但亦不是专靠打坐就能成功，外界资助，当然不可少，却是从虚空中寻求，不是在人身上讨便宜。《（金仙）证论》、《（天仙）正理》两书，不能就算完全，然而必须要看。”（《答覆上海张家弄南车站王群学道四问》）“要晓得像伍冲虚、柳华阳一类的述作，只讲清净独修，不说阴阳栽接。他们也有内药、外药之分，意思是指自己身中本有的名为内药，从虚空感受到自己身上的名为外药。虽也说药从外来，而来源却不相同。这一点学者要辨别清楚。”（《答苏州张道初君十五问》）“伍冲虚、柳华阳之书，硬要明明白白的划分段落，所谓百日筑基、七日过关、十月结胎、三年乳哺、九年面壁，按之实际，皆不相符合。既然与事实不符，何必定要说出一个死板的数目？想是当时遇到一般学道的人，生性愚笨，苦苦追究成功的期限，所以传道者不能不方便说法，以安慰大众迫不及待之心理。后学若执为定论，反被古人所误矣。”（《为止火问题覆诸道友》）“伍冲虚、柳华阳二位所做的工夫，下手着重在调息，而不在乎守山根。‘心息相依，神气合一’是他们最要紧的下手诀。”（《湖南省常德电报局某君来函（并答）》）“阳光二现、三现之景象，乃伍真人自己之经验，不是人人一定都有这个样子，可不必拘泥。”（《答覆常德电报局某君北派丹诀八问》)“《金仙证论》所言阳生时候、呼吸烹炼等作用,亦不妨算是有为法。其法可以奉行,口诀都在书中。但有两种困难,一则必须有过来人讲解传授,方可试做。做不得法时,须要逐渐改良。若完全照书上行事,未必就能顺利。二则此法年青人容易见效验,年过五十者,身中阳气衰微,在短时期中,药产之景,恐不易得见,必须有恒心与毅力方可。”(《答瑞安冯炼九君》)“再者伍柳一派方法,对于在家而有俗务及不能持斋的人,大都不甚相宜。”(《答吴悟灵君问题七则》)①

张义尚先生也讲:“北派七真,皆出王重阳一门,其中以丘长春之龙门派为最盛行,传至冲虚伍守阳,著《天仙正理直论》、《丹道九篇》,其徒柳华阳复作《金仙证论》、《慧命经》,力主清净功法,移阴阳于身内,炼精化气,炼气化神,炼神还虚,炼虚合道,仿易道无极而太极,两仪四象之理,逆之而复归于无极。其初关小周天功法,据云以神定息,合先后二气而返为一炁,百日筑基,可以复还童体。然后来有志之士,依之修习,百无一验,纵有所得,亦是依稀仿佛,虚幻不实,是何故乎?反复思考,始知一缘未得师指,不能尽合仙机,一则昧于穷理尽性之功,忽略最初还虚之论,直以识神为元神,于阴阳未交,微阳未产之际,即强行搬运,空转法轮,等同儿戏,此系学者自己盲昧,非古哲立言之有谬也。须知身内阴阳交媾之功,西派曰‘钻杳冥’,以李涵虚之资禀,犹言在洞天中学‘钻杳冥’七八年,然后稍有把柄。曹文逸《大道歌》亦云:‘形神虽曰两难全,了命未能先了性’,可知决非一蹴而能就者。因地不真,则果招迂曲,动言周天已通,筑基已成者,自欺欺人耳。何况诀中有诀,法外有法也。”②

能将伍柳丹法下手机关揭露无余者,当属大江西派汪东亭真人也。将下手之窍,下手之诀,形于笔墨之间,不知此伍柳丹法奥妙就没有成功的希望,不可轻易放过也。其在《伍冲虚真人秘本 < 仙佛合宗 > 序》中讲解:“因访友江西,觅得伍冲虚秘本《仙佛合宗》一部,与各省所售,大不相同。后得吴(天秩)师解说,师曰:‘此书全部,尽言火候,真丹家至宝也。最奇妙者,以心息相依四字,直贯到底。惜乎虚空一着,尚未发明。’噫!吾已怀抱四十余载矣,故今作序尽说虚空,以补其缺,共成全璧。……如得诀者,则在虚空中

① 陈撄宁《仙学精要》,宗教文化出版社,2008 年 5 月第一版。

② 张义尚《丹道薪传》,社会科学文献出版社,2012 年 2 月第一版。

下手，即是性命双修，若离虚空别无路矣。经云：‘天地有坏，虚空不坏’，就在这个不坏之处，修成这个不坏之人。……张景和云：‘若向未生前见得，明知必是大罗仙。’吕纯阳云：‘穷取生身受气初，莫怪天机都泄尽。’尹清和云：‘欲识本来真面目，未生身处一轮〇明。’张紫阳云：‘劝君穷取生身处，返本还原是药王。’盖此四翁，乃列仙中之铮铮者，皆教人在虚空中下手也。《炼虚歌》云：‘为仙为佛与为儒，三教单传一个虚。亘古亘今超越者，悉由虚里做工夫。学仙虚静为丹旨，学佛潜虚禅已矣。扣予学圣事如何？虚中无我明天理。道体虚空妙莫穷，乾坤虚运气圆融。阴阳造化虚推荡，人若潜虚尽变通。’此莹蟾子言三教单传，皆在虚空中作为也。《性命圭旨》云：‘修炼金丹，全在玄牝一窍，而采取在此，交媾在此，烹炼在此，沐浴在此，温养在此，结胎在此，至于脱胎神化，无不在此。修炼之士，诚能知此一窍，则金丹之道尽矣，所谓得一而万事毕者是也。’夫玄牝一窍者，玄，天也；牝，地也；一窍者，一个虚空也。此又言，始终工夫，寸步不能离虚空也。可与张紫阳《金丹四百字序》同参，则更明白矣。和阳子《虚中歌》云：‘我身自向虚中来，我身应向虚中去。来来去去在虚中，可于虚中种业树。种得业树根株深，枝条充塞去来路。’此又言生死轮回，皆是虚空主宰，能在虚空中种这业树者，则无有生死轮回矣。……孔子曰：‘百姓日用而不知’，而不知者何？而不知虚空是生天、生地、生人、生万物之宗祖也。最可笑是今日之学者，不但不识宗祖，反硬在身上有形有象处强猜瞎摸，以为是道。余谓确实是乡里人交媾，雌雄在外鼓舞，欲望生子，不亦远乎？……上阳子云：‘火候之奥，非可一概而论，中有逐节事条，可不明辨之乎！’譬如‘心息相依’，是算法九九八十一归除；逐节事条者，是火候之细微也。而其中变不尽变、化不尽化者，则是见子打子也。岂易知哉？不明辨之，可乎？凡是求师，务必执弟子之礼，虚心下问。……以此书印证，参悟明辨之也。……更进申之，金丹之学，自始至终，火候变化，全在外面运用，总与人身毫无干涉。…… 吾观诸家著作，言说虚空处极多，奈何学者，皆不留意，总是身上强猜瞎摸。如不下功便罢，假若下功，毫无效验，久之大病一场，无药可医，反责自己工夫不勤。天乎！天乎！吾心着实不忍，今得畅言，大快乐也。或问：既不用身心、知识、意，效验如何得见？答曰：只要外面火候不错，则身中自然效验。悟么？”

五、出版记言

伍冲虚、柳华阳合著的《伍柳仙宗》是明清以来在道教丹道界最负盛名的丹经，近代修炼丹道者无不深研该书作为实修指导手册。伍、柳著述原本各自独立刻印成书，至清光绪二十三年(1897)邓徽绩①感伍、柳之书“条分缕晰，不厌求详，不惟读者易解，且可使修炼家不误歧途，诚至道之津梁也。无如书各为部，求全匪易，而坊本复谬误不堪。久有校订付梓之愿，而力不逮。丙申夏，二三友人晤谈及此，皆欣然乐从，遂募资勷厥成功，合二子之书为一秩，题曰《伍柳仙宗》。”(《合刻伍柳真人书叙》)首次将《天仙正理》、《仙佛合宗》、《金仙证论》、《慧命经》四书合刊，题名《伍柳仙宗》刻印，后又有多种刻本翻印流通颇广，可惜如《仙佛合宗》系删节本。本次新版收录《天仙正理直论》、《伍真人丹道九篇》、《天仙论语仙佛合宗》、《金丹要诀》、《金仙证论》、《慧命经》等，校者依据多种善本精校，不做任何删节，是当前对伍柳著作收集最全面、资料最完整、版本最完善的版本，堪称研究和实修丹道人士必藏之宝书，极具阅读和收藏价值。

本书从立项到杀青历时二年有余，在点校本书的过程中周全彬兄左眼罹遇眼疾达七八月之久，校稿惟艰是可以想象，但是以无比的坚忍力克服病魔的干扰终于完成了点校的工作。读者在阅读本书的过程中，需要怀感恩之心。一册图书可以通过钞票轻易购买到手，但出版一册图书从校者搜集各种资料、寻觅善本、文字录入、句读点校、比对版本、厘定讹误，到出版社编辑审读、校订、排版、印刷，都付出了诸多的宝贵时间和艰巨的劳苦。

本书的出版，感谢华夏出版社田红梅女士的鼎力支持，感谢广东省巴蜀书画院院长、杨氏太极拳第六代传人、太极推手名家、书法家任德全老师题写书名，感谢众多读者的无私资助和帮助！

盛克琦

2018年9月6日于石家庄

---

① 邓徽绩(1844－1910)，名命辰，字徽绩，号熙堂，四川省奉节县永里茅田(今奉节县竹园区茅田乡)人。早年在家乡夔州府从事采矿业。1891年重庆开埠通商，“为挽回中国利源”，将在日本经营的森昌火柴厂迁回重庆，创办了四川历史上第一家近代工厂“森昌泰”火柴厂，开四川民族资本企业之先河。

整理说明

《伍柳仙宗》一书共收录《天仙正理直论增注》、《伍真人丹道九篇》、《嫡传增注天仙论语仙佛合宗》、《金丹要诀》、《金仙证论》、《慧命经》六部丹经及附录部分，所依据的底本、校本各有不同，兹一一说明如下：

一、《天仙正理直论增注》，以清乾隆二十九年甲申（1764）申兆定重修康熙五十八年己亥（1719）本为底本，以清嘉庆二十四年己卯（1819）重修乾隆二十九年本（简称"嘉庆本"）、清《道藏辑要》与清光绪二十三年（1897）二仙庵《重刊道藏辑要》本（简称"辑要本"）、清光绪二十三年丁酉（1897）邓云笠《伍柳仙宗 · 天仙正理》（简称"仙宗本"）为校本。

二、《伍真人丹道九篇》，以《重刊道藏辑要》为底本，以邓云笠《伍柳仙宗 · 仙佛合宗》（简称"仙宗本"）、清道光书业堂梓《仙佛合宗》（简称"书业本"）为校本。底本卷末尚附有《邱祖秘传小周天歌诀》一篇，已见附录一中，故不再收录。

三、《嫡传增注天仙论语仙佛合宗》，以《藏外道书》第 24 册影印中国道教协会所藏本为底本，以残抄本《伍冲虚仙佛合宗语录》（简称"抄本"）、清《道藏辑要》与《重刊道藏辑要》本（简称"辑要本"）为校本。因校本无《卷余杂语》部分，而底本《卷余杂语》又脱佚两页。值得庆幸的是，20 世纪 70 年代，台湾《全真月刊》第 21、22、23 三期（1976 年 6、7、8 月）连载了陈敦甫的《伍冲虚真人诗词选释》（简称"选释本"），其后 1980 年代台湾何茂松、李永霖据虞阳子袁介圭所藏手抄油印本《天仙论语》整理出完整的《卷余杂语》连续刊载在《仙道双月刊》第 21、23、24 三期（1985—1986），使得《天仙论语》得成全璧（简称"虞阳本"），故以此二本为校正补充了底本的不足。又因底本或据抄本所刻，故抄刻时舛错既已不少，文字也多衍脱，无特别之歧异处，则依校本改正，不出校记而迳改。

四、《金丹要诀》，以《重刊道藏辑要》本整理，无参校本。按：《金丹要诀》，今天津图书馆藏有题名清傅金铨编、李拱辰参订《伍冲虚真人乩授金丹要诀》抄本一种，可知此书向有流传抄录存世。《金丹要诀》系清赵执信笔受所成。赵执信(1662—1744)，号澹修，是清代著名的文人学者，著有《饴山诗文集》等。其手迹《圆明道母天尊格言》谓《格言》是“冲虚道祖奉命流传于人世”，而赵执信“偶谒乩坛，敬以笔受”云云，证明赵执信信仰伍冲虚真人是渊源有自，而《金丹要诀》当是应时而作也。

五、《金仙证论》，以清乾隆五十八年(1793)原刊、嘉庆四年(1799)补刊本为底本，校本有清嘉庆十六年(1811)本、同治九年(1870)本、光绪九年(1883)本、光绪十二年(1886)本、光绪二十三年(1897)本等，整理时为避繁琐校勘，凡各本不同之处，校记均以“一本”云云，不再标明某某本。

六、《慧命经》，以清乾隆五十九年(1794)原刊本为底本，校本有清同治六年(1867)本、同治九年(1870)本、光绪九年(1883)本、光绪十二年(1886)本、光绪十四年(1888)本、光绪二十三年(1897)本等，整理时为避繁琐校勘，凡各本不同之处，校记均以“一本”云云，不再标明某某本。

七、附录部分资料出处则随文注明，此处不再罗列。

八、《天仙正理直论增注》、《嫡传增注天仙论语仙佛合宗》、《金仙证论》、《慧命经》四篇均是原文作者自己加注，初学读之，不免病其文繁义断，不能贯通。故此次整理时，为方便学者，特节出无注原文，附录在后。如此可先研读原文，再细绎注解，庶几能融会深造矣。

九、本书整理时，一些异体字、通假字、避讳字按原书酌情予以保留，如“炁气、著着、功工、附付、允永、傍门旁门、达摩达磨、方长方丈、唯惟、朱砂硃砂”等。

十、凡改正底本之处，一般都出校勘记，而明显的错误则迳改不出校记。

十一、底本有难以辨识之处或者个别脱漏之字，又别无它本可校，则以“□”符号代替。

十二、伍柳著作多引丹经佛典，有不尽合于原著者，校者就知见所及，则一一出校，以利学者研究。

上　编

《天仙正理·仙佛合宗》合刊

合刻伍柳真人书叙

清·邓徽绩

夫道者，上天之所秘密者也。古圣真不忍斯道之无传，而又惧违天诫以直泄其秘，爰借鼎炉、丹砂、铅汞以为喻。讵意喻益纷道愈晦，愚者因喻以失真，而奸邪又借喻以市其惑世诬民之术。正道沉沦，致使大千世众咸奔逐于荆棘丛莽，无由识康庄之途，滔滔者历数千百年矣。迄明季，伍子为直浅之说以开其先，国朝柳子为证论以衍其绪。或合妙谛于仙宗，或证慧命于佛果。去肤廓，存质腋，条分缕晰，不厌求详，不惟读者易解，且可使修炼家不误歧途，诚至道之津梁也。

无如书各为部，求全匪易，而坊本复谬误不堪。久有校订付梓之愿，而力不逮。丙申夏，二三友人晤谈及此，皆欣然乐从，遂募资勷厥成功，合二子之书为一秩，题曰《伍柳仙宗》。不期年，灿然明备。友乃执书顾予曰："天下人皆得读二子之全书矣，即可见仙佛之全体，不障于伪，不迷于邪，非大快欤？子之愿不克偿欤？"予慨然叹曰："吁，信云然矣，然予愿未已也。古云'性由自悟，命必师传'，予冥心此道廿余年，望道茫茫，渺不知诞登之岸，敢信云书在是道即在是耶？窃维宇宙之大，岂必无具大志大慧、立愿普度者，悯其绌，鉴其诚，或不我遐弃，是则大愿也已。"友乃矍然曰："愿诚大矣，然必证二子之道，始云能读二子之书。道不绝于天壤，不可为有志者期其成耶？则凡读是书者，咸遂斯愿，是诚吾与子之所共愿也夫。"

光绪二十三年丁酉八月中秋日古云安云笠邓徽绩谨叙于自然自在之轩

序

清·程德灿

自后世黄白之说兴,妖僧盲道,往往挟其术以幻弄愚人。大者倾家资、蹙寿算;小者惑于采阴补阳,美妾艳姬,淫媾狎亵,几等神仙于邪慝。即使太上如来,现身说法,皆沉迷而不知返,非茫茫众生一浩劫哉?

近得读伍冲虚《天仙正理》、《仙佛合宗》,柳华阳《慧命经》、《金仙证论》二氏书,左道旁门,扫除尽净。乃知神即性,气即命。尽性致命为圣贤之真传,炼气归神乃仙佛之真谛。无所谓铅汞,心肾即铅汞也;无所谓药物,任督即药物也;无所谓橐籥,呼吸即橐籥也;无所谓火候,胎息即火候也。其炭则阴阳,其炉则天地,其鼎则黄庭、丹田。炼后天之气,以还先天最初之气;炼后天之神,以还先天不敝之神。神完气足,命合性存。沌沌然如婴儿之甫试笑啼,绵绵然如姹女之不假铅饰。不著色相,不堕爱嗔,弃筌蹄而成正果,乃不负两真人著书立说之苦衷矣。

吾友邓君云笠,深得力于此书。故年逾五十,无老态,无悴容,接人温温,无喜愠色,殆曾向桃花源问津者乎!今合梓之,以公同好。俾有志斯道者,皆知所取法焉。

光绪二十二年丙申岁十月十九日江津春台程德灿序于东山精舍

(上篇出清光绪丁酉年西蜀云笠邓氏养云仙馆藏板《伍柳仙宗》)

天仙正理直论

刻伍冲虚子《天仙正理直论》序

明·骆守一

论天仙正理而说及道原者,伍冲虚子度世之深心也乎?抑亦成自利利人之法宝也乎?伍子去余家二里许之戚属,师余东家邻曹还阳老师,尽得传闻。其异人正授,作为是书,亦大任曹老师度世之志,遵张真人度世之命哉!余昔事曹门者,八周霜露,而与伍子比肩北面者,在于先太上皇帝万历时之己亥年也。余以二白责菽水资,远违玄范,再请师片言,盖已寒光矣。恳之久,乃云"火药已尽大网,上达由心自悟往哉,勉旃"!遂治任来白下,一毡于兹矣,每持钟离真人九难之语为歉。而道念为切,凡诸谈道之家无不印,止见其所谓自立门户也者;云水名师无不遇,止见其所谓师师有道也者。购录书虽千万种,出高真者正而深,莫不烂然眩目,高视之若望洋,令人退席;出时人者邪而幻,快然迷心,耽人之而叛道,令人堕趣。余又志于删繁显正为歉。及伍子来馆南都,连居论道,乃出示所著《直论》、《浅说》者,承群仙之正统,集玄秘之大成,见之洞然,即曹老师面命在前也。正使人目空全藏,耳接高真,上达之机,不在是乎?请速寿诸剞劂,广为当世时后世科益。获睹之者,谁能不黜邪归正,从繁择精,而甘自暴自弃也哉?或有务驰繁言而莫知所宗,或有溺彼邪趣而不求正果,吾且预为之一笑矣。呵呵,何人斯!

时当崇祯年冬日同门派弟旧社弟御虚子骆守一谨序于冲虚道隐斋中

(出自抄本《伍冲虚仙佛合宗语录》)

《天仙正理直论》序

清·黎博庵

道家盖有南北二宗，南宗先命而主气，北宗先性而主理。理为尚矣，且气与精神三而理则定于一，言理者必不得而易夺之矣。昔太史公作《史记》，其谓老子之道但以无为自化，清净自正，亦言理也。理岂有不正者乎？惟初依于理，而后不免为侧行歧出者，则谓之不正。如儒家之读书科举、释氏之缘业轮回者，皆是也，宁惟道为然哉？由道而渐于龙虎铅汞、吐纳抽添，以至为符箓、黄白、房中之术，狡狯多端，亦时有登峰造极而足令人绝倒者，其大指乃一归于养生。

养生之说庞矣。《阴符经》亦黄帝之书也，顾尝以五行为五贼，三才为三盗。盖善用之，则曰五行三才；不善用之，则曰五贼三盗。为术安可以不慎？《列子》之书有曰：中山公子牟尝好楚人公孙龙之诡辞，而乐正子舆讥之曰："假令其发于余窍，子亦将承之耶？"今夫道家之为邪论者，诚有如乐正子所谓"发于余窍"者矣。冲虚伍子乃作《天仙正理》一书，固将以砥柱乎？余窍语也，抑将以畅明乎清静无为语也？

凡所论先后天二炁，若鼎炉药物、火候筑基、炼己胎息之属种种，不异诸家而深切著明，无为诡秘，则《道原浅说》、《直论由起》二篇足以尽之直之者，所以正之者也。九论遂不下律之九章，使诸旁外，屏绝不用。

其书既版行于金陵矣，而伍子起南昌，实净明忠孝之教主所在，余固知其名姓之当谶于龙沙也，而亦知其书之可奉为选仙衡石耳。

间考伍子之师曰曹还阳，而曹还阳受之李虚庵，李虚庵受之张静虚，张静虚受之丘长春，则其所承传亦确乎有据矣。长春名处机，其仙迹详载《元史》，盖北宗之尤杰出者也。其能为天仙之鼻祖，与《正理》之河源无疑。而伍子复尝得其仙佛合宗之旨，其文字虽不少，概见其生仙生佛之说，则篇中每每拈及无生之与长生也，固若是班乎。世传张紫阳与雪窦禅师同入定，雪窦为阴爽不能持物而还，紫阳为阳神固能持果，则岂性之劣命、理之劣气乎？抑持、不持，皆无干短长之数，而听其自然乎？王雱尝注《老子》而序之，以为道岁也，圣人时也，岁时之秋而必冬，如人之老而必死。余极爱其语句之名通。先师曰:“朝闻道,夕死可矣。”而庄子曰:“善吾生者,乃所以善吾死。”岂独无生之学云尔哉?

涂子叔朴、贺子本之,久在仙籍,而今也合力以行伍子书,余将进而问三教之大略,总之在性命中,亦不出《正理》外也。

(出自清·黎博庵《进贤堂稿》卷三)

重刻《天仙正理直论》后序

清·伍达行

新建朴叔涂君,长于世家,著名庠序有年矣。晚而好长生之学,入山苦行近十余载。于道家言无所不阅,而度世心殷,不以一身之有得遂自足也。念世之学者莫不有向道之心,而不能不为时师邪说所惑,思有以正之。既而得先伯父伍公冲虚先生所著有《天仙正理直论》一书,喜曰:“兹吾人学道者之准也。”力集同志者重刻之,以广其传。书既成,书寄达行,谓:“子于先生,侄也。是书之起,子知之必详。又公之履历,自子笔述而再纪之,庶足以令后之学者征信。”

达行谨按:先伯父乃故明嘉靖乙卯举人、维摩知州、讳希德、号健斋公之季子也,幼而孤,家亦贫,习儒书固甚黾也。长而遂薄世荣利,笃好道家言,殆夙因为之欤。然犹以奉母,故教授生徒,馆谷以养母。其意以必待母养终,然后决志入山,毕己身大事。然母寿竟九十余。母方终,而先生世寿七十,亦随仙隐矣。宗党咸以谓先生孝弟神仙也欤。

达行自为儿时,先君子与先伯父为共祖兄弟,幼同堂,长亦同好也。尝命达行亲近伯父左右,谓:“清净自然,乃昔圣昔贤寿身寿世心法也,子其识之。汉史所载文帝,谊主也,师河上公,贵道德而天下治;曹参,贤相也,师盖公,尚清静而民以宁。一于吾儒教,曾何谬乎?”以故达行于先伯父深者未能测也。然以数亲近,故得其为人大概颇详。至今四十年,忆持之罔敢失。盖先生乃古之隐君子也,其守身高洁,虽一介不以苟取于人。其志向专精,虽一食顷无一念不在道。今其书存,览者可以知其用心正,而度世勤,与时说之为名、罔利诳俗者大异矣。

是书初刻于江宁。江宁之从先生游者众,然先生每慎择,不轻以语人。

今吾乡好学如叔朴涂君、天函朱君、本之贺君，盖不及先生之门，然得其书习之，又为之刻以广其传，固先生之教泽不泯乎！然亦孰非诸君子好善大公为世共度之心，有以相感①发致之然哉！

达行因涂君之嘱，谨序其后，殊愧不文，庶无敢妄言，少用以征信也。

大清康熙捌年孟冬月谷旦堂侄达行薰沐谨序

（出自《伍氏族谱》）

《详注天仙正理论注》

《论注》六万余言，宣仙佛秘语，统二宗之纲目，具两藏之锁匙。并不少置一言，令人不明而抱恨；亦不多置一字，令人歧想而怀疑。乃仙佛二宗之必不可无，而圣真之必不可不参究者，是书之作真慈航哉！兹梓之以接引真实仙佛种子。

道隐斋藏版 朱君甫刻 板在南都灯市西廊印发行

《天仙正理直论》、《道原浅说》诸篇，诚超凡之舟楫，实入圣之阶梯。第此书之原板虽云藏于南都灯市道隐斋中，迄今遍访书肆，竟莫能觏，则此板之存废未可知也。

向者诚斋陈先生门人沈应铨、谢嗣芳在苏见抄白各本，字句间多舛错，每以不得印本较正付梓为憾。今幸同门朱鼎复、崔家玉，偶于虎丘旧书摊中见有墨刻，赀请而归。而嗣芳遂与善信沈之鼎、朱紫、毛天桂、陈廷柱及众同门俞文奎、殷之晋、叶景荐、刘荫安、钦允中、朱绂、胡章、钟太和、洪藩、朱缨、朱升、俞愈、沈宗泰、吕善、邵彬，共举重刻，期垂不朽。兹板交于姑苏齐门内方丈黄清瑞，珍藏老君堂，以公诸斯世之同志并后来之圣真。

时大清康熙岁次己亥仲春重镌

（上二篇出清早期刻本《详注天仙正理论注》）

① 感，原作“惑”，据义改。

序[1]

《天仙正理论注》六万余言，统二宗之纲目，具两藏之锁匙。初不少置一言，令人不明而抱恨；亦不多置一字，令人歧想而怀疑。继往圣以辟邪说，开来学以正人心，乃仙佛二宗之必不可无，而圣真之必不可不参究者。

曩诚斋陈先生门人沈应铨、谢嗣芳在苏见钞白各本，字句互多舛错，每以不得印本较正付梓为憾。今幸同门朱鼎复、崔家玉，偶于虎邱旧书贾处资请墨刻而归。而嗣芳遂与善信沈之鼎等公梓之，以此功德，上副真人，度尽当世及未来际劫圣真共证仙佛，自利利人之果于无极。板交姑苏齐门内老君堂方丈黄清瑞珍藏，接引后来仙佛种子。

时大清康熙五十八年己亥仲春也

（上出《道藏辑要》）

重修《天仙正理》书后

清·申兆定

伍冲虚真人《天仙正理》，书成于前明天启壬戌，至崇祯十二年己卯，鹊桥成渡日增注，姑苏弟子吴澄川命梓，金陵齐惠吉及南昌旧及门涂之芬辅成之，板藏南都灯市西廊之道隐斋。历年既久，原板世罕觏。国朝康熙八年己酉冬，新建涂叔朴诸君，再刻以广其传。序之者，邑进士黎博庵，名元宽，学使也。真人堂侄达行，复叙事略于篇首。康熙五十八年己亥，谢君嗣芳等，再刊于姑苏老君堂，汲引后学。既迁阊门外之崇寿道观，而人间遂鲜有知之者。

予生年三十矣，每以迷昧本明，悲深涕下，而丹经万卷，读之又无异荆棘中行。久之，恍然曰：言也，象也，道之筌蹄也。以筌蹄获鱼兔则可，谓筌蹄为鱼兔则不可也。况大事因缘，又天实定之者耶。

今年夏，闻北平王买痴先生韬光吴门，往谒之，告以度世本志。先生慨

---

① 原无题，今拟。

然良久，手一编曰："此伍祖《天仙正理》也。天不爱道，此书传世久矣。子尚未之见耶？"急敬读一过，觉荆棘顿扫，心目豁然。呜呼，筌蹄诚非鱼兔也，乃竟具鱼兔于筌蹄之中，即谓筌蹄为鱼兔也，乌乎不可？

爰偕弟玉井，友杨砥堂，遍访之。既得一本，全缺《道源浅说篇》，复请先生西江原本正之，而是书始为全璧矣。

夫伍祖作书，距今百四十三年，其间授受非易。在伍祖当时，亦且弃田园，历艰险，从师十九年而始得全旨。而如予者，长于世胄，德薄孽深，只以一念坚持，仅五阅寒暄而已得探心源于百年之上，亦何幸也。

因所得系老君堂原板，复踪迹之，始知迁于崇寿道院。而《浅说篇》第三、第四两页已朽蠹久矣，旋倩工镌补。又《增注说》一篇，亦系真人自定，目录中未曾载入，并更定之。从同志邹君之请，仍归板于老君堂，垂示久远。而自书其得书、重修之由于后。

乾隆二十有九年岁次甲申金鼎满日晋阳私淑弟子铁蟾申兆定敬书

伍真人事实及授受源流略

清·申兆定

谨按：真人，故明嘉靖乙卯孝廉，维摩州刺史，讳希德，号健斋先生之季子也。世居南昌辟邪里，幼孤，家贫力学，持身高洁，一介不苟取。长而薄荣利，笃好道德性命之言，造次颠沛弗离也。性至孝，以母在，故岁授生徒博馆谷。母九十余而卒，而先生世寿亦七十矣，遂隐迹仙去。所著《天仙正理》、《仙佛合宗》二书，扫尽旁门，独标精义，诚无生之宝筏也。真人为龙门嫡嗣，原序谓龙门授之张静虚，即俗所谓"虎皮张真人"者。李虚庵师静虚，曹还阳师虚庵，而真人为还阳弟子。据此，则真人为龙门四传弟子矣。间考龙门二十字派，真人适当第八字，即真人亦自书龙门第八派弟子。然则博庵之序，果无据耶？因重修《天仙正理》，复以得之买痴先生及西江板原叙诸说，辑而志之，以存什一于千百云。

越日铁蟾又书

（上出清康熙己亥重镌、乾隆二十九年重修《天仙正理》）

重刻《天仙正理》序

清·李纯一

余慕玄学,历久而不得其旨圭者。盖为婴姹龙虎之法象、火药男女之譬言,兼遇黄冠者指炉火为服食,贪彼家作真铅,或执于有为,或偏于枯寂,茫然多歧,罔有适从,以致眩目惑心有年矣。继因虔诚感格,得获《天仙正理》。潜心细阅,其尽性至命之学、先天后天之分、何者为药、何者名火,讲解详明。俾数载疑团,一旦冰释。虽未敢曰见是书便见是道,然参此可以征吾学之邪正,执此可以辨遇师之圣凡,实能不为玄学津梁者哉?

但惜原板藏于楚北长春观中,购求甚难。而浅见之夫,虽有秘藏,或藉以此射利欲,宁不负真人染笔时,一字一泣之慈心者耶?由是与冉君性山,互相推美,付之剞劂,公诸同志,使好学者见之,豁然心目,庶不被邪说之惑矣。

余本无学识,岂敢言明此理?只以深体真人救迷之心,急欲相传,故序明篇首,愿我同人宝之勿秘是幸。

时嘉庆七年壬戌之夏后学弟子李纯一敬书于古渝之静观斋中

复刻《天仙正理》序

清·武定全

盖闻皇天无二道,道、释之所谓仙佛,即儒之所谓圣贤,教虽分三,理则一也。故儒无不克己复礼之圣贤,道、释亦无不欲净理纯之仙佛。然而丹经众矣,门户多矣。在祖师要皆度世婆心,无奈后之人,言高远者每忽近以求,守卑近者恒执迷不悟,是以学者众而成者难。

真人伍冲虚公,悯念后学,不惜苦口,著为是书。自下学以至了却,直指详言,尽泄天机,虽时子月圆,不无口诀。然未有不身心清净,而能窥其藩篱者。冲虚公由儒悟道,因道证果,而其始不外扫净灵台,独露真全,所谓明善复初,而后可语超凡入圣。仙则天仙,理则正理也。

独惜是书，虽有藏板，尚未及广行宇内，遍播寰中。冉子清真，久思重刊，恨力不及，谋诸李子文粹纯一者。庚申冬，方欲付梓，而仆有嘉陵之游。癸亥返渝板成，冉子清真命仆为之序。仆何知，安敢应命？却之至再。第思君子不没人之善，李子文粹，髫龄好道，参学有年，即与清真诸子，朝夕讲贯，已非一日。晚年有悟，奉是书为珍璧，一片婆心，独力刊行。是伍真人以度世为念，而能体真人之志者惟李子，则李子亦真人高弟也。读是书者，倘能悟澈本来，直达彼岸，真人之赐也，而李子亦与有微劳焉。是以不揣固陋，而为之序。

皇清嘉庆九年甲子春虔撰于渝郡巴子园寻源旅邸茅山二十二代弟子
武定全薰沐稽首

叙

清·邓徽绩

冲虚真人著《天仙正理》，谓尽精微于《直论》，致广大于《浅说》。广大之不废详，精微之不废捷，道之全体，已无不著明矣。而真人启迪后来之心，有加无已。复以门人平日讲习语录，集而成帙，名曰《仙佛合宗》，欲后之读《正理》未贯通者，参之《合宗》而益备。且以仙佛之名虽殊，而功法纤细，无不相合，正以见："只此一事实，余二即非真。"庶后世知仙佛无二致，而一切旁门异术，无容惑其意见，舍正道不由，而自趋于邪慝焉。

夫儒者存心养性以合天，佛氏明心见性以大觉，仙家清心炼性以了道。三教之所以为教，无非此身心性命而已。仙佛之道，即圣贤之道也。虽修炼精微，古圣真惧违天诫，借炉鼎铅汞，以罕譬而喻。名固纷歧，其实不外命与性，而别有所谓炉鼎、道路、铅汞、药物也。仙可合于佛，不即合于儒耶？宗二氏者，岂容分道扬镳、矜尚新奇以惑世而诬民？是真人《合宗》一书，不特阐发渊微，而其维持斯道者，益深切著明矣。读真人之书，其抑识真人之意也夫！

光绪二十三年丁酉中秋日古云安云笠邓徽绩谨叙于自然自在之轩

（上数篇出清光绪丁酉年西蜀云笠邓氏养云仙馆藏板《伍柳仙宗》）

跋[①]

明·伍冲虚

此书稿成于天启壬戌岁，实欲藏之为门下学者，又非普度众生之心专于己而不兼乎众，并非善与人同之意。故此集注，以传后来。使世之留心性命、专心道德者，有缘遇师，传之口诀，得此书印证，自有悟入。如云开月皎，尘静鉴明，包诸幻以归真，总万法而归一。三元循于内，神自朝元。依此而行，精思不怠。乘白云而归故里，端从此始矣。

（上出清·傅金铨《证道秘书·天仙直论长生度世内炼金丹诀心法》）

① 原文无题，今拟。

天仙正理直论增注

大明万历中睿帝阁下吉王国师维摩大夫季子三教逸民南昌县
辟邪里人冲虚子伍守阳撰并注
同祖堂弟同师弟真阳子伍守虚同注

本序

（并注）

伍冲虚子自序曰：昔曹老师语我云："仙道简易，只神、炁二者而已。"

修仙者必用精、炁、神三宝，此言"只神、炁二者"，以精在炁中，精炁本是一故也。一神一炁即是一阴一阳。

予于是知所以长生者以炁，

炁者，先天炁，即肾中真阳之精也。人从此炁以得生，亦修此炁而长生，唯用修而得长其生，故称修命。陈希夷所以云"留得阳精，决定长生"是也。

所以神通者以神。

神者，元神，即元性，为炼金丹之主人。修行人能以神驭炁，及以神入炁穴，神炁不相隔碍，则谓之内神通；能以神大定，纯阳而出定，变化无穷，谓之外神通。皆神之能事，故神通即驭炁之神所显。

此语人人易晓，第先圣惓惓托喻显道。

托喻者，以神喻姹女、喻离女、喻妇、喻妻、喻我、喻汞、喻砂也；以元炁喻婴儿、喻坎男、喻夫、喻彼、喻金、喻铅也。喻虽多,不过心肾中之二物。

而世多援喻诳人,

借古者以人喻为言者,便假说以女人为彼家,以阴户为鼎器,以行淫为配合,以淫姤久战而诳人曰“采取”,取男姤之秽精、女姤之浊涕而吞之曰“服食”,此《广胎息》书之异说也。岂可以犬马姤后而啖遗精之事而教人乎?有借古者以外丹药喻为言者,便用砒、硫、胆、硇、盐、矾、硝、皂杂物,烧炼炉火以诳人,而阴为提手,行其拐骗之诈谋。

致道愈晦,

世人贪女鼎之乐,以淫姤而失精,反称曰“采补”。本催死之事,反称不死之道。宁贪数年之淫乐,无证果而速死,不学百日筑基成而得长生。愈行假路,愈不识性命之真宗。又有世人贪求横财,烧炼炉火,只学点茅假银,反称为点化金丹。意图赚钱而得大利,反遭折本而倾家,愈信方士愚弄,愈不识真金丹之妙药。此所以道之不明,而曰“愈晦”。

故先圣又转机而直言神炁矣。

喻本为明道,而设言其近似。邪人执喻为道,而道反受害于喻矣。故自我丘真人以来,诸祖不得不直言神炁二者,以决言道之真。

群书之作,或有详言神,则未有不略于气者;或有详言气,亦未有不略于神者。是亦天机之不得不秘也者。奈后世又不能究竟,无全悟何?无完修何?

仙道以元神、元炁二者双修而成,故说性命双修为宜。古圣详神略气,及后世愚人不明乎炁,只妄言后天呼吸之事,所以不能全悟完修而成道;古圣详气略神,后世愚人不知所主者在神,只妄猜修命不修性,犯吕真人所言“如何能入圣”,所以亦不能全悟完修而成道。流祸至于人人易视仙道而轻谈,僧人小视仙道为不足证。

予亦正欲均详而直论之。夫既谓炁为长生之本(有命之蒂也),宁不以神受长生之果者乎(有性之根)?将谓神为修长生之主,宁不以炁定长生之基者乎?

一日,户部郎四愚张公,名学懋,来冲虚子道隐斋中,问曰:“此四句是如何说?”伍子答曰:“此性命双修之说也。炁为长生本者,言先天炁即真阳之精。世人耗尽此精炁,则能丧命;返还得此精炁,则能长生。所以古云‘气是添年药’,又云‘留得阳精,决定长生’是也。我言学者,要知长生之本为先天精炁,当知非容易可得者。必由神而驭之,而得长住长生,则此长生之果,唯是神长住之所受用者,故说受长生之果是神。神为修长生主者,言若不以元神主乎炁,便不得真长生之元炁。经云:‘神行即气行,神住即气住。’我故说修长生之主是神。然神非得炁定基,而长凝神入于炁穴,则神堕空亡,而无所长住,而不能长生。必得真炁为不死,而后神随之以不死。双修之理,少一不得。少神则炁无主宰不定,少炁则神堕顽空不灵。”

是炁也,神也,仙道之所以为双修性命者也。

《西山记》云:“虽知养性之理,不悟修行之法,则生亦不长;虽知修炼之方,不得长生之道,则修亦无验。”①

且谓今也以二炁为论,所以明生人、生仙佛之理也;

炁曰“二”者,以其先天炁及后天气,分二体而二其用也。先天必因后天而采取、而烹炼、而入穴凝神,方能神炁合一,后天必因先天而有归依、有证果、还伏而寂定。唯二者当并用,故并论之。然欲明生人之理,其先后天之炁曰生身、曰成身,皆以顺行,及住世间,亦皆顺;欲明生仙佛之理,其二炁随神而返身中,皆逆用而还伏,为静定寂灭而真空。若二炁不顺行,则人不能生;二炁不逆行,则仙佛亦不生。

药物为论,所以明脱死超生之功也。

人生有必老、病、死之理,唯真精元炁为救老、病、死之药物。修炼之而服食之,除其老、病、苦,得不死而长生者。

---

① 按:旧题唐·施肩吾《西山群仙会真记》云:“虽知养生之理,不悟修行之法,则生亦不长;虽知修炼之方,不知养寿之道,则修亦无验。”

而火候集古为经，所以合群圣仙机，列为次第之宜也。

世人皆知“圣人传药不传火”，为见薛道光之言故也。及我博观，则见圣圣皆有传火之言，但不全言而皆略，即我所说“略于气者”。我欲全言之，又不敢下口。便下口言之，而人未必信征，未必能用，与不言等耳。故集众圣之略言者，而成我欲全言之志。即过去世高真上圣度世之言，留为未来世圣真为常行不易之经，故独以“经”名，永灭却未来世言有候、言无候者之偏疑耳。且知众圣皆已言之，精明慎密如此，非我臆说杜撰之言也，真有切于度世矣。

喻筑基，论二炁渐证于不漏；

定息还精炁，谓之筑基；息定精还，谓之基成不漏。若有漏，则不能为胎神之基；无漏，则身可久生，而为伏炁胎神之法界也。

借炼药，论二炁成一而不离；

药不炼，则金木间隔；炼之者，金木合一。火药适均，即所谓“相见结婴儿”者。

阐伏炁，论藏之内而不驰诸外。

阐者，前人皆秘而不言，此独阐扬直论之也；外驰者，炁散而神无所归依；伏者，即所谓“若欲长生，神炁相住”之说。

虽反覆言炁，而不见其繁，立一名，彰一义也。

言后圣见名，当思所以用实义，勿作世间时文套语忽过。

论炼己者，论其成始成终之在真我；

真我者，是言己之本来面目，即元神本性之别号也。凡所为采药炼药、基之筑成于始者，皆由炼己，证本来面目之成于始者，即所以修性于始也；所为伏炁胎息、为脱胎出神，成还虚于终者，皆由炼己，证本来面目之成于终，即所以修性于终也。始终皆是本性而成仙。能复真性者，即仙也；非真性者，即非仙也。世世之愚人，不知仙即是性，与佛即是性同，所以举世谈仙而莫知所学，而亦莫有所成。但仙圣始言炼己者，以其有诸相对者，是性之用于世法世念中而逆回者言之也；终言炼神还虚者，是性之无相对者，独还于虚无寂灭而言之也。其实只是一个性真而已。世之愚人，堕于邪说外道者，妄执邪见，偏于谈仙、谈佛，谓仙不是性而佛是性，谓佛毕竟与仙不同，不信《法华经》所谓“仙人授佛妙法，如来因之成佛”①，不信《华严经》所谓“如来大仙道，微妙难可知”。既不信佛言，何必强谈佛？予谓不但不知仙、不知佛，并亦不知自己性，而徒妄言诳语，以惑世自堕。可惜于仙佛法海中，不能见一浮沤，真可怜也。

专言神，而不见其简，操一机，贯一义也。

元神本性，主宰乎性命而双修。始也欲了命，为长生超劫之基，则以性而配命为修，固双修之一机；终也欲了性，为长生超劫运之性，则以长生之命配性而为修，亦此双修之一机也。此正显明直捷全机，简而不简者也。

鼎器之论，见神炁之互相依；

此即命依性而了命，性依命而了性。炁依神则能化炁，神依炁则能化神。

胎息之论，密指胎其神而息其炁。此又合神炁而归其妙化于神而虚者也。

胎息之初，炼炁以化成神，即经所谓“不出不入，自然常住”者。如佛之龙宫一定七日，菩提树下一定七日。仙曰“胎圆”，佛曰“灭尽定”。及阳神出现，仙曰“出神”，佛曰“始成正觉”、“如来出现”。从此皆名顿法，仙曰“炼神还虚”，佛曰“虚空界尽”。我此修行，终无有尽，此皆神而虚无之极境也，所以能超过天地劫运者，仙佛皆要如此而后可。

如此语成九章，道明无极。复以曹老师昔为我浅说道原者发明之，亦成一篇，冠之《直论》之首，先揭其大纲。

---

① 按：此句引自宋·戒环《妙法莲华经要解》之“提婆达多品第十二”，原解云：“提婆达多亦曰调达，此云天授，为斛饭王子祷天而生也。昔为仙人授佛妙法，如来因之遂致成佛。”校者按，佛典多“仙人”一词，义也多种，须详考佛典之说。《法华经》此处所云仙人，乃释迦牟尼佛曾在过去世得仙人为说《法华经》，故得正觉。

曹老师昔云："古圣所言修行之事，及我素所言者，皆节目，即儒家所谓'人道之当然'者；我今再为尔浅说其道之原，即儒家所谓'天道之所以然'者。若知人而不知天，也不可。何也？凡曰大修行，非止于了此一生之事而已，必要证无上之上。先要知大道所以然之真，而后修得证所以然之妙，始可信心直行到极处。不然，何所往而何所证？岂不误大圣大真之大志哉？"我今亦揭道之原，发明于篇首，以示修行之总纲。

而道体之全，已尽精微于《直论》，又致广大于《浅说》。且广大之不废详，精微之不废捷。

凡"广大"之言，皆止于大略。唯《浅说》之广大，而兼详明，无疏略处。凡"精微"之言，皆近于隐秘或烦琐。唯《直论》之精微，而更捷要无隐烦处。

二者全备出世，而世始全仙道矣。

予论说全备成书，真足为世之鉴观者。虽有奸邪棍党，欺诳世之初学浅见，谓"妙诀不载书，必要我口授，方知秘法"，斯言固足取信于人，以施邪计。若有志学者，必要得是书而先观之，则求道有指示，而人不可欺以邪；已得真传仙道者，而后观之，则有印证，而可知玄妙之所以然而当然；已行真仙正道，而后观者，则所行与道合不合，其功成不成，有所考据。若所闻所行合是书，即可信可成；若不合是书，即必不可信，必无可成。所以孔子云：夏殷之礼吾能言，杞宋不足征，文不足也。子思云："上焉无征不信，下焉不尊不信。"而谓《直论》全书可少乎哉？故陈泥丸亦云"若未逢师且看诗，诗中藏诀好修持。虽然未到蓬莱路，也得人间死较迟"是也。

倘有不彻诸书之简语，

语简而少，必不能发明至玄妙之大道，学者何以得彻悟？抱朴子亦云："五千言虽出于老子，其中不肯全举其事，诵而不得要道，直为徒劳耳。文子、庄子、尹喜之文章，永无至言。或齐生死为无异，或以存活为劳役，殂殁为休息，其去神仙已千万亿里远矣。"

必当从此证会其全；

古仙佛诸书，皆详一而略一。如仙书只详言炼精化炁以出欲界，曰采取、曰烹炼、曰成丹、曰服食。至于十月之炼炁，但曰守中，不尽其化神之说，此皆书之所简也。如佛书只详言禅定色界四禅之理，用之以出色界，即仙之炼炁转神入定也。至于欲界离欲除淫，如仙之炼精化炁者，但曰不除淫，修禅定，如蒸砂石，终不成饭，如来涅槃，何路修证？明明言淫之当戒，而不言淫机身心所以得断？淫根何以无漏而成漏尽通不死之阿罗汉？亦是语之所以简也。我故曰：佛言详于终而略于始，所以无始者必无终；仙言详于始而略于终，所以有安于成始，而忽于成终者有之。亦即此《序》所谓“详炁略神”、“详神略炁”者。我见诸书，俱是如此，故以炼精、炼炁、化炁、化神而全言之。又炼神还虚为超出无色界之所必由，皆为从前仙圣之所略言者，但曰“九年面壁”，我乃以大定常定之至玄至妙者而历历全言，全之又全，愿后之人人得与仙佛齐肩，皆从此《直论》一书悟入。

有不悟诸书之隐言，

言隐，则拟议者难以知隐即喻也，如《参同契》之喻乾坤、喻坎离，如喻日月、喻水火，如喻彼我、喻男女、喻夫妇，如喻龙虎、喻乌兔、喻龟蛇，如喻药物、喻铅汞、喻金木，如喻甲庚乙辛、喻丙丁壬癸、喻戊己、喻火候、喻鼎器，如此多喻，即令人能以喻悟正，犹且难知。无奈妖人又且借喻叛正，以惑学者，人将何以参悟哉？故抱朴子云“考览奇书，既不少矣。率多隐语，难以卒解，而意之所疑，又无可咨问”是也。

必当从此证钻其显。

人身中只有精、炁、神三宝，为得生之本。此论所说神与精，只用先天，忌至后天，而炁不能无先后天之二用等语，说得何等显明！《心印经》曰：“上药三品，神与炁精。”已直言之矣。百日内之理，我显言精、炁、神者，亦遵之也。养胎定神，只有神炁二者。《胎息经》曰：“若欲长生，神炁相住。”已直言之矣。为十月内之理，我于此显言神炁者，亦祖述之也。固不敢巧立幻言以为显，又不敢重立喻言而终成不显。熟计古昔诸书，近于有道之世，可易明易悟，虽借喻言亦无害。今之世，傍门邪说横行，遍满天下，各立门户，借喻诳人，令学者无所从由。于此不可复用喻言之世，不得不显言直论，以开正门，辟正路，接引后圣，而易悟入，我之愿也。敢不勉焉而直论之哉！

读此者了然解悟，

后圣得《直论》而读者，必得顿然解悟。我以四十余年究竟之力而悟，后圣不终三日，彻见而彻知，并解悟二经之法旨，不大便益耶！

则其超凡入圣，端在兹乎！

古人有一字之师，有一句之师，曾谓此论注已六万言矣，不可师教未来际圣真哉？即其解悟能由于此，修证亦必由于此矣，其因果必不昧。

时大明崇祯十二年己卯秋丘真人门下第八派分符领节弟子冲虚伍守阳序于南都灯市道隐斋中

道原浅说篇

（本曹还阳老师平常言教之目，门下伍子发明为总纲。）

伍子《道原浅说》发明曰：仙家修道为仙，初证则长生不死，

伍真阳注云："人人同此生，有长其生而不死者，乃仙宗有修有证之圣人也，与无修证有生死之凡夫不同。所以欲高出于人之上者，不可无修证也。修之初，炼身中之元精，不离元炁，而复还化元炁，古圣谓之'炼精化炁'。炼到炁足，即为初修之证。炁果足，而无漏窍，便长生不死，成漏尽神通，出欲界矣。此由筑基之果成。钟离真人《传道集》谓是初学之小成是也。"○昔吉王太和问曰："人言长生不死，最难得者、最大之事，老师今浅明言之，但曰'初证'者，请再详之？"冲虚子曰："初修炼肾中真阳之元精，谓之筑基。阳精炼得不漏，而返成炁，渐修渐补得元炁足，如童子之完体，方是筑基成者。基成则永无漏之果从此始，故曰'初证'。此由百日之得果也。后面有十月化神、九年还虚，正是大事，与天地同久，正得大果，谓之大成者是也。世人不知后证之大，只止于此，便以此为大，故吕祖云：'修命不修性，如何能入圣？'以其神不通灵，故又言'寿同天地一愚夫'是也。"太和曰："今闻教，始知天仙之道为至大。"

极证则统理乾坤。

真阳曰："由色界之修证而上，历无色界之修证而超出，永与虚空同体，

证天仙矣。钟离真人谓之‘中成’、‘大成’是也。得到天仙，即理天上之事，与天地同长久。丘真人云‘寸地尺天，皆有所辖，无空隙处’是也。”〇昔吉王殿下问曰：“天仙虚无之极，如何统理乾坤?”冲虚子曰：“初修时，主颠倒乾坤，主天地交泰，亦是统理之始。道成时，如太上三大天尊之主玉清、上清、太清者。玉帝为万天之主者，玄帝之北极镇天者，东华之帝东方者，世尊在西天救世度人者，天官管天、地官管地、水官管水者。三清有九霄、三十六洞天之理者，有二十四治之理者，如张天师管阳平治之类。尘世之下，有八十一洞天之理者，有五岳之主者。唐李靖主中岳者，汉张子房主王屋山者，许旌阳为丹台宫主者，王喜先生为蓬莱上岛主者，涓子为中岛主者，陈抟为蓬莱下岛主者，钟离真人为南洲讲法师者，邵坚为匡庐山主，杨太君为天台山主，三茅真君主三元罪福事。此皆出于《太清玉华仙书》①之说，及世人传诵者。以此观之，丘真人之言，亦先发明之者矣。”王曰：“是。”

古今人人羡慕而愿学者。

世闻仙能不死，又有神通，谁不羡慕？又见紫阳云：“学仙须是学天仙，唯有金丹最的端。”谁不愿学？又《因果经》云：“佛启父王曰：‘我欲出家，为有四愿：愿不老，愿恒少壮，愿无病，愿不死。’”此见仙佛同愿。

但道理精深，人人未必能晓。

古圣高真借法象为喻，而法象实非真我性命，权指身心粗迹之近于己者以示人，而实悟入于未有身、未有心之上，斯所谓“精深”也。后世人遂以法象而执之，如铜人身上用针灸，何以愈人身之病？所隔者远也。遂冒认身心而揣摩，如将甘蔗囫囵一吞，抑何得有真滋味？此由未能晓之故也。

予欲为众浅说之，以发明前圣之所未发者。

前所未发者亦多，如炼神还虚之理，如炼精止火之机，如辨采药之何为真清②，如剖周天之何为大、何为小，如超脱以五龙之捧，如常定喻乳哺之养

---

① 《太清玉华仙书》，全名为《太清金阙玉华仙书八极神章三皇内秘文》，收录在《正统道藏》“洞神部方法类”中。

② 真清，《重刊道藏辑要》作“真精”。

儿皆是。今皆有发明精切语。

夫所谓道者，

“道”字，即人所以生死，所以修证，必然由之而不可无者，不可不知者。

是人所以得生之理，

道之用于化生，谓之精、炁、神。化生而为人之身，故精、炁、神之化生人，即是道之化生人。

而所以养生致死之由；

既生有其身，由精、炁、神盛旺，则生得所养而全天年，由道也；精、炁、神衰竭，则形枯而致死，亦由道之所致。

修道者，是即此得生之理，保而还初，使之长其生而不死之法。

真阳曰：“按昔《太上养生胎息气经》云：‘精全气全，精泄气泄。唯精与气，须保全真。’是此义也。故此书亦直说修炼精、炁、神，保守真元，补还具足如初，即所谓‘三真三全，必定神仙’是也。”

得生之理者，一阴一阳，为一性一命，二者全而为人也。

真阳曰：“既性命双全，方成得一个人，亦必性命双修，方成得个仙佛。未有二者不全，而能成人、成仙佛。必以顺之成人者，以逆成仙佛，所以知为仙佛由于为人。”

何以谓之阴阳性命？当未有天地，未有人身之先，总属虚无，如《易》所谓“无极而太极”时也。

真阳曰：“太极是一炁之极至处，无极是一炁之极无处，无极在太极之先。太极虽有一炁，无阴阳动静，所谓‘鸿濛未判之时’也。”

无中恍惚，若有一炁，

正言鸿濛未判而将判者。判，言分也，未分阴阳动静也。

是名道炁，亦名先天炁。

以恍惚将判言先天炁，必如此时此景象之炁，方是虚之极、静之笃者，为至清可炼金丹之药物。不如是，炁非先天。

此炁久静而一，渐动而分。阳而浮为天，比如人之有性也；阴而沉为地，比如人之有命也。

冲云："此言阴阳性命，皆在动分后说的，不兼静一说。"吉王问曰："动分已与静为二矣，动后又可于动言分阴阳为二乎?"冲云："古云'一生二，二生三'，见得是如此，便说如此。"

阳动极而静，阴静极而动。

动静原是循环不已的。

阴阳相交之气，而遂生人。

阴阳不交，则天地不能生；无炁之人，必不能修无元炁之仙佛。必阴阳二炁交，而后生人、生仙佛也。

则人之所得为生者，有阴阳二炁之全，有立性立命之理，故曰："人身一小天地者也。"

此结上阴阳性命之说，以下正说修行之事。

禀此阴阳二炁，顺行随其自然之变化则生人，逆而返还修自然之理则成仙成佛。是以有三次变化而人道全，

人道者，生身成人之道也。一次变化，是父母初交，二炁合为一炁而成胎也；二次变化者，是胎完十月，有炁为命，有神为性而将产也；三次变化者，是产后长大成人，精炁盛极，十六岁时也。谓之三变者。

亦有三关修炼而仙道得。

初关炼精化炁，中关炼炁化神，上关炼神还虚，谓之三关修炼而所以成仙者。

顺行人道之三变者，言一变之关，自无炁而合为一炁也。父母二炁，初合一于胞中，只是先天一炁，不名神炁。

此时母胞胎中无呼吸、无神。

及长似形，

胎之长，似有人形。

微有气，似呼吸而未成呼吸，正神气将判未判之时；及已成呼吸，而随母呼吸，则神炁已判。

而未圆满之时，

胎之十月未满。

但已判为二，即属后天。

此之“二”，非离一而为二，是一之显然似有二之理。二尚精微而未成粗迹，从此以渐长胎之时。

斯时也，始欲立心立肾，

胎中渐生五脏，渐分立心肾之形。

而欲立性立命矣。

有心，即具有性之元；有肾，即具有命之元。

神已固藏之于心，炁已固藏之于脐。

神即性，是心中所有，固不离于心；炁即命，是肾中本有，固不离于肾。

及至手足举动翻身，而口亦有啼声者，十月足矣，则神气在胎中已全。此二变之关，言一分为二也。出胎时，先天之炁仍在脐，后天之气在口鼻。而口鼻呼吸，亦与脐相连贯。先天之神仍在心，发而驰逐为情欲。由是炁神虽二，总同心之动静为循环。

此言性有动静，命亦有动静，即前所谓“一分二，二亦有动静”之说。如人之睡时，炁也静，性也静；及其觉时，本炁之觉，炁也动，性也动，即后所谓

“神炁同动”者。儒亦言“气一则动志”者似此。

年至十六岁，神识全矣，精炁盛矣，到此则三变之关在焉。或有时而炁透阳关，

命根元炁之动于中，未有不发散驰于外者，故到阳关，亦是常行之处，谓之“熟境”。

则情欲之神亦到阳关。

神有通天彻地之能，亦有知内知外之能，内外总摄于一神。内有动，神也知；外有动，神也知。驰于知外，世人多堕于世事。

神炁相合则顺行，为生人之本，此炁化精时也。谓之三变者如此。修炼三关者，使精返为炁，

即百日关中，筑基之工也。《法华经》中，佛亦说百日之期。

炁炼为神，

即十月关中，转神入定之工也。

神还为虚。

九年面壁之大定也。

即是从三变返到二变，从二变返到一变，从一变转到虚无之位，是为天仙矣。

由此虚之而又虚，虚到无极，便是天仙升迁到极尊处。

此处合用修炼之工，

“三变者”已前，是说人所以得生之理，自然顺行者；自“修炼三关”已后，俱说使之长生不死者。说到此，是说人真修实悟之时至，必当用修炼之工，不可不知。

正宜浅说之者。

此下皆浅说性命之道,浅说修炼之工。

夫炁与神,皆有动静。

自此至“而已耗精者之修也”止一大段,详言成仙佛之真宗,大修行之全旨,《直论》中之总要,《合宗语录》之秘机,提纲于此尽之矣。

而静极之际,正有动机。

动之机,顿然之觉,不着世事,故言“机”。

炁动,即有神动。

时至神知也。神不知,便教当面错过。

即此动机,便可修仙。

炁动而化精,行世法而耗尽以死者之必致。真人即于动而还静之为修以不死。机者,虽若动而不为动用,方可逆修而为仙。

缘此机为生人、生仙佛之分路,

分路者,分顺逆之行也。机动时,顺此机而行,即以生人;逆转动而还静,即成仙佛。故道经云:“动者,静之基。①”佛祖云:“若要真不动,动上有不动。”②

入死、入生之要关。

动机乃人之可生可死者,盖人之求长生者紧要的。

炁机既以属动,将欲出阳关,而为后天之精者。

陈泥丸曰:“子时炁到尾闾关。”

---

① 基,辑要本作“机”。元·李道纯《中和集》卷一“画前密意”之“动静第四”云:“静者,动之基;动者,静之机。”

② 此句引自《六祖坛经》,原为六祖慧能之“真假动静偈”语,其略云:“若觅真不动,动上有不动。不动是不动,无情无佛种。”《坛经》之义谓参悟真如本性非在静止禅坐上得来。

《道藏》经云:“精者妙物,真人长生根。”

此《太上胎息气经》语也。《黄庭经》亦云:“留胎止精可长生。”

正言此未成后天精质之先天炁,名“元精”者是也。

先天炁即元精。

夫此炁虽动,不得神宰之,而顺亦不成精;

如童子辈,有真阳之炁,亦不无动静,但神无妄觉,不能宰之,何曾成精?

不得神宰之,而逆亦不返炁。

吕祖真人云:“龙虎不交,安得黄芽?黄芽既无,安得大药?”

修仙者于此逆修,不令其出阳关。

钟离真人云:“勒阳关,则还元炼药。”①

即因身中之炁机,合以神机,

元炁发动之机,元神妙觉之机。

收藏于内,

返归于元炁之根。

而行身中之妙运。

采取烹炼,皆此时至妙之运用。

以呼吸之气,而留恋神炁,

《黄庭经》云:“呼吸元炁以求仙。”

---

① 按:此句引自《钟吕传道集》“论水火第七”:“用周天,则火起焚身;勒阳关,则还元炼药。”

方得神炁不离，则有小周天之气候。夫“小周天”云者，

天之周围三百六十五度有零，只是一个天，无二天，何有小、大之异名？以用者小其机，故名曰“小”。

言取象于子、丑、寅十二时，如周一日之天也。

一日天之行，周十二时之名。神炁配合时，气之行住，亦若周十二时之候也。

然气有行住，必有起止；

气之为物，不能偏于行，不免于住；不能偏于住，不免于行。故道一禅师亦云：“未有行而不住，未有住而不行。”行住而曰不离这个，是以这个行住，即不离这个。行住犹有起止。白玉蟾云：“起于虚危穴。”以虚危宿在坎宫子位也。起于是，亦止于是，亦为一周天也。如是则行所当行，住所当住，起所当起，止所当止也。

气行有数，忌其太多；

数者，同于周天者。周于天，则动者已复静矣。再多，则着于拘滞，徒为废时失事，于理无益。

气行有时，忌其太久。

时即数之义。周天十二时候，非有时，亦不拘着于时，但取象于时，以为节制程限耳。又陈朝元曰：凡炼丹，随子时阳气生而起火，则火力方全。余时起火不得，或太久，或不及，皆火力不全。①

不使之似于单播弄后天气者，恐以滞其先天炁之生机故也。生机滞，则后天呼吸无所施。

后天炁用之不已，而先天炁不生。古云“鼎内若无真种子，犹将水火煮空铛”是也。

---

① 宋·曾慥《道枢》卷四朝元子陈举“玉芝篇”云：“夫起火必于子者，何也？承阳气起火，火力斯全矣。过乎子，则阴盛而火不然也。”

此修仙之至紧至秘之工，故以周天三百六十限之。

虽曰“周天”，实非天也。心中妙用，略有似于天之周数，为妙用之程限者。

子行三十六，积得阳爻一百八十数；午行二十四，合得阴爻一百二十数。

五位阳爻用九也，故共一百八十者，除卯时不同爻用；五位阴爻用六也，故共一百二十者，除酉时不同爻用。

以卯酉行沐浴以养之。

古圣不轻传火，故云：“沐浴不行火。”今此说云“行沐浴”，非异也。不行者，不行其所有事；行者，行其所无事。学者当知其有妙用。若还持疑不决，请看钟离真人所云“一年沐浴防危险”者，已言矣。

运此天周①，积累动炁，以完先天纯阳真炁。

一次火候，运一次周天之数。已完足一周，则真精真炁归复于命根，而愈旺其发动生长之机。此只是真炁在根本处，自纯阳不失，非从外得，有所增补积累。

故凡一动，则一炼而周，使机之动而复动者，则炼而复炼，周而复周，

此言凡遇有一动之炁，即要炼之，以完一周天。若一天不周，则真炁不长旺而速于神化。又不可一周完而不歇，虽无大害，亦迟其动机，为无益也。

积之不过百日，则精不漏而返炁矣。

古云“百日筑基，炼精化炁”，是大概之言也。或以七、八十日得炁足，或五、六十日得炁足。功勤不差者易得，年少者亦易得。

此三关返二之理，已返到扑地声离胎，七窍未开，神识未动，真炁在脐之境也。

---

① 天周，仙宗本作“周天”。

此四句言人初出母胎时是如此。及今逆修时，用完百日小周天之工，方得真炁足似如此。

所以庐江李虚庵真人曰："阳关一闭，个个长生。"言得长生之基也。

真阳曰："阳精元炁，总为一身发生之根，皆有耗折之理。独淫欲耗折之多，而致死之速，由败于阳关。阳关者，阳精出入之关也。出之则耗而死，入之则精自满，而得长其生。始也我主宰，闭之不令出，及满足，则关自闭矣。凡有精，则求出路，无精以通，路固自闭。如儒家所谓'用之而成路，不用则茅塞之矣'之说似。故吾师祖李真人云：'修到一闭，即得长生。人人得闭，人人长生。'无有异者。吾兄冲虚云：'从此得长其生为始，便永得长生，与天地齐其寿量之基也。'李师祖及我弟兄三人，皆浅直切言之，凡长生必由于一闭。得一闭如此，便得真长生；不能闭，便不得长生。求长生者，当于此勉之、求之。昔石杏林真人求师后云：'得师诀来，便知此身不可死。'知此，丹必可成。"

精既返而成炁，则无复有精矣。

无精是炁因静定之久，不复动而化精，淫根缩如小童子，所谓"返老还为童体"者是如此。故佛家《华严经》亦云"成就如来，马阴藏相"是也。

如有精，则未及证于尽返炁也。

真阳曰："有精即是有漏之躯。全无一点精，方是无漏之躯。世有一等人，虽未行淫事而不泄精，只名节欲，不名无漏。今之出家僻处，持五戒以禁淫者是也。犹有可漏精者在，如玉通禅师，住虎丘四十年，持戒禁淫，竟败精于红莲妓者之千拜，此正无实果之案也。观其死即随之，又不能了生死之案也。"〇吉王问曰："真无漏者，如何验知？"冲虚云："真无漏，则阴缩如小童子，绝无举动，绝无生精之理，焉有漏！始得成有修有证之漏尽通也。若人老而阴缩者，是阳炁残而痿矣；无精者，是精已枯竭矣。从生身来禀赋得阳炁微弱所致，不可误认为修证。若人到衰老时求修证，必要补精到能泄精地位，而后始有可长生之机，切不可误至于老来铅汞少者也。"

则亦无复有此一窍矣。如有窍，则未及证于真无漏也。

此一窍，是精所出之处也。精尽化炁，不须用出路，故无窍。若有一窍在，犹可漏精，则炁未得足者可知矣。昔长沙王星垣殿下问曰："何以知精满尽化成炁而不漏?"冲虚云："真实修炼之人，精已炼成炁者，便有止火之候自到，此是无精之灵应也，则无窍矣。此无窍无漏方真。"

真炁亦不得死守于脐矣。若只守于脐而不超脱过关，

此时始有真炁过三关。得真炁者，名得金丹大药；过三关者，名曰服食；逆上三关，名曰飞升。

不过暂有少得长其生之初基而为人仙也，未能永劫长生，

吉王太和殿下曾问曰："得长生，皆曰一得永得，何故今言暂得、永得之不同?"冲虚子曰："一得而能决烈向上，则有上之所证，而永劫长生，形神俱妙，顿超劫运矣。若言我已得到此果，更又何为？止于此，不过少得初基而已。又必烦于守护，方是人仙不死。若更行淫欲，漏却一点阳精，犹是有漏凡夫、生死不能逃者，可不勉而究之哉!"

故有迁移之法，古人所谓"移炉换鼎"之喻者是也。施祖(施肩吾真人，亦吕祖之师)、钟离(正阳真人，吕纯阳真人之度师)、吕祖(纯阳真人)三仙《传道集》所谓"三迁"者，此当用其一迁矣。

吉王太和殿下问"三迁"之说，冲虚子云："按钟离答纯阳论还丹云：还者，往而有所归；丹者，丹田也。丹田有三，气在中丹，神在上丹，精在下丹。自下田迁至中田，中田迁至上田，上田迁出天门，是为'三迁'。功成，既自下而上，不复更有还矣。吾见钟离此语矣，闻吾师之说同。"①

即以七日口授天机，采其大药，

七日者，是采大药七日之功也。吉王太和殿下问曰："初关百日采取烹炼，于今日即以七日采，又曰采大药，从古至今不见于书，全未闻此语。请问何以药称大？采之日数久暂何以异?"冲虚云："此万古不泄之仙机也。百日之初，虽曰采真阳之精，精绝无形，又名真阳之炁，炁本无相，古圣只云虚无

---

① 按：此段冲虚论还丹之理，系征引《钟吕传道集》之"论还丹第十三"之说。

之炁。其所发生,生则无形之形附于有形,遍内外皆此炁之流行。所曰采,采则无采之采,借火为采,不见有药形迹,唯知有火而已。昔还阳老师引古语为我云:'夹脊尾闾空寄信。'诚然是也。此言前之采也。精炁生动,也是杳冥;还返于静,也是杳冥。火气薰蒸百日之久,故真炁因之忽然似有可见。故止后天气之火,唯单采先天炁之药,故另用七日之工,采于七日之内。火异于周天,故曰七日口诀。何故用火之异、采之异?因此时真炁尽归于命根矣。虽有动犹不离于动处,只在内而不驰于外。用则无火之火、无候之候也。此为异也。其所用以化神还虚之大事始此,所证以长生超劫、神通无极之大果始此,故名大药,即前所采虚无之炁,所得所证之实相也。"

取得下田先天真炁,名曰"金丹"。

丘长春真人云:"炼精为丹而后纯阳炁生,炼炁成神而后真灵神化。超凡入圣,弃壳升仙,而曰超脱,万世神仙不易之法也。"①此曰"金丹",即所谓大药。

用以服食飞升拔宅者,皆此耳。

吉王太和殿下问曰:"我闻砂铅炉火中所成者,曰金丹,世人共知,皆贪学而求服食者。今仙道修炼身中自有之炁神,亦曰金丹、曰服食,由何故?"冲虚曰:"坎肾属水,精出于肾,亦属水也。水由炁化,精亦由炁化。金能生水,故生精之炁喻金。炁化精时,则有炁在精中,故曰'母藏子腹';如金在水中,精复于炁,故曰'水中金'。当修炼之初,如从根发出苗,生而为药,乃虚无之炁耳。实无形相而虚无,恍然采取不见有所采取者,故不曰服食。采取之久,火候之足,精还补炁之盛,谓之外丹成。其炁之发生,始有法成之妙相,而纯阳之炁根始动,以其是金炁也,故曰金丹,即是外丹。初时阳炁发生,出于身外为精。既返精于炁,不生于外,而唯实生于内。得此炁生,转而逆上三关,度鹊桥而下重楼,经喉吻中如食,故曰'服食'。然'服食'二字,《本草》言药之可食,如'心服'之'服'义同。世人因此曰'金丹'、'外丹',遂冒指砂铅之丹,为即此之外丹;因此曰'服食',遂冒称砂铅之丹可服食。所

① 此引自题名元·长春真人丘处机述《大丹直指》之"弃壳升仙超凡入圣诀"一节。

以自求者皆误认，为人谋者皆诳语，后学宜辨之。”吉王曰：“今而后始知世炼砂铅求服食者为至愚，贪求不已者犹为下愚不移者，可不明辨而改图哉？”

待到尾闾界地，

真阳曰：“尾闾者，二十四椎脊骨下尽处；界地者，三岔之路，上通丹田，下之前通外肾窍，下之后通尾闾。昔曹老师先上蒲团，先得大药，用七日之工。到五日之间，忽丹田如火珠，直驰上心，即回下驰向外肾边，无窍可出，即转驰向尾闾冲关。此皆真炁自家妙用，非由人力所致。但到关边，必用口授天机，方才过得关去。”

乘其真炁，自然冲关向上之机，

太和曰：“何以得自然冲关向上？”冲曰：“平日指引之功多故也。”

加以五龙捧圣之秘，

按玄帝修于武当山，于舍身崖下，舍其凡身，有①五龙捧其圣体，升于万仞崖上。当知此为超凡入圣一大妙喻也。盖玄言北方之色，言坎肾也；借帝喻北②之婴儿，言水中之灵宝也；五龙者，工法中之秘机。五龙捧玄帝上升，即是以秘法捧真阳大药上三关转顶之喻。

转尾闾、夹脊、玉枕三关，

吉王太和问曰：“前云三关，是初、中、上，此云是尾、脊、枕为三，请示曰转者以何为？”冲虚曰：“前云三关，虚拟其出三界之次第；此云三关，实指所必由之路。《华严经》云‘践如来所行之道，不迟不速，审谛经行’者，即此也。其道在背脊二十四椎间之两头及中也。关者，紧要当行之路，而又为难行之喻，故名之；尾闾者，闾即关之义，尾为脊骨下尽处。脊有中、左、右三窍，髓实不通呼吸之行，乃尽于尾。尾之下则窍虚，而气液皆通。虚实原以不相同，故名‘下鹊桥’。用秘法天机以通之，令炁得转运。夹脊者，腰与脊之异名处；玉枕者，椎骨之上尽处也。转之者，古云：‘一孔玄关窍，三关要路头。

---

① 有，《仙宗》作“以”。

② 北，《仙宗》作“我”。

忽然轻运动，神水自然流。'萧紫虚真人云：'河车搬运上昆山，不动纤毫到玉关。妙在八门牢闭锁，阴阳一炁自循环。'此即'转'义也。"

已通九窍，

真阳曰："每一关有中、左、右三窍。左右者，古云'两条白脉'，又云'黄赤二道'，为日月并行之道也。三关则有九窍，故丘祖门下徐复阳真人云：'铁鼓三三，全凭一箭机。'佛宗人亦云'九重铁鼓'，又云'九曲黄河'、'曹溪'、'西江洞水'者皆是。"

直灌顶门，

按诸佛诸菩萨，初修皆有水灌顶，即此妙喻。

夹鼻牵牛过鹊桥，

牛性主于鼻，防牛之妄走，故牵鼻使由于当行之道。鹊桥者，鼻上路不相通之处，即崔公《入药镜》所谓"上鹊桥"也。何为"不相通"？盖鼻上之路实，气不常行者；鼻下之路虚，乃气所常行者。虚实不相通，故有妙法秘机以通。喻曰"鹊桥"，亦有大危险在也，详在后《语录》中矣。

下重楼，

喉之十二重楼也。

而入中丹田神室之中，而亦通彻于下田，若合中下为一者，

堂侄太一问："入中田宜如何用工？"冲虚曰："昔曹老师云：下重楼而服食之，是得坎实点化离阴，名'乾坤交姤'也。正是中丹田事，所行大周天之火候。火原是在下之物，却合下田而行者。虽合下而用，时时充满虚空，此便见合中下成一个虚空大境界。即有升降时，而真我不动之元性，犹在于合下之内。故世尊坐于菩提树下，而上升须弥顶，升叨利天，升兜率陀天说法，而亦不离于菩提本座者，与此同。此《华严经》之说也。又《大集经》云'佛成正觉，于欲色天二界中间，化七宝坊，如大千世界、十方佛刹，为诸菩萨显

说甚深佛法，令法久住’①者，皆同此意。世有人因古言‘心下肾上处，肝西肺左中’，遂拟议着在脐之上有一穴，如此则无根可归，殆非也。”

以行大周天之气候。

此以后火候，名大周天，与百日小周天者不同。故古人云：“自后仍吹无孔笛，从今别鼓没弦琴。”

大周天者如一日，实周一天也。一符如是，十百千万符皆如是；一时如是，三千六百时亦皆如是，以周十月之天也。

吉王殿下太和问曰：“何为有大小周天之异名？”冲虚曰：“天固一也，而所用之工有大小之异也。小者有间，大周则无间矣；小者有时，大周则无时矣；小者有数，大周则无数矣。”“何为有间、有时、有数、无间、无时、无数？”答曰：“古云‘运罢河车君再睡，来朝依旧接天机’，言有间也；古云‘子午工，是火候，卯时沐浴酉时同’，言有时也；古云‘二百一十六，用在阳时，一百四十四，行于阴候’，言有数也；古云‘工夫常不间，定息号灵胎’，言无间也；古云‘昼夜晨昏看火候’，言无时也；古云‘不在吹嘘并数息，天然’②，言无数也。此炼炁化神必然之候，为大周天之妙用也。初时一瞬一息为周一天，至一刻为一瞬息周一天，至一时为一瞬息周一天，至一日、十日、一月、十月为一瞬息周一天。元炁随呼吸气而俱住俱无，不似小周天之一时三十六、二十四周于天者之可易行也。非大而何？”

怀胎炼炁、化神入定者之候如此。其中有三月定力而能不食世味者，有四月、五月而或多月始能不食者。

三月之久即能不食，是入定之功勤者。四五月、多月之久始能不食，功夫少者，得证果迟。

唯绝食之证速，则得定、出定亦速；

---

① 按：此系冲虚节引转述佛典语。

② 元·萧廷芝《金丹大成集·南乡子》词云：“关锁自周天，升降循环三寸田。不在嘘呵并数息，天然，九转无亏火力全。胎息漫流传，要在阴阳不可偏。呼吸吹嘘皆赖巽，绵绵，妙在前弦与后弦。”

食为阴，有一分阴在，则用一分食。分阴未尽，则不仙；分食未绝，亦不成仙。

绝食迟者，则得定、出定亦迟。所以然者，由定而太和元炁充于中，则不见有饥，何用食？又必定心坚确，故得定易，而有七月者，有八九月、十月而得定者；若定心散乱，故得定难，而有十月之外者，及不可计数之月而始得定者，即歇气多时，火冷丹力迟之说也。今以十月得大定者言之，其中又有神胎将完，第八、九个月、十个月之时，外景颇多。

外景者，乘阴为魔也。此时或有一、二分阴未消得尽，若有一分阴在，即有一分魔来。

或见奇异，

世俗中平日所无者，而今始有一见之，谓之“奇异”，乃见之魔。眼可见而见者，曰外魔、曰邪魔、曰天魔；眼不可见而心见者，曰阴魔。见而喜悦贪见，则着魔矣；见而不见，则不着魔矣。

或闻奇异，

此闻魔也。不见不闻为定，闻为魔，则乱定者。喜其异闻而贪闻之，则着魔；闻而不闻，则不着魔。

或有可喜事物，

世法中平日所有者，或已遇过之熟境，已扫去而复偶有，故曰可喜、可惧、可信，如此下三者。可喜者，声色富贵、玩好受用皆是，皆勿贪喜。

或有可惧事物，

可惧亦非一，水火刀兵、劫杀打骂，一切惊恐皆是，皆不可妄生惧心。

或有可信事物。

平常或有愿望而欲求者，或欲求而未得者，今若遂愿，若应求，为理之可信。如山东张先生，在圜中见天魔，而误信为身外有身之类者。余仿此。

或有心生妄念，

上五者是外来之魔，此一句言心之妄，无故而妄想所生，佛宗人谓之“阴魔”，又谓之“阴盖”。

或有奉上帝高真众圣法旨而来试道行，

《四十九章经》云：“诸天仙人来试，或试以所欲，或试以所不欲，或试以所难，或试以所畏。试之过者，诸天保举，是谓得道。”①

或张妖邪魔力而来盗真炁。

如狐精化美女淫侵夺炁等事皆是。

凡此一切，不论心妄见魔，

若心中生一妄，则急提正念，而妄自无；若眼前见一魔，亦急提正念不应魔，而魔自退去矣。

果邪果试，一切不着，俱以正念扫去。

《四十九章经》云：“不与群魔竞，来者自返戈。”丁灵阳云：“静中抑按功深，或见有仙佛鬼神、楼台光彩，一切境界见前，不得起心憎爱。”俞玉吾云：“任他千变万化，一心不动，万邪自退。”如钟离真人试吕纯阳以十魔，吕真人皆无着。又如壶公以朽索悬大石于费长房座上之梁，有大蛇啮索将断，令石压，费不为之惧，而正念长存。此真降魔之明案也。

只用正念，以炼炁化神，自然得至呼吸绝，而无魔矣。

真阳曰：“有呼吸未尽之定，即是阴未绝尽，而阳未纯，故魔可来。到呼吸绝，而阴尽纯阳，则神全大定。不用见闻知觉于外，则魔不能干犯。我不用见，魔亦不见于我；我不用闻，魔亦不闻于我。故呼吸绝者，自无魔矣。”

---

① 《太上虚皇天尊四十九章经·魔诫章第四十七》云：“天尊曰：学道甚难。鬼神魔王，败人成功，但欲其死，不喜仙道。子将道成，复有诸天仙人来试尔身。仙人之来试也，或试以所欲，或试以所不欲；或试以所难，或试以所畏，皆于心之所不悟、意之所不造也试之。过者诸天保举，魔王奉迎，是谓得道。”

昔丘长春老祖师扫去魔后，曾云："魔过一次，长福力一次；魔过十分，长福力十分。每当过一番魔，心上愈明一番，性愈灵一遍。"

此七句是我本宗老祖师丘真人之言也，冲虚子引证降魔之案。〇按丘祖每只为福小，不能心定，当过二番死魔，二次飞石，打折三根肋骨又险死，扑折三番臂膊。恁般魔障，皆不动心，越生苦志。〇冲虚子昔于谢家住七十八日，被火灾所魔，以所卖家产千余金，并九转之力，备以入山住静，供护众居食之资者，尽为所毁。当此急用之需，慨然尽弃而不救，亦为当过此魔而已。有友云："何不救？虽少得亦可。"答曰："有丘祖案在。"修行岸头，原不动心与魔应。弃物同于弃家，千余金何足重！

此修士所以不可不知者。既得呼吸无，则气不漏，而同炁返纯神，则无复有炁与气矣。如有炁，则呼吸虽暂似无漏，未为真绝也，

呼吸少定而未绝，则神随之，亦只少定而未大定，此时正宜绵密工夫，直入大定而纯神。若有出入间断，即同走丹。

必至无炁而后已。

真炁大药服食已尽，是炁已大定矣，则神全而亦大定，炼炁化神之事始毕矣。

此第二关返一之理如此，正已返到如父母初交入胞之境矣。但父母初交时，只虚无之炁，神未分于炁中也。此则炁返合于神，只存一虚无之神在焉。

此直说分剖人胎、神胎之所以然。

神已纯全，胎已满足，必不可久留于胎。

昔蓝养素于南岳山养胎，既成而不能出，刘海蟾以李玉溪《十咏》寄之，指示脱胎出神，养素抚掌大笑而出。此见胎之必不可久留，亦见暗中有圣贤提揭者。〇冲曰："胎者，形也。久留在胎，局于形中而不超脱者，其炁之灭尽定者，犹可离定而为动，动则同于尸解之果而已。神之定者，亦离定而动，胎脱则神离形，在虚空之境矣。神还虚空而极虚空，则虚空安有坏耶？夫自其脱精成炁，为入胎之始；脱炁气而成神，为成胎之终。炁不入于胎，犹可复

为精也，以未超脱其精之境也；神不出于虚空，犹可动其定而驰逐其气也，以未超脱其炁气之境也。故李、曹二真人曰：'不超不脱神不来。'言必出神而后得神仙，以向天仙也。"

如子胎十月，形全则生；神胎十月，神全则出。理势之必至也。此则再用迁法，以神之本长着于中下而离着，自中下而迁于上丹田。

前之初关、中关，皆是三田反覆。化炁于下，亦由上而中而下；及化神，转上而居中。中原是虚境，无所拘着，而若不远于炁根，故云：合中下皆在虚境之内，即"世尊宝塔从地涌出，在虚空中"之说也。上丹田者，顶门边之泥丸宫也。既成纯神，则谓之见性。神之静体谓之性，性之大用及通而无障碍处谓之神。古云"性在泥丸命在脐"也。

以加三年乳哺，九年大定，炼神而还虚也。

乳哺者，养出胎之子也，为养神之喻也。仙以得定成神。虽得定，乃初有所得，未能久定，乳哺以加养，使神能大定而久也。还虚者，炁久定而绝无，神不必用乳哺之时。盖由炼炁之初，神为主令而定其炁，知有神也，故曰"化神"；炁大定，神亦大定，神不用使令而若无神，故曰"虚"。正无法无佛①之谓也。

当此迁上之时，非只拘神在躯壳之上，犹似寿同天地之愚夫者。

在躯壳则非虚。还虚者，不着于躯壳。古云"入金石无碍"者，有躯壳则有碍，出躯壳之神至虚，故无碍。愚夫者，性不灵而无神通之谓也。

须用出神之理，调神出壳，而为身外之身。

"调神出壳"，是一至要之机，有大危险之际。初调，其出而即入，不令出久，亦不令见闻于远境；调之久，其出可渐久而后入，亦可渐见闻乎远境而后入。不调者，恐骤出外驰，而迷失本性。凡初出者必调。

---

① "无法无佛"四字后底本原脱一字，嘉庆本亦同，辑要本径作"无法无佛"，仙宗本脱字作"者"字。

依师度法出神，

有当出之景及所出之理。

自上田出念于身外，自身外收念于上田。一出一收，渐出渐熟，渐哺渐足，如是谓之乳哺。三年而神圆，可以千变万化，可以达地通天，可以超海移山，可以救水救旱，济世安民，诛邪除害。任其所为，皆一神所运，神变神化，所以谓之神仙。

抱朴子云："欲少留，则且止而佐时；欲升腾，则凌霄而轻举。"〇昔曹老师云：修仙至于出神，永无生死矣，灾与魔皆不相干。初出神，若一步而即入，若二步而即入。古亦云"十步百步，切宜照顾"是也。如此而后乳哺养神，至于老成，必三年而后可。此时若欲在世，护国安民也可，救水救旱也可。举念者无不是神通灵应，便十百千万亿年劫，如是也可。若不欲在世如此，即用面壁之理，九年大定，而后可与最上上乘仙佛齐肩矣。

从仙而还虚，则又三迁，至于天仙之虚境矣。

此正无极之至极处。

此皆十六岁以后，至八八六十四岁，已化精而已耗精者之修也。

精既耗则消折者多，必用工补满，而后能生真炁，转运河车，点化至神，住胎入定，如上所说。

又有童男未化精之修焉，

从来未行淫事，精窍未通，精未泄，炁未耗者。如《集仙传》所云："周从者，泗州人也，幼得道。徐神翁曰：'我少而婚，彼幼而得道，其神全，吾不及也。'"又世尊为太子，在宫中娶三妃，十年不行一淫姤，昼夜只修禅观者，此皆谓之童真。又韦驮尊天①，经称为十九世童真。此三者皆同。

皆世所不知，而亦欲浅说之者。夫人自未生之前，谓之胎；既生之后，谓之童。

① "尊天"，辑要本改作"天尊"，误。

胎出即为童，顺而行之易。童返修即是胎，逆返修亦易。仙道中最难得者是童体，童体精炁完全，不唯修之易，其法力甚大，有非修补精炁者之所能及。

历年至于十六岁，炁足极矣，炁已纯阳，精犹未漏，是为全体之童。

乃其本体之自全，而非用力修补凑合之所为。

古人云“返老还童”者，还成如此不漏之全体而已。

修仙者多是已漏之精，若以此为修，必不成仙，必有死有生而轮回者。故用初关筑基工夫，基成，始与此童身相等，而法力犹有所不及。

且童必至十六岁，阳炁极而精将通。末劫之世，人人习为淫欲之风，未至十四五、六，则有交姤之败。炁不旺而精不壮，夭而不寿者多矣。

此是世间愚人俗子辈，不知所以为修行者。

若举斯世，设有一人，

举一世或有一人者，极言无仙材之人也。

逾十六而未漏者，必为愚痴。不知淫欲之事，不足以行道者也。

淫欲之事，丧精耗炁而害道，皆仙佛之所禁戒，以修行大道。不知淫欲之乐者，必不知淫欲之害。世间亦未有不知淫事者，况十六岁之成人而犹不知乎？此时而不行淫，真为愚痴之甚而不知。

又或有一人能至十六，炁极足而未漏，此最易化神而成仙者也。

阳精之炁自足者，免得用筑基补精补炁之工。以固有之炁，炼之以化神，即成神仙而了道。故曰“易”。

若有能得成仙者，名曰“童真”。

以童子之全体而成真。

若缘分浅薄，不遇圣师点化，

昔抱朴子曰：按仙经云，宝秘仙术虽有，已在弟子中者，尤择其至精弥久，而后告之以要诀，况世人何能强以语之耶？①

又不自知参究，采此真炁而炼为神，亦不足以行道者也。

前生无积修功行，故此生不遇圣师；今生无修仙修佛之志，何能参究天机？为凡俗混世虫耳，故不足以行道。

百千万年，或有一人，既足十六阳极之炁，又有仙师密旨，

昔抱朴子曰：按仙经云，诸得道者，在胎之中已含信道之性，及生而有识，心好其事，必遇明师而得法。②

因其未漏之炁，不用炼精之工，遂以七日天机秘法，

七日者，炼精化炁筑基成功之后，采大药之法。童子从此起，以后皆同于大人之法。

采得真炁，

百日之工曰"采真炁"，乃微阳耳。此无百日之工，而炁自满足。于此采实足之真炁，即所生之大药。采此真炁而得，即得长生；采不得此真，则不长生。

捧过三关九窍，以行炼炁化神之工。所以无炼精之工者，正以炁未化精，而采之即得。

炁未化精而未泄漏，则精炁本自满足，不待炼而亦可采，采而必得。所以世尊自修之工，不用炼精，只用色界四禅定为始。由本自满足之炁独盛旺，胜于诸佛诸仙者，皆以此。

故炁未化精者，修之有四易：易于时、易于工、易于财、易于侣也。易于

---

① 晋·葛洪《抱朴子·辨问》："夫道家宝秘仙术，弟子之中，尤尚简择，至精弥久，然后告之以要诀，况于世人，幸自不信不求，何为当强以语之邪？"

② 《抱朴子·辨问》："按仙经以为诸得仙者，皆其受命偶值神仙之气，自然所禀。故胞胎之中，已含信道之性，及其有识，则心好其事，必遭明师而得其法。"

时者,不用百日之工,

百日工者,炼精以化炁之工也。炁既化精而顺行泄漏者,必用炼精还而为炁。既未化精,则无用还炁之百日。

从七日而十月、三年,

七日者,采大药真炁之期也;十月者,行大周天火之期也;三年者,出神后而乳哺阳神之期也。此止言成神仙之期,未说天仙也。

可计之程也;易于工者,不用小周天采补薰蒸,

此即说不用百日之工。

从采大药服食,

即七日之工。

而胎神、

即十月之工。

乳哺,

即三年之工。

可必之果也;

程可计,果可必者,言此逐节工夫,自粗而精,自渐而顿,可必其必至者,如所谓"果生枝上终期熟"之说也。

易于财者,自七日而十月、三年,可数之费也;

养胎者一人,护法者二人或三。计每人一日费银二分,三人则六,四人则八,最易数。

易于侣者,

护法之伴侣也,即二人、三人辈。

因童真之神清而明，

清明者，情欲之窦未开，声色乐佚之念未启。

炁完而足，

筋骨坚强不衰败，无昏惰之气。

用其护力而扶持，颠危昏眊者少也。

纯阳真人云："免颠危，要人叫。"

斯谓之"四易"。其炁已败于化精者，

此又详言十六岁以后，壮年、老年败精者之修。

则必用炼精之工，故有四难，难亦时、工、财、侣也。难于时者，精已虚耗，无大药之生，必采炼精以补精，返炁而补炁，则真炁大药始有所生，多百日之关。如有年之愈老，则不能以百日而返足炁，亦不能以百日而止工也。

或二百日，或三百日未可知。

难于工者，工曰百日，有期内、期外之不同。

期内者，五、六十日而得炁足者，如曹老师五十日而得是也；有七、八十日而得炁足者，如我以两月半而足炁，然其初尚有一月调习。期外者，过百日之外炁始足。

是以年之渐老，则用工渐多。如神已昏眊，必先养其清明；精炁已耗竭，必先养其充实。岂朝夕之力而能然哉？

昔钟离真人《道要》云"晚年奉道，根源不固，自觉虚损而气不足。十年之损，止用一年功补之，名曰采补还丹。补之数足，日渐以增，名曰水火既济，曰人仙"①是也。

古人教人得之者早修，"莫待老来铅汞少"者，

① 此句出《灵宝毕法·交媾龙虎第三》中。

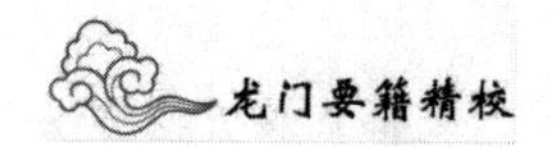

铅少者，元阳真精真炁之耗竭，遂致有精干者，有阴痿者，有气喘者，有腰脊痛折者，有筋拘而膝不屈坐者，或坐不能久耸直者，皆是；汞少者，元神本性之昏沉，或采取不能张主而精专，或烹炼不能进退而终始。皆迷惑错误者多，而成真火全候者少。如此，何以能百日而止工？

皆为此也。

铅汞既少之时，而奋志精修，犹可望成还丹，而证道有准。经云"八十尚还丹"，又曰"百二十岁犹可还"。若不决烈精进，则堕有死之类而已。故戒之曰："莫待老。"昔马自然曰："此身不向今生度，更向何生度此身？"

难于财者，以行道之期久，

或百日，或二百、三百日。

日费之积多，

百日只用百日之费，或至二百日，则多矣。

不可以数限也；

不可限以百日之费，而为二百、三百日之给。

难于侣者，用工日多，则给使令之久；扶颠危之专，遂致护道未终；或以日久功迟，而疑生厌心；

有疑其功不知成否，有疑不知何日成功。

或以身魔家难，

身魔者，护法之身有病魔，或有灾异；家难者，护法人之父母、妻子，有大变故等事。

而变轻道念。

因有魔难，遂变易护道之念。

此往往有之者矣。

抱朴子昔云:“为道者病于方成,而志不遂。”

又观古人所谓“同志三人护相守”,又曰“择侣择财求福地”。

老君言:诸小小山者,皆不可于其中作金液神丹,皆无正神为主,多是木石之精,千岁老物,血食之鬼。此皆邪气,不令人作福,但能作祸。① ○福地者,抱朴子曰:按仙经云,可修行居者,有华山、泰山、霍山、恒山、嵩山、少室山、长山、太白山、终南山、女几山、地肺山、王屋山、抱犊山、安丘山、潜山、青城山、峨眉山、绥山、云台山、罗浮山、阳驾山、黄金山、鳖祖山、大小天台山、四望山、盖竹山、栝苍山,皆正神在其中。若有道者登居之,则山神助福。②

而福地者,不过不逢兵戈之乱,不为豪强之侵,不近往来之冲,

昔抱朴子曰:按仙经云,得道者,与世人异路而行,异处而止,言不与交,身不与杂。③ ○《太上胎息气经》云:凡修行,切勿令人知。人知名至,则祸来不安。

不至盗贼之扰。

房舍华丽,衣服鲜美,饮食丰盛,财物盈余,库藏充满,家具器用奇巧,皆招盗贼之由。

略近城市,易为饮食之需;

城市太远,买办奔走烦难,恐护法要人多,方有侍者。

必远树林,绝其鸟风之聒。

昔许由以瓢挂于树,风击之鸣,由则弃瓢,亦其一验案也。

屋不逾丈,

丈室不能容众,仅足三、五人居,为修行所。若大,恐盗贼可据为穴。故

---

① 《抱朴子金丹》载此为郑君转述左君之语。

② 引语出自《抱朴子·金丹》。

③ 此句见《抱朴子·辨问》。

曰:仅取蔽隔风雨为止。

墙必重垣,

内外完固,遮护恶虫、恶兽之患,为得其宜也。

明暗适宜,

可令人护关者,得以舒畅,不生疾病。

床座厚褥。

褥厚者,和软而坐不生厌。

加以洁精芽茶、淡饭,

禁戒甘旨荤腥,专持素食。宜遵《四十九章经》元始天尊法旨所云:斋戒者,道之根本,法之津梁。子欲学道,清斋奉①戒,众生舍清净,耽荤膻,而以触法,譬之饿鬼,啖食死尸。

五味随时,

五味者,咸酸甘淡、油盐酱醋之属;随时者,安其所遇,随有随无,不烦于搜索。

调养口腹,

饮食不宜过中,有过则有伤害。

安静气体,

安居丈室,而行住坐卧,不为世务尘劳。凡真实修行者,静定其心,先静定其身。

亦易易事耳,然亦古人之长虑也。

古人每有入室之事遗嘱,我今亦详说入室事宜,修士当预为计画,免有

---

① 奉,仙宗本作"全",误。

违缺。

又有极口称为“财不难兮侣却难”者，是何也？

求财助道者，或以自己家赀变易而得，或以外护出财助道而得，何难？

盖为学道本皆智士，而每人品不同。或以德胜，而行道之心不专；或以志欲为仙，而德不足；或以始虽勤，而终则怠；

《玉皇经忏文》云：“求道未勤，岂能成道？”

或喜于谈笑，而问道若勤，其力行实悟全无有；

天尊言：“知吾道者，复不能行，行吾道者，复不能久，难至于道。”

或初一遇，待师家以杯茶，便问如何成黄芽；

黄芽若教如此易闻易得，遍大地田土中，尽长黄芽，胜于稻芽、麦芽。

饮师家以杯酒，便问如何到了手；

若教了手，以杯酒可换而得知了，各酒店中，人人皆是了手神仙。故抱朴子云：“世间浅近之事，犹不可坐待而知，况神仙大事乎！”

轻视如俚言之笑谭，即持谭笑之闻，认为得理；

钟离真人度纯阳时，纯阳正为九江府德化县令，弃官而随钟离。尚有一词云：“上告师尊，弟子相随七八年。肩头压得皮开绽，足下生疮五七番，并未蒙师一句言。”此词在《物外清音》书中久矣。既能弃官，便见有盖世志行。犹执弟子之礼多年，而后得闻道、成道。未有初遇便传、便闻之理，如父教子之栽稻锄麦者乎？刘海蟾为燕国宰相时，钟、吕二真人造府而度，刘弃相而随，六十四岁也。至六十九岁而闻道，而后得成。抑岂有轻易得传者乎？世有光棍，一见便传者，别有一故。为方士者，诈设之假言，及治一病之小工耳，欲谋一日之饮食者，欲缠绵取年月间之供给者，欲诳取长久之衣食者。非若此易言，以速投其所好，遂其愚见，何以得心腹相投哉？而谓天仙、神仙大道，亦可如是闻问为哉？

或以好胜务奇，而欲闻独异于人，称独胜于人，徒务知道而不行道。

此一等人，欲自夸得秘闻秘法胜于人者。

或有徒务博闻而唯自夸为能士，如遇一宾友曰能这件，则亦曰这我也能；遇一宾友曰能那件，则亦曰那个我也能。不论邪正是非，一概俱闻，实无学道、行道之志。

此一等人，浮慕称博，绝非专学。任旁门邪说，不黜之为非，虽正理真言，亦不求彻悟，所以不能学道者。高明真师，当慎言于此人。

又或有狡诈医士，谈学道而涉猎却病旁小坐功。遇富贵者，用药无功，又恐他人夺其主顾，故传以坐功而却病，为钩连擒拿之法耳，何有于学道之心？

此一等人，我遇之甚多，所见皆是如此。

或本志不真学道，但借学道为芳名，而阴行不道之事；

不道者，悖道之事也。凡有口称学仙道求长生不死，遂遍语人曰："我能仙道长生不死。"愚人遂信之。及谈之，乃说用女人作比家。不知其心，实为吃骗人家女子，行奸淫之计耳。又有口称能炼丹，服食不死，能点金银如山岳之多，哄骗愚人出本烧炼，遂拐其本银而逃。皆不道也。

或以口称学道、知道、行道，而心实不学、不知、不行者；

此不见张紫阳真人所谓："今生若不学修真，未必来生甚胎里。"马自然真人云："此身不向今生度，更向何生度此身？"此等人当以二真人之言自醒。

或以父母妻子恩爱太重，而道念亦重，欲割然修仙，则恩爱不能尽舍。

《玉皇经忏文》云："求度虽专，尚多宿累。"〇《皇经集注》云："根念未固，不能进修。"〇《太上灵宝大乘妙法莲华真经》云："今迷诸世网，虽有真心，固不为笃。抱道不行，而自望其头不白者，亦稀闻也。"①

---

① 梁·陶弘景《真诰·运象篇》云："众忧若是，万虑若此，虽有真心，固为不笃。抱道不行，握宝不用，而自然望头不白者，亦希闻也。"

欲系恋恩爱，又恐无常速到，失却千万亿劫难逢之道。此谓两持之心，而亦两失之心也。

心两持则惑而无决，必无成功，而至于两俱失，必然之理。

无常速到，道果得乎？恩爱在乎？所以行道、护道三人，须要决地立志，修德修道，

修德者，即戒律中不杀、不盗、不淫、不酒、不妄语、不绮语等皆是。凡匡君护国、救世安人、救水救火、救灾救旱，及以慈悲心救人患难、疾苦、贫穷、饥寒等皆是。

于此前列假心学道数事，辨得分明，全无所犯，不妨道行，而后可称同志。

自“学道本皆智士”句以来，至后“一晤一言知择耶”止一大段，皆言有道之士，访外护同志之难，及正道明师访同志弟子之难者。同志者，能苦心修德，诚心向道者，方为真同志。

但侣之难于同志者，

于前十一款之外，更有甚不可知之处。

又有难于择者也。以同志者，未必出于一家一乡，而为两相素知。

若师先已得道出神者，则眼见耳闻，上可过色欲二十四天之上，同佛见闻色欲二界者，普天之下，以及诸地狱中，皆可见闻。凡有学道而愿为门下者，皆不越所见闻之中。若师家只得于遇仙传道，犹为访友、访弟子护道之谋者，则难择人也。〇出于一家者，如曹还阳度亲兄曹复阳，如冲虚子传堂弟太初、堂侄太一是也；出于一乡者，如还阳真人度三里许之冲虚、真阳二人，如真阳度一里许之徒太和是也。其根基性德，素有相闻。

如一身之德行不臧者，暂遇之不识也；

不臧者，即儒家所言“不善”也。人之善恶，必久相处而后知。言可用诈，多闻其言，善恶自露；德可虚称，久稽所行之迹，则善恶难掩。

如一心之邪慝深邃者，面交之难察也；

此辈人，心中全是邪恶之念，所行全是邪恶之事。意图神通及点化服食，欲得势力强大胜人，假作尊师敬友，殷勤问道，此面交假局，明师亦当明此。

如祖父辈之基恶种祸者，远见之不及也。

祖与父有大恶为基，则孙与子未必肯为善。且前人之恶，报身不尽，必报及孙与子。唯居近者，而后知世积。若生各异方，长各异地，斯亦不能远见也。

此皆上苍之必不付道者也，

天将恶报，而师家传以大道，是谓“妄传非人”。

如何而能以一晤一言知择耶？

此前十四等人，皆选择贤弟子外护之难知者。一晤者，两人对面一会也；一言者，一相会之谈也。总言相交之浅。

假令即有全德坚志之士，

假令，是今①无之中而或有，不可必有之言也；全德者，在世法中，能全五伦之德，于道法中，又能全五戒。此是君子圣贤人品，便是修仙修佛之根器。坚志者，非上所说十四等不同品之假志，真实有心亲师问学，具弟子之威仪，执弟子之职事，不违师言，不犯道律，不犯王法，时时切问近思，一有所闻，便求实悟，不肯虚度光阴，不敢虚负圣教，此便是真实坚志者。

必于学道修仙，于师家之逢，邂逅难于相信。

邂逅者，偶然之相遇也。师固不能辨弟子之善恶诚伪，如上十四等者；学道弟子，亦不能辨师家之邪正圣狂。不能辨即不能信，虽有相遇者，为徒遇耳。

---

① 今，仙宗本作“全”。

所以难于相信者，又系认道不真，

平素操慕道之心，每被方士哄曰①：用女人交姤为采补接命，可得长生不死。见其说有一端道理，遂不识此事是假。及见真正仙道清净，亦有一端道理，却不与淫污者同快活，心中冷落持疑，不信何者为是，不能认正为真，即不能学道，虽有坚志，亦不成其为坚矣。

不素识其道德有无，

不素识者，不曾平日相交接也。故不见不闻师家之有道德、无道德，但暂时一遇，相谈妙理，而学者乃犹疑为口头言，回想前所闻者之无所证，疑此亦未必有证。不知邪说、假设诳人者必无证，不知仙道实悟真修者必有所证。皆由未亲近师家，未见实历有证也。

果邪果正，而不敢轻于信也，

可惜虽遇正道，而亦不得实闻正道。缘师家知其不能破疑而改邪归正，便是匪才无用之人。譬如无目之人，粪秽臭处，也将鼻一闻，沉檀脑麝香处，也将鼻一闻，终不能弃臭而久留于香故也。

此尤见侣之所以难也。

此前“假令”起至此一段，皆言学者遇师之难也。〇昔吕真人云“弟子寻师易，师寻弟子难”者，是慨叹学者未有知识时，略起一念云：仙有神通变化，无所不能，无所不知，我当学之。起初遇一人，不问其知道否，便拜之，即是一师也；遇三人、五人、十人俱拜之，即是三师、五师、十师。闻一句鄙陋非道之言，也为一言之师；闻十句粗浅之说，也为十句之师。何其易遇易得？随其真伪邪正，总是无选择故也。若有道之师寻弟子，要弟子及祖宗历代积德循道，谓之有根基。灭却恶念，绝无恶事，远邪归正，精勤实悟，谓之同志，此等人最难得者。若祖宗及身无德而轻道者，不传；有恶念恶事者，不传；口空谈而心不实悟者，不传；执却病坐工而欲学之以求成仙者，不传；视仙道同于房术，以女人为鼎，取淫姤为可成仙者，不传；始勤而终怠者，不传；世情急而

① 曰，仙宗本作“惑”。

道情缓者，不传；不能护道而无益于道者，不传。此皆选择弟子之必当如是也。故曰：“师寻弟子难。”古人云：“可喜唐朝吕洞宾，至今犹在寻人度。”萧真人亦云“朝朝海上寻同志，寻遍东吴不见人”是也。

彼世人，遇区区奔走者于一倾盖间，而曰得遇仙、曰得遇侣，果何所得哉？

胶住于一方者，与奔走游历四方者，相去甚远，不得常相问学。倾盖者，收束伞盖之说也。张雨伞以行，于途相逢，立谈则收伞，故曰“倾盖”。古之子华、子程，本是有道之士，孔夫子相遇于途，倾盖而语，夫子曰：“目击而道存。”此唯圣能知圣也。今言倾盖，极言偶然一见，相谈不久，何能得仙传道？何能得侣护道？以不得而曰得，果何所信心而为所相得哉？

觅师侣者，尤当以此为鉴戒。

古仙从来无一相遇之初，而即传于后学者；亦无一遇之初，而即得护道于贤侣者。凡后学觅师，及有道者觅侣，皆当以此说轻遇之不得人为鉴，亦以轻信于一遇为戒。

但后来修士，必于人道中，先修纯德，

人道中者，即五伦之事也。君当忠而忠，亲当孝而孝，兄长当顺而顺，朋友当信而信，谓之“纯德”。高真上圣皆言传得其人身有功者，当传于有德之人也。传失其人，九祖受冥拷。又云“妄传九祖受冥拷”，皆言妄传于无德恶人也。有仙道者，安敢妄传非人哉？凡轻易传人者，邪说诳语耳。意图诱哄人财物，故意易其言，以为相投遇合之机者，抑可轻信者耶？

又能信奉真师，

昔葛稚川《神仙传》云：刘政求长生之术，不远千里，苟有胜己，虽奴客必师事之。今人若能如此，自有真仙踵门。

慎择贤友，

即此前所谓“择侣”之说。

精心修炼。于此《浅说》中语，

即修德之款，修道之款。

一一勘得透彻，则长生不死、神仙、天仙、佛世尊，可计日而皆得矣。予又愿同志者共勉之！

《天仙正理直论增注》卷前终

直论九章

先天后天二炁直论第一

冲虚子曰：昔读《玉皇心印经》云："上药三品，神与气精。"固然矣。

本注云：人以精、气、神三者以生此身，亦以精、气、神而养此身于世间，凡从人胎生者皆如此。仙与佛同是人胎中有此身心而来者，故亦同修此三者而成果，学仙佛者当知。

然其间有秘密而当直论者，正有说焉。

秘密者，先天、后天之说也。上古未说之秘，中古圣真亦说之，特未详，故后世人有遇传者，有不遇传者，有知者少，不知者甚多。

唯是神与精也，只用先天，忌至后天。

先天是元神、元精，是有变化、有神通之物也；后天者，思虑之神、交感之精，无神通变化之物也。

而炁则不能无先、后天之二用，以为长生超劫运之本者。

真阳曰："二炁者，先天是元炁，后天是呼吸之气，亦谓之母炁与子气也。超劫之本乃元炁，不自能超，必用呼吸以成其能。故曰：有元炁不得呼吸，无以采取、烹炼而为本；有呼吸不得元炁，无以成实地长生、转神入定之功。必兼二炁，方是长生超劫运之本也。"

所以吕祖得"先天炁、后天气"之旨而成天仙也。

纯阳真人初闻道，而未甚精明，乃见《入药镜》云"先天炁，后天气，得之者，常似醉”之说，而后深悟成道，故真人自诗云“因看崔公《入药镜》，令人心地转分明”是也。

然所谓先天炁者，谓先于天而有，无形之炁，能生有形之天，是天地之先天也。即是能生有形之我者，生我之先天也，

天从元炁所生，我亦从元炁所生。

故亦曰“先天”。修士用此先天始炁，以为金丹之祖。未漏者，即采之以安神入定；

未漏，童真之体，即用童真修法。

已漏者，采之以补足，如有生之初，完此先天者也。

凡在欲界，精已漏者，遇此先天炁将动而欲趋欲界，则采取烹炼，还补为离欲之炁，而先天依旧完足，即是金丹。服此金丹，则超出欲界之上，而成神仙、天仙矣。

夫用此炁者，由何以知先天之真也？当静虚至极时，

即“致虚极，守静笃”之说。

无一毫念虑，

念虑原是妄想心。

亦未涉一念觉知，

此在不判不动之时，尚在将判之先者。

此正真先天之真境界也。

佛宗所谓“不思善，不思恶，正凭么时”，与此同。

如遇混沌初分，

即鸿濛一判。

即有真性始觉，真炁始呈，是谓真先天之炁也。

真阳曰：“先天之炁藏气穴，虽有动时，犹是无形依附有形而为用者。始呈而即始觉，尚未堕于形体之用，故曰炁之真。若依形体而用，则旁门邪说之所谓‘气’者。”

修士于此下手，须要知采取真时，

真阳曰：“真时者，药生之时易知，而辨所以可用、不可用之真时则难知，非由真仙真传者不可得，此非邪说之所谓‘时’者。”

知配合真法，

即以神驭气之说。

知修炼真机，而后可称真仙道。

真机者，总上二者皆是。鼎器要真，不真，则真炁堕于空亡；火候要真，不真，则明明进退之阳火而不阳火，暗合进退之阴符而不阴符者，不可。故修炼之机，要知之真，而后可行可成；知不真，则不可行、不可成。

所谓后天气者，后于天而有，言有天形以后之物，

若风气之类，曰“巽风”者。

即同我有身以后有形者也。

若呼吸气之类，亦喻“巽风”者。

当阴阳分而动静相乘之时，

此言阴阳，是言太极一中分阴阳为二，神炁是也。阴阳俱有动静，故相乘，如二分四之说。今人若不信阴阳同有动静者，如睡浓时，炁固静，神亦静；睡醒时，炁亦属动，神亦属动。即如世法俗语，便见道理，自然循环，是如此者。

有往来不穷者，为呼吸之气；

何故说“往来不穷”？以呼吸在睡时也有，在梦时也有，在觉时也有，在

饮食时、未饮食时皆有,故曰“不穷”。若神炁归于元位,似不见有,则曰“元神”、“元炁”,不与睡中呼吸显然同相。及其神炁同动,判然灵觉,有照有应,显然不无。唯圣真有修者而后有证,以凡夫之呼吸者,运至真人呼吸处,以凡夫之呼吸穷而死者,修成真人之呼吸穷而长生不死,以超劫也。

有生生不已者,为交感之精。故曰“后天”。自呼吸之息而论,

此言凡夫呼吸自然之理。

人之呼出则气枢外转而辟,吸入则气枢内转而阖,是气之常度也;自交感之精而论,由先天之炁动而为先天无形之精,

真阳曰:“先天炁精,俱是无形之称。在虚极静笃时,则曰‘先天元炁’;及鸿濛将判而已有判机,即名‘先天元精’。其实本一也。”

触色流形,变而为后天有形之精,

若人不遇色欲邪淫,必不成后天有形之精,此乃人生日用而不知者。

是精之常理也。皆人道,若此而已,

人道者,言顺则为人时之道也。此书篇篇皆先言“顺”,而后言“逆修”,见其即自家所有,以修自家,如释迦所谓“众生即佛”之意。

后天而奉天者也。修士于此,须不令先天元精变为后天,又必令先天之精仍返还为始炁,

即是归于原根,复还命蒂之所。始炁者,即虚之极、静之笃也。

是以后天气之呼吸,得真机而致者。故于动静先后之际,

即所谓如“亥时之末”、如“子时之初”便是。

用后天之真呼吸,寻真人呼吸处。

李云:“只就真人呼吸处,故教姹女往来飞。”①又即张紫阳真人所谓“一

---

① 此诗出元·俞琰《周易参同契发挥》所引李长源《混元宝章》诗。

孔玄关窍，乾坤共合成”，又云“橐天籥地徐停息”者，皆是。

一意归中，

即以神驭炁，凝神入气穴之理。

随后天气轴而逆转阖辟。

元炁固要逆修，而呼吸之气亦要逆转。不逆转，则与凡夫口鼻咽喉浩浩者何异？所以言真呼吸者以此。

当吸机之阖，我则转而至乾，以升为进也；当呼机之辟，我则转而至坤，以降为退也。

乾天在上，自下而上，机似于吸入，故曰阖、曰升，亦似古之言进，升于乾，本为采取之旨；坤地在下，自上而下，机似于呼出，故曰辟、曰降，亦似古之言退，降于坤，本为烹炼之旨。然现在之烹炼，又为未来采取之先机，此道隐斋特言之密旨也。○周南余庠友初至道隐斋，问曰：“何为进退？”冲虚子言：“进退者，亦虚喻耳，其实不见有似进退。何也？古云：‘子巳六阳时，进阳火三十六；午亥六阴时，退阴符二十四。’此言阳时所行则曰‘阳火’，阴时所行①则曰‘阴符’，皆言火也。以九阳六阴多少之数，言进退亦一定之数也，故不似进退。非渐加渐减之为进退，而亦非外进内、多退少为进退。我故曰：不似进退而虚喻进退也。又按古云‘阴符’者，暗合也。其周天中暗合者亦有，只曰沐浴之不行火候，而暗合于有火候者，但不在六阴时，而俱可言‘暗合’。后世人执‘进退’二字，要说进，妄以自外而进于内，自少而进于多；又要退，妄以有而退于无，如王道所谓‘戌灭亥休’之说。吾故曰：皆说得不似。此说只以升为进，降为退，谓候中只有升降，必要似子进阳火，午退阴符，从此喻说而已。”

修炼先天之精，合为一炁，以复先天者也。

真阳曰：“此一段，即言小周天所当用之机，火候所不传之秘在是。修炼金丹之士，只要阖辟明得透彻，则金液可还而为丹。若阖辟不明，则药不能

① 行，底本作“复”，据嘉庆本、辑要本改。

生，而亦不能采取烹炼，大药无成，枉费言‘修’。”

世人乃不知先天为“至清至静”之称，所以变而为后天有形之呼吸者，此先天也；动而为先天无形之精者，亦此先天也；化而为后天有形之精者，亦此先天也。此顺行之理也。

元炁为生身之本，凡一身之所有者，皆由元炁所生化。

至于逆修，不使化为后天有形之精者，固此先天也；不使动为先天无形之精者，定此先天也；不使判为后天有形之呼吸者，伏此先天也。证到先天，始名“一炁”，是一而为三，三而复一。有数种之名，

即“一生二，二生三，三生万物”之说。

即有数种之用。故不知先后清浊之辨，不可以采取真气；

真气者，即先天元精，清者也；后天交感之精，浊者也，则不真。

不知真动真静之机，亦不可以得真炁。

虚之极、静之笃，则曰“真静”。未到极笃、无知觉时，不为真静。从无知觉时而恍惚有妙觉，是为真动；未到无知觉时，而于妄想中强生妄觉，则非真动。动既不真，则无真炁者。

不知次第之用，

次第者，次药生之真时，采药、归鼎、封固，进阳火、退阴符、周天毕，有分余象闰等用。

采取之工，

由升降之机得理，则能采取得炁。不然不得真炁，纵用火符，亦似水火煮空铛而已。

又何以言伏炁也哉？古人有言“药物”者，单以先天炁而言者也；有言为“火候”者，单以后天气而言者也。不全露之意也。有言“药即是火，火即是药”，虽兼先后二炁而言，盖言其有同用之机，药生则火亦生，用药则亦用火，

故曰:即是亦不显露之意也。后来者何由得以明悟耶?修天仙者,不可以不明二炁之真。

药物直论第二

(前先天后天,已兼火药论矣,此则单论药之先天。)

冲虚子曰:天仙大道喻金丹,金丹根本喻药物,果以何物喻药也?

炼外丹者,以黑铅中所取真铅白金炼成金丹,故内以肾水中所取真炁同于金,炼成内丹,亦名曰"金丹"。外以白金为药,以丹砂为主;内以真炁同于金者为药,以元神本性为主。故同名金丹,同喻药物。

太上云:"恍恍惚惚,其中有物。"

恍惚者,是本性元神,不着于知觉思虑,似知觉之妙处,其中便有物。

即吾身中一点真阳之精炁,号曰"先天祖炁"者是也。夫既名曰"祖炁",则必在内为生气之根者,而又曰"外药"者,何也?盖古云"金丹内药自外来",以祖炁从生身时,虽隐藏于丹田,却有向外发生之时,

如生视、生听、生言、生动、生淫欲,皆此一炁化生;如思外之色、声、香、味、触、法,皆由炁载思以致。

即取此发生于外者,复返还于内,是以虽从内生,却从外来,故谓之"外药";炼成还丹,斯谓之"内药",又谓"大药"。

古云:铅汞相交而产黄芽,即此大药便是黄芽。

实止此一炁而已。今且详言外药、内药之理,而所以名外药、内药之由。

圣真学者究此一段,则邪说淫风一笔扫尽矣。

既曰"药本一炁"也,非有外、内之异,而何有外、内之名者?以初之发生,总出于身外,而遂曰"外药"。若不曰"外",则人不知采之于外而还于内,将何以还丹?及精补精全,炁补炁足,神炁俱得定机。

真阳曰:"定机者,将用大周天之先机也。若小周天,则不定之候,故小

周天有止火之候者，以其不定能伤将定之药，张真人所言‘若持盈未已不免遭危殆’之说便是。”

于此时发生大药者，

真阳曰：“大药不自发生，必采之而后发生。不似微阳初动，为自发生也。然必求何以知采大药之时，知前止火之候，则知即采此大药之时。”

全不着于外，只动于发生之地，因其不离于内，故曰“内药”。

昔人每注只说“炁是外药，神是内药”者，不是。

若不曰“内”，则人一概混求于外，则外无药，无所得，而阻于小果空亡，

此言只可长寿，而非不死可超劫运者。

将何以化神？所以先圣不得已而详言内、外也。

张真人云“内药须同外药”，俱与此同。

既有外、内之生，所以采之者亦异。盖外药生而后采者也，

纯阳真人云：“一阳初动，中宵漏永。”紫阳真人云“牵将白虎归家养”者是也。

内药则采而后生者也。

自丘真人传于张、李、曹三真人，以及伍冲虚子，所谓“七日口授天机，以采大药”者是也，张紫阳亦谓“不定而阳不生”。

此亦往圣之不轻言直论者。我今再详言之，以继世尊所为“重宣偈者”云。此炁在人，未有此身，即此炁以生其身。

此炁不足者，则不能生子之身。少者、老者，皆具一形。少者炁足能生子，老者炁不足，故不生子。观此明知，形不能变化生生，而炁能生。

既有此身，则乘此炁运行以自生，故曰：修士亦惟聚炼此炁而求长生也。

惟能炼，则能聚。炼聚久之，而大药生，为能起死回生之真仙药也。

但其变化，虽在逆转一炁，而其为逆转主宰则在神。

即"神返身中炁自回"之说。

若念动神驰，引此炁驰于欲界，则元神散，元炁耗，变为后天有形之精。此精必倾，

有形者，终有坏也。

不可复留，亦不可复返，终于世道中之物而已，乃无益于丹道之物也。若人认此交姤之精为药，即为邪见。

丹道以无形元炁为药，既已有形，则不能复为无形之药；既已淫媾，则炁已耗尽。且千人千败，万人万败，何曾见有一人不败淫精而能采来补精得长生不死者乎？是以修金丹者，不用淫姤之精者，以其炁不足，不能长生故也。

如遇至静至虚，不属思索，不属见闻觉知，

总是虚之极、静之笃者。

而真阳之炁自动。

虚静之极自动，方是循环自然妙处。

非觉而动，实动而觉，觉而不觉，复觉真玄，

觉而动者，先觉后动也；动而觉者，先动后觉也。

即是先天宜用之药物。此时即有生化之机，

可以凡，可以圣。

而将发生于外者在。如天地之炁，过冬至而阳动，必及春而生物者然也。

冬至，阳初动，谓之微阳。孔子于复卦之《大象》云："至日闭关。"安静以养微阳，阳微故不能生物，亦不能为药。

故顺而去之，即能生人；逆而返之，则能生仙、生佛。修士最宜辨此一着。以先天无念元神为主，返照内观，凝神入于气穴，则先天真药，亦自虚无中返归于鼎内之炁根，

即炁之穴也。

为炼丹之本。古云“自外来”者如此。此外药之论也。将此药之在鼎者，以行小周天之火而烹炼之，

俞玉吾云：“若知有药，而不得火候之秘以炼之，唯能暖其下元，非还丹也。”

谓之炼外丹。

此正“三家相见”之谓，亦“回风混合，百日功灵”之说。

外丹火足药成，方是至足纯阳之炁，

炁不化阴精，便是纯阳之真炁也。

方可谓之“坎中满”者。曹还阳真人口授以采大药之景，及采大药之法者，正为此用也。

还阳真人云：“有可采大药之景到，便知药成而有大药可采。景不先到，药未成也。”

夫采之而大药生而来，斯固谓之得内药矣。或有采之而大药不生者，有三故焉：一者，或外丹已成，

从初阳之微，而修补至于真炁纯阳，谓之“外丹成”。

而采此药之真工不明，而不知所以采药之，故不得；

此由学者志不大，心不坚，前修功行少，今修福力薄。仙师只传以补精筑基之功，特小成其长生之果者。

二者，或小周天之火，传之真而行之不真，而外丹不成，虽知采之，而无药可采，故不得；

此即马真人门下弟子问："我行道三年，尚道眼不明，是何故？"真人曰："行之不精。"

三者，火传之真，行之真，而候不足，

老师昔云："火有止候到，方是火足药成。候不足，止景不到，必不可止火。"

而药炁不至于纯阳，虽知采之而药不为之采，故亦不得。药之不可得，则不得曰"内药"也。

此三者，总言采药之不得，即是道之不成。示此以为学者自勉，可不知所惧哉！

采得此药以服食，而点化元神，张紫阳谓之"取坎填离"，正阳真人谓之"抽铅添汞"，只皆言得此内药也。欲将此炁炼而化神，必将此炁合神为炼，

古云"炼炁化神"，后人不知如何言化。神、炁，人所自有者，炁因淫姤而消耗，神因淫欲而迷乱，故皆不足，而渐趋于死。真人修炼，先以神助炁，炼得炁纯阳而可定，后以可定之炁而助神。神炁俱定，炁至无而神至纯阳，独定独觉，即谓炁之化神也可。

炼作纯阳之神，则有大周天火候在焉。

仙家称为怀胎、为胎息，言如在胎时，自有息而至无息，佛谓之"四禅定"。《华严经》云"初禅念住，二禅息住，三禅脉住，四禅灭尽定"①是也。

当是时也，火自有火而至于无火，药自有药而至于无药，自纯阳炁之无漏以成纯阳神之无漏。而一神寂照，则仙道从此实得矣。皆药之二生之真、两采之真、两炼之真以所证者。辨药者，为仙家之至要秘密天机，学者可不知辨哉！然古人但言药物，而不言辨法，不言用法，又不言采时、采法，一药之虚名在于耳目之外，故后人无以认真。我且喻言之：如一草一木之为药，

① 《真仙直指语录·长春邱真人寄西州道友书》："古人曰：初念住，二息住，三脉住，四灭尽，入乎大定，与物不交，七百年老古锥也。妙哉！妙哉！"

佛有“药草”之喻者。

有生苗之时,有华实之时,自一根而渐至成用者如此。真阳之药,自微至著,采而用为修炼者,亦如此。

即“初九潜龙勿用”,及“九二见龙利用”之说。

我所以直言此论者,正以申明古人所谓“药生有时”,令人人知辨而知用也。世人见此论而信不及者,则将何处得真阳?将指何者为真药物哉?吾愿直与同志者共究之,慎毋信邪说淫精不真之药物为误也。

鼎器直论第三

冲虚子曰:修仙与炼金丹之理同,圣圣真真,无不借金丹以喻明夫仙道。仙道以神炁二者而归复于丹田之中以成真,金丹以铅汞二者而烹炼于炉鼎之内以成宝。故神炁有铅汞之喻,而丹田有鼎器之喻也。是鼎器也,古圣真本为炼精、炼炁、炼神所归依本根之地而言也。世之愚人,遂专于炼铅、炼汞,而堕弃①其万劫不可得之人身。

愚人不知身中先炼者,为外丹服食,执鼎器之说,只信炼铅汞金石外药为服食不死,至失人身而不能救。此鼎器之说误人亦甚矣。

妖人淫贼遂妄指女人为鼎,指淫姤为炼药,取男淫精、女淫水败血为服食,诳人自诳,补身接命。

游方之士及一切居家愚人,以女人为鼎器,以淫姤为炼接命之药。取男泄之淫精、阴户出之淫水、经后之败血,从《广胎息》书之说,皆服食之,为接命不死。夫世法中,犹慎于淫姤。淫姤伤多者,有房劳之病,而死随之矣。正损身丧命之事,反诬曰“补身接命”。且食有形之物,同饮食入脾肚、出二便。即令淫精、淫水食之,亦入脾肚、出二便。饮食不能无死,精与水亦不能无死。假使食精与水可无死,食尿屎为自己所出者,亦可无死乎?故钟离云“若教异物堪轻举,细酒羊羔亦上升”是也。此皆由鼎器之说不悟者。

---

① 弃,仙宗本作“坏”。

而误弃其性命本自有之真宗，

性即元神，命即元炁，是我生身本来之所自有者。神外驰为淫想，炁外驰行淫事，皆所以速死者。真人以神驭炁，同归于炁穴根本处禁之，令久住于中而不可出。以此禁固之义，亦曰“鼎器”。

尽由鼎器之说误之也。一鼎器之名，而迷者与悟者判途，敢不明辨而救之哉！夫是鼎器也，为仙机首尾归复变化之至要者也。

首尾者，炼精化炁，炼炁化神也。既用火候为烹炼，必有鼎器为封固。既以神炁归于丹田之根，则丹田便是鼎器，方有妙用。

若无此为归复之所，而持疑无定向，则神何以凝精炁归穴耶？然鼎器犹是古来一名目也。

凡有一虚名者，必有一实义。故世尊所说，欲明佛法，每借权显实。仙家每有言，皆欲显实。故真仙真喻者固多，而邪说混入邪喻者更甚。

不知身中所本有者，有乾坤炉鼎之喻，

乾为上田，亦天，在上；坤为下田，亦地，在下。故《中和集》所说，亦有“天地为炉鼎”者，曰“鼎鼎原无鼎”者。

亦有内鼎、外鼎之称者。

有称金鼎、银鼎者；铅鼎、汞鼎者；水火鼎、硃砂鼎者。

言外鼎者，指丹田之形言也；

佛喻曰“法界”，修行佛法之界也。

言内鼎者，指丹田中之炁言也。

佛喻曰“华藏”、曰“寂光国土”。

以形言者，言炼形为炼精化炁之用，故古云“前对脐轮后对肾，中间有个真金鼎”者是也；

仙道神驭炁之必归于此，安止于此，禁之不令外动，故鼎器关炼铅汞者似之。

以炁言者，言炼炁为炼炁化神之用，故古云“先取白金为鼎器”，

此旌阳真君之说也。古以黑铅喻肾，肾中发生真炁，取之而喻曰取白金。有此白金之元炁，是得长生超劫运之本，方安得元神住，亦以长生超劫运，故曰先取为鼎器，以还神也。

又曰“分明内鼎是黄金”。

白金内有戊土之黄色，故亦称曰“黄金”，与上喻同。

言白言黄，皆言所还之炁是也。兹再扩而论之，无不可喻鼎器者。当其始也，

即初关炼精化炁时。

欲还先天真炁，惟神可得。则以元神领炁，并归向于下丹田，而后天呼吸皆随神以复真炁，即借言“神名内鼎”者也可。若无是神，则不能摄是炁。而所止之下田为外鼎者，又炁所藏之本位，即所谓“有个真金鼎”之处。

此言丹田既为外鼎，则神亦可为内鼎也。

必凝神入此炁穴，而神返身中炁自回。

真炁阳精发生时，必驰于外者，故欲其返回。神知炁之在外，则神亦驰在外，亦欲返回者；当其炁之在外，则神亦随之在外，及神返身中，炁亦随之返于身中。故曰“神返身中炁自回”也。

炁所以归根者，由此也。及其既也，欲养胎而伏至灵元神，

即中关炼炁化神时。

惟炁斯可。

人生在世间，惟是炁载神；修仙出世间，亦用炁载神。

则以先天元炁相定于中田，

《参同契》云："太阳流珠，常欲去人。忽得金华，转而相因。"又佛家六祖卢能云"心是地，性是王，王居心地上，性在王在，性去王无"之说，皆是。

似为关锁。而神即能久伏、久定于中，

太上云："转神入定。"

即如前言"炁名内鼎"者也可。若无是炁，

即堕孤阴之说。

则不能留是神。

神无所依着，则出入无时，驰为视听、言动之妄。若依炁为念，则无向外妄念矣。

而所守之中田为外鼎者，又神所居之本位。故神即静定而寂照者，如此也。

初炼精化炁，固以神为炁之归依；及炼炁化神，又以炁为神之归依。神炁互相依而互相守，紧紧不得相离，真可喻鼎器之严密一般。

尽皆颠倒立名，以阐明此道耳。故吕仙翁又曰"真炉鼎、真橐籥"。知之真者，而后用之真；用之真者，而后证果得其真。岂有还丹鼎器之所当明者而可不实究之耶？

此又结言自身有还丹鼎器之当究。

又岂有取诸身外而可别求为鼎器者耶？

此又结言泥土、金铁鼎器，及女人假称为鼎器者，俱不可信，信之则必误丧性命。

昔有言"总在炁圣性灵而得"者，斯言亦得之矣。

白玉蟾云："只将戊己作丹炉，炼得红丸作①玉酥。"盖戊为肾中炁，名白金者，曰"戊"；己即心中之本性，曰"己"；戊己原属土，故曰"土釜"，即鼎器之别喻也。张紫阳曰"送归土釜牢封固"是也。

夫还神摄炁，妙在虚无，

虚无者，乃真先天神炁之相也。神无思虑，炁无淫姤。

必先有归依，

神依炁，炁依神，神炁相依，而又依中下之外鼎。

方成胜定。

胜定者，最上乘至虚、至无之大定也。古云："心息相依，久成胜定。"

此鼎器之辨，不可忽也。

火候经第四

冲虚子集说《火候经》，

诸篇皆论，此独名曰"经"者，皆古高真上圣，传于永劫，真常不易之经语也。

曰：天仙是本性元神，

仙由修命而证性，故初关是修命，中关是证性。

不得金丹，不能复至性地而为证；金丹是真阳元炁，不得火候，不能采取烹炼而为丹。故曰：全凭火候成功。

吉王太和重问火候，冲虚子集圣真诸言而为此经。意曰：古仙圣真皆不传火。虽有"《火记》六百篇，篇篇相似采真铅"。《玉皇心印经》曰："三品一理，妙不可听。"观此言，虽曰不传，似亦传之矣；虽曰传之，又似不传矣。我

① 作，仙宗本作"化"。

每亦遵之，不敢传火。及见见在世，人人惑于妖妄邪淫，个个不知仙道正门，乃惧未来圣真无所趋向，故又不敢不言。言之简，而人亦不彻悟，犹之夫旧事也；言之详，又嫌于违天诫。因世人于古云“火有候、有作为”，此言若先入心，便责彼言“无候、无作为”者为非；于古云“火无侯、无作为”，此言若先入心，便责言“有候、有为”者为非。竟不知当有候、有为，我亦当有；当无候、无为，我亦当无。所以紫阳真人叹云：“始于有作无人见，乃至无为众始知。但信无为为要妙，孰知有作是根基？”昔禅宗人亦云：“你有一个拄杖子，我与你一个拄杖子；你无一个拄杖子，我夺却你一个拄杖子。”即此说也。我故全集众仙真秘诀而次第之，说破逐节当有当无，直指世之愚迷，遇师时当以此为参究。

昔我李祖虚庵真人云：“饶得真阳决志行，若无真火道难成。周天炼法须仙授，世人说者有谁真？”

此言仙道必要仙传，而后可修成仙。俗谚云：“要知山下路，须问去来人。”若世人所传者，只是世法，甚非仙道。古仙云：“若教愚辈皆知道，天下神仙似水流。”彼自己尚无学处，将何以教人？前七句是必用真火候之断，此四句是必用真火候引证之案，以断案破其题。

且谓上古圣真，不立文字，恐人徒见而信受不及；

今世人亦不信书，以书正不作巧言，故不足取信于人；唯邪人能造巧言，故能取信于人。

中古圣人，借名火候而略言之，而世又不解知。及见薛道光言“圣人不传火”，遂委于不参究。虽有略言者，亦不用竟取信于妖人之口而已。我故曰：“火候谁云不可传？

既不可传，何故有《火记》六百篇？

随机默运入玄玄。达观往昔千千圣，呼吸分明了却仙。”

此直言说出火候只是“呼吸”二字。

岂不见陈虚白曰：“火候口诀之要，当于真息中求之。”《灵源大道歌》云：

“千经万论讲玄微,命蒂由来在真息。”

此又直说出火候只是真息。真息者,乃真人之呼吸,而非口鼻之呼吸。

陈致虚曰:“火候最秘,其妙非可一概而论,中有逐节事条。”

即我张、李、曹三真人相传以来,所云“采药之候、封固之候、起小周天之候、进退颠倒之候、沐浴之候、火足止火之候、采大药之候、得大药服食之候、大周天之候、神全之候、出神之候”等皆是。

可不明辨之乎?张紫阳曰:“始于有作无人见,及至无为众始知。但信无为为要妙,孰知有作是根基?”

有作者,小周天也;无为者,大周天也。盖火候行于真人呼吸处,此处本无呼吸,自无呼吸而权用为有呼吸,以交合神炁。久炼而成大药者,必用有为也。不如是,则道不真。无人见者,秘传之天机,而密行之。古先圣真诫人曰“知之不用向人夸”是也。所谓“圣人不传火”者,不轻传此也。世人邪法,皆用有为,仙家之有为则不同。邪说之有为皆着相,仙家之有为不着相,此尤为无人见者。此以前皆从无入有也,以后皆从有入无也。然呼吸本一身之所有也,先自外而归于内,则内为有,故大周天必欲至于无。然无者,非不用火而言无,乃是火候行之妙于无者。此火危险甚大,因有为之火易行,无为之火难行也。不能无之是危险,能无之而或少有一毫杂于有亦是危险,无之而或间断不行亦是危险,故紫阳亦嘱之。世之愚人俗子,但闻①无为,便猜为不用火,遂其所好,安心放旷者有之;或猜为始终只用一无为而已,不求所以当有为于始者有之。故曰:“但信无为,孰知有作?”此紫阳甚言当有无双用之旨也。

纯阳真人曰:“一阳初动,中宵漏永。”

此下一段,皆言活子时之火候。

魏伯阳真人曰:“晦至朔旦,震来受符。”

此以一月为喻也。晦者,月终之夜无光,喻身中阴静之时。晦而至于次

---

① 闻,仙宗本作“见”。

月朔旦者，初一也。震来者，震一阳动于下爻，以喻身中真阳精炁之生。盖药生即火当生，震阳既动而来，则当受火符以采取烹炼之也。上节纯阳之说，以一日为喻者。中宵为夜之半，即子时之义；漏永者，火符之刻漏筹数也。古人或以日喻，或以月喻，或以一年喻，无所不喻，不过借易见者，以发明火之不可言者。学者皆不可以喻认真，但恍忽喻似身中之理，而犹非实似也。

陈朝元曰：

即《玉芝书》。

“凡炼丹，随子时阳气生而起火，则火力方全。余时起火不得，无药故也。”①

“有药方能造化生”，故起火炼药。无药时不必用火，故起火不得；若强用火，便是“水火煮空铛”。铛，是炊饭器。

陈泥丸曰：“十二时辰须认子。”

丹道一周天之用，须用真活子时而起火。天道一日十二时本有子，夜半之时也。丹道虽喻子，而非可执按其子者，于此十二时中皆可有阳生、火生之子，故称曰“真活子时”。为其不拘夜半之死子也。修丹者，当于天时中认取丹道当生火之活子时，若不知活，则谓之“当面错过”。

白玉蟾曰：“月圆口诀明明语，时子心传果不讹。”

月圆则阳光盛满，喻阳炁发生之盛，可采取炼之而可成金丹，仙机“采有时”者即此；若不及圆，则阳不旺，采之亦不成丹，亦不能长生不死，故千叮万嘱“要知时”。时子者，身中阳生之子时，必得仙师心传口授，而后得其时之真。

彭鹤林曰：“火药元来一处居，看时似有觅时无。”

---

① 俞琰《周易参同契发挥》云：“《玉芝书》曰：“凡炼丹，随子时阳气而起火，其火力方全。余外别时起火，其火不然。”

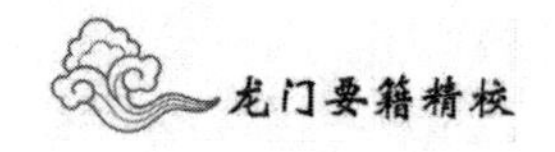

药是先天元炁本无形，若以无形而致疑曰不知有所得、无所得，是终于不得成。我则信其无之至真，亦以无之妙用而采取烹炼，便是真虚无之仙道也。火本呼吸之有形，若即以有形用之，则长邪火。以有而用之似无，火药一处居，俱于无中得有之妙，所以谓之“似有似无”。

予老祖师李虚庵真人曰：“一阳动处初行火，卯酉封炉一样温。”

一阳动，同纯阳之说，但曰采取封固、曰沐浴温养，总要无有双忘，同于太虚。

此皆言药生即是火生，以明采药起火之候也。

此是冲虚子总结上一大段之说者。采药者，子时火之前也；起火者，子时火之事也。二者必要分明。所以达摩云“二候采牟尼，四候别神功”是也。

正阳真人曰：“结丹火候有时刻。”

此下皆言从起火于子，行十二时小周天火候，正烹炼金丹之候，故曰：“结丹有时刻。”

萧紫虚曰：“乾坤橐籥鼓有数，

橐籥者，鼓风吹火之具，喻往来呼吸之息，即乾呼而坤，坤吸而乾之义；有数者，即乾用九、坤用六之数也。

离坎刀圭采有时。”

离，心中之神，曰“己土”；坎，肾中之炁，曰“戊土”。上下二土成“圭”字，戊己合一者称“刀圭”，以喻神炁合一者亦称“刀圭”。然刀圭由得二土合炼而成，又必先知采取二土之时，方能成二土之圭。不知采时，必不成二土之圭也。

王鼎①真人曰：“入鼎若无刻漏，灵芽不生，时候不正，有何定其斤两升降哉？”

---

① 王鼎，仙宗本作“玉鼎”。

真阳曰:“入鼎者,真阳之精炁既还于炁穴,必要刻漏之火候炼之,则黄芽大药方生。有刻漏,则知之一时已完,当用二时。六阳用进、六阴用退,方合正理。又能令神炁二者,皆半斤八两。又如用一时之刻漏,当升当降者,不当升降者,方有定理。”

《玄学正宗》曰:“刻漏者,出入息也。”

此直言刻漏是出入息之别号。刻漏者,是昼夜十二时各有刻数,每有几点漏滴之声以应一刻,再至多漏以应一时,今言此以喻呼吸之息也。以漏数定刻数,即如丹道中以真息数定时数也。

广成子曰:“人之反覆呼吸彻于蒂,一吸则天气下降,一呼则地气上升,我之真炁相接也。”

黄帝于崆峒山石中得《阴符经》,请问文义于天真皇人及广成子,记其言曰《三皇玉诀》。云反覆者,上、中、下三田旋转之义;呼吸者,真人之呼吸,非凡夫之呼吸;彻于蒂者,通于炁穴之处;吸降呼升者,似于反说。大抵丹书反说者甚多,我以理及事详究之,皆吸升呼降,合于自然,方得可有可无之妙。

予师曹还阳真人曰:“子卯午酉定真机,颠倒阴阳三百息。”

子卯午酉者,《入药镜》所谓“看四正”者,即此四时也;《入药镜》所言“在脱胎”,大周天之后也。此言乃小周天也。小大事不同而用同,何也?《心印经》云“三品一理”是也。我北真孙不二所言“无内藏真有,有里却如无”,即此真机也。颠倒阴阳者,六阳时用乾之用而进,至六阴时则用坤之用,颠倒之而退。阳时乾策二百一十六,除卯阳沐浴不用,乾用实一百八十也;阴时坤策一百四十四,除酉阴沐浴不用,坤用实一百二十也。合之得三百息,周天之数也。闰余之数在外。

张紫阳曰:“刻刻调和,真炁凝结。”

刻刻,言三百六十息,皆要调和合自然,一刻不调,则不能入定凝炁而成胎基。

薛道光曰:“火候抽添思绝尘,一爻看(音刊)过一爻生。”

抽添，即进退；绝尘者，念不着于尘妄幻魔；爻过爻生者，即绵绵无间也。

陈泥丸曰："天上分明十二辰，人间分作炼丹程。若言刻漏无凭信，不会玄机药不成。"

天上明明有十二支之辰位，真人效此为十二时之火候。程者，一周天节制之限数也。若愚人不知始用有作，言刻漏不必用，便是不会悟玄妙天机之人。既不用火炼药，则药不成，无以证道升仙也。

又曰："百刻之中，切忌昏迷。"

一日十二时中，有百刻以足周天者。昏迷者，或昏睡，或散乱，皆错失真候，故曰"切忌"。

陈希夷曰："子午工，是火候，两时活取无昏昼。

子午，皆活用比喻，的非若天时之昼午夜子。

一阳复卦子时生，午后一阴生于姤。三十六，

乾用九，故四九三十六也。

又廿四，

坤用六，故四六二十四也。

周天度数同相似。

天上度数之周天，与炼丹火候之周天皆相似，同此九六之数。

卯时沐浴酉时同，

二时同用沐浴。

火候足时休恣意。"

崔公云："火候足，莫伤丹。"言不宜恣意行火而不知止也。

许旌阳曰："二百一十六，

即乾用九之积数。

用在阳时;

从子至巳,六阳之时也。六阳时,虚拟之曰“二百一十六”。此大约言者,有卯沐浴无数之候在中,本无此数。

一百四十四,行于阴候。”

即坤用六之积数。用于阴者,从午至亥,六阴之时也。每四六计之,总六阴而虚拟一百四十四也,非真实用此数,但言有如此之理。学者当因此粗迹,而求悟精义之妙。

金谷野人曰:“周天息数微微数,玉漏寒声滴滴符。”

微微数者,精妙不着于相,非强制也;滴滴符者,周天之数无差。

《真诠》曰:“火候本只寓一气进退之节,非有他也。真火之妙在人,若用意紧则火燥,用意缓则火寒,勿忘勿助,非有定则,尤最怕意散,不升不降,不结大丹。”

此是明时初学者之说,虽未明大道之人,其言亦可示学者为教诫者。

王果斋曰:“口不呼,鼻不吸,橐天籥地徐停息。巽风离火鼎中烹,直使身安命方立。”

口鼻不呼吸,则循真人呼吸之法而呼吸之;橐籥者,即往来呼吸之义;橐天籥地,即广成子“呼地升、吸天降”之说;停息者,不呼吸之义也。邪正皆言停息,采战者曰:“切须先学停其息。”《胎息广义》①妖书亦论停息,实无所用处,特借此以擒拿愚人,令尊己、归依己耳。况停又为强闭强忍之邪法,实非停也。仙家之停息,乃自然静定而寂灭也,唯仙佛同。鼎中烹,呼吸在真金鼎之处,不出入于口鼻,则内有真宝,丹成于此,本性元神安立于此,谓之筑基成者。

---

① 按:《胎息广义》即明代题名丹亭真人所著之《广胎息经》,书中详论停息诸法。

陈泥丸曰:“行坐寝食总如如,唯恐火冷丹力迟。”

行坐者,坐而行工也,非行路。有寝有食,尚未脱凡夫,只是百日内事。若十月胎神之工,则不寝不食矣。如如者,入定之妙。似有而不着相,不空而空;似无而不着空,空而不空,谓之真如。真如如则火合玄妙,火不冷,丹力不迟矣。

纯阳老祖曰:“安排鼎灶炼玄根,进退须明卯酉门。”

鼎灶者,即炁穴;玄根者,即元阳精炁归于根而炼之。鼎灶、玄根,皆言用火候之处。须明者,叮咛之意。言人不可只用阳进火、阴退符,而不用卯酉之沐浴,则亦堕空亡而不得药,不能成药。盖沐浴是成仙成佛最紧要、最玄妙之工,故世尊有“入池沐浴”之喻。沐浴乃是炼丹之正工,而进火、退符,不过只是调和,助沐浴之工而已。调和进退而不沐浴,则进退成虚幻;沐浴而不进退,则沐浴不得冲和。故曰:“须明。”禅家马祖曰:“未有常行而不住,未有常住而不行。”亦喻此也。

正阳老祖师曰:“旦暮寅申知火候。”

本卯酉二时以行沐浴,纯阳翁已直言之矣。其师正阳翁曰“寅申”者,寅之下即卯,申之下即酉。戒修士至寅申之候,不可忘失卯酉之沐浴也。

又曰:“沐浴脱胎分卯酉。”

沐浴之工,固行于卯酉之候,及脱胎亦同于卯酉。《入药镜》谓“终脱胎,看四正”,即此语。脱胎之沐浴曰“分”者,前似有而后似无也。人人不泄炼炁化神之工,唯正阳翁于此泄万古之秘。

又曰:“沐浴潜藏总是空。”

沐浴而真空,名曰“仙机”。不能真空,则堕旁门强制外道,而亦成大病。

《〈悟真篇〉注疏》曰:“子进阳火,息火谓之沐浴;午退阴符,停符亦谓之沐浴。”

“停符”二字,亦可发明。

正阳老祖曰："果然百日防危险。"

小周天有进退之火，有不进不退之火。若进退不合进退之数，不合进退之机，不由进退所当行之道，不合进退之所当起止，已合已由，不知火足之当止，皆危险所当防者。

萧紫虚曰："防火候之差失，忌梦寐之昏迷。"

火候差失，则真炁不能补足，而大药不能成。梦寐昏迷者，或睡中迷于梦，则尘妄心生而不能生正觉；或行火迷于昏睡，无周天之候。皆所当防、当忌者。

《天尊得道了身经》曰："调息绵绵，似有如无，莫教间断。"

息不绵绵，则不谓之调；无不似有，有不如无，则亦不谓之调；有间断，则亦不谓之调。

张紫阳曰："谩守药炉看火候，但安神息任天然。"

神息任天然，似大周天之火。其实上句"药炉"，则是言小周天矣。但炼药炉中之火。虽属有为，毕竟要合天然自在为妙。不如是，则非仙家真火真候，乃外道邪说之火矣。

石杏林曰："定里见丹成。"

石之师紫阳云："惟定可以炼丹，不定而丹不结。"此甚至要之语，因是总言，故不入此正文大字。

紫阳曰："火候不用时，冬至不在子。及其沐浴时，卯酉时虚比。"

"虚比"二字，总贯穿四句。不用时者，不用《历书》一日十二之时，而用心中默运十二时而虚比也；冬至者，是人自身中阳生时候，虚比曰"冬至"。故身中阳生时，必要起子时之火，即称①生之时为子，不在天时仲冬子月之子也。于一日十二时中，遇生皆可言子。在沐浴当行之时，虚比于卯酉。卯在六阳时之中，酉在六阴时之中。调息每至于六时之中，可以沐浴矣。故古圣

① 称，仙宗本作"发"。

遂称之曰“卯酉”，岂可误执天时之卯酉哉！

又曰：“不刻时中分子午，无爻卦内定乾坤。”

一日每时有八刻，不刻之时，是心中默运火符之时；虚分子午，不用有刻之时也。每卦有六爻，《易》也，身中借乾坤虚比鼎炉，故言“无爻”。

此皆言炼药行火，小周天之候也。

此一句是冲虚子之言，总结上文众圣真所言百日所用之火也。○吉王太和问曰：“古来言火候者多，何以分别此名小周天，为百日炼精化炁之用？”伍子答曰：“小周天者，有进退、有沐浴、有颠倒、有周天度数。凡言炼药炼丹、守炉看鼎、药熟丹成，皆百日小周天之事。故①据此法而分别言小。后之圣真善学者，凡见大藏中所未见者，皆当以此法分辨。要知前圣必不以无用之言，而徒言之。”

《心印经》曰：“回风混合，百日工灵。”

回风者，回旋其呼吸气之喻也；混合者，因元神在心，元炁在肾，本相隔远，及炁生而驰外，神虽有知而不能用者，无混合之法也。故此经示人用呼吸之气而回旋之，方得神炁归根复命；而混合之，方得神宰于炁而合一。倘无回风之妙用，则神虽在宰炁，亦未知炁曾受宰否。此为炼金丹至秘之至要者。若用至于百日之工，则灵验已显，炁已足而可定，神已习定，久而可定。故小周天火回风法之所当止也。自此以下皆言小周火足当止。

正阳老祖曰：“丹熟不须行火候，更行火候必伤丹。”

火足而丹熟，不用火矣。故有止火之候，遇止火之候一到，即不须行火矣。若再行火，亦无益。伤丹者，丹熟则必可出鼎而换入别鼎，若不取入别鼎，则出无所归，不伤丹乎？精化炁于炁穴，炁化神于神室，故曰“别鼎”。

崔公曰：“受炁足，防危凶，火候足，莫伤丹。”

炁足，受补法而炁足，亦宜防满而溢之危险；防者，见止火之候而即止

① 故，仙宗本作“我”。

之，则不伤丹而得防之功。何为满而溢？我亦不至有此。老师曾嘱曰：当不用火必勿用。你若用火不已，丹之成者更无所加，疑而怠慢，但已满之元精，防其易溢，而非真有溢也。以其尚未超脱离此可溢之界耳。此正可凡可圣之分路头也。

紫阳曰："未炼还丹须速炼，炼了还须知止足。若也持盈未已心，不免一朝遭殆辱。"

未炼还丹之时，一遇丹药，即当速炼。用一周天之火，药生即采炼，勿虚负药生，曰"速炼"；采得药归而炼，火候明白不差，诚心勇心行之，亦曰"速炼"。如此药也真，火也真，速炼必速成。丹成火足，必要知止而止。若任丹成至足之炁，持此盈满，未知止火而止，终限于小成，尚未脱生死轮回之欲界。知止火，采得大药金丹而超脱之，则行向上转神入定，斯免生死之殆。

萧了真曰："切忌不须行火候，不知止足必倾危。"

真阳曰："老师曹还阳真人自云曾亲见此事来，故深为我弟兄二人详嘱之。同问师：'前炼丹时，也知止火，采得大药冲关，特未过耳。今复为之，熟路旧事不异，何得有此倾危？'老师曰：'当初李真人传我时言：药火之最秘、最要者，尽与你明之矣，即可修而成。① 但关之前有五龙捧圣之法，是至秘天机，非天仙不能传，非天仙不得知，非天下之可有，非凡夫之敢闻。待你百日工成，止火采大药时，方与你言之。及师回师家，我居我室，相去日远，我猛心奋勇，决烈为之，那怕仙不能成，天不能上。行之五十日而丹成止火，采大药而得药，自知转上冲关而不透，乃思采战房术。我所知甚多，皆言过关，若得一法试而透过，也省得待师来。遂将前邪门旁法所闻，一一试用，绝无可透，始知邪门之法尽是欺人妄语，而无实用者。及年终师来，我详细诉于师。师曰：真好决烈仙佛种子！真到此地，你今所说见的内有此一景，我未曾与你说得，同于李老师所言，你今真到即能言也，可近来听受捧圣之法。我闻已，亦即行之。行不数日，止火景到，恨不即得之为快。即采之，大药不来，火尚未甚足也。如丘真人所谓金精不飞者是也。再采再炼，而止火之景又到，疑之曰：初得景到而止火，采之而不得大药，且待其景到之多而止，大药

① 成，仙宗本作"成矣"。

必得矣。至四,而遇倾危之患。我想尹清和真人云:老师丘真人当止火时,而长安都统设斋。受食已,而未及止火,至晚走失三番,谓之走丹,前工废矣,须重新再炼。乃泣曰:我自福小,敢不勉哉?奋勇为之,后即成天仙。今我即在其辙,敢不继芳踪乎?亦奋勇为之。又思我初炼精时,得景而不知,猛吃一惊而已。及再静而景再至,猛醒曰:师言当止火也。可惜当面错过。又静又至,则知止火用采而即得矣,是采在于三至也。今而后当如之,及后再炼不误。景初而止,失之速;不待景至四而止,失之迟。不速不迟之中而止火,得药冲关而点化阳神。凡真修圣真,千辛万苦,万万般可怜,炼成金丹,岂可轻忽令致倾危哉?'凡圣关头第一大事,吾弟兄垂泪而详述丘、曹二真人之案,为七真派下,复来圣真劝诫,即此便是止火之候,大有危险之所当知者。学者不可以为闲言而忽之,是你自己福力。"

此皆言丹成止火之候也。

此一句是冲虚子之言,总结上文,此一段止火之说也。从来世人学道者,并不知有止火之候,虽有前圣多言,皆忽之而不究,故今特列类而详言之。

故陈致虚亦有云:"火候者,候其时之来,候其火之至,看其火之可发,此火候也;慎其火之时到,此火候也;察其火之无过不及,此火候也;明其火之老嫩温微,此火候也;若丹已成,急去其火,此亦候也。

陈致虚前已言其妙,非可一概而论,中有逐节事条,可不明辨之乎?此又详列其条,以明申前旨,学者最当参究。

天仙九还丹火之秘候宜此。"[①]若此数者,炼精化炁之候备矣。

此又是冲虚子总结前采取、烹炼、止火等旨。百日关内事止此,令学者知参究前圣之说。此以下"予故曰"起,"之舍也"句止,又冲虚子自言百日关

① 元·陈致虚《金丹大要·累行卷第六》之"与义阳子韩国仪"云:"何云火?火即金砂;何云候?候其时之来,候其火之至。若有世人之炼凡砂水银而成丹者,亦先置鼎,然后安炉。看其火之可发,此火候也;慎其火之时到,此火候也;察其火之无过不及,此火候也;明其火之老嫩温微,此火候也;若丹已成,急去其火,此火候也。上仙九还金液大丹之道,切类于此。"

内之火候等秘机而总言之者。

予故曰：自知药生，而采取封固、运火周天，其中进退颠倒、沐浴呼嘘、行住起止，工法虽殊，

此即同致虚"逐节事件"之说。

真机至妙，在乎一气贯真炁而不失于二绪，一神驭二炁而不少离于他见。三百周天数，犹有分余象闰数。一候玄妙机，同于三百候，方得炁归一炁，神定一神，精住炁凝，候足火止，以为入药之基，存神之舍也。

此一段又冲虚子列言百日炼精用火细微条目，而精言实悟之旨也。盖小周天是炼精时火候之一总名也。其中事理固多，前圣固有各言。其采药是一候，而封固又一候。达摩亦只言"二候采药"者，并采、封二者而混言也。又言"四候别有妙用"者，乃小周天三百六十内之候也，我今遵仙翁而二言之。及周天时言进退候者，若不似进退，而亦虚拟之为进退。铅汞丹法言进退者，进则用火入炉，退则不用火而离炉，此实可据而易言；或以加多为进，减少为退。亦可据而易言。炼精者则不似此说，我今亦只勉强而虚比，不似以为似。意谓六阳时以乾用九，数之多为进；六阴时以坤用六，数减少为退，既在周天之内进阳火、退阴符，非多少为言则不可。若以用不用为言，则远甚矣。颠倒者，除药物配合颠倒不必言，但言火候中之颠倒。吕仙翁云："大关节，在颠倒。"初老师言："六阳火专于进升，而退后随之而已；六阴符专于退降，而进又后随之而已。"曰"专"者，专以进升，主于采取；专以退降，主于烹炼也。曰"后随"者，顺带之义。以其往来之不可无，亦不可与专主并重用也。此圣真秘机之颠倒也。沐浴者，子丑十二支次第之位。凡世法有五行，故内丹有五行之喻。五行各有长生之位，寅、申、巳、亥是也。火生于寅，水生于申，金生于巳，木生于亥。卯酉子午之位，是沐浴之位。故丹法活子时之火，历丑寅至卯，所当行之火，借沐浴之位而称火工，曰"沐浴"，酉亦如之。举世愚人、邪棍，尚不知沐浴何以得名，何由以知沐浴之义、之用哉？今此只略言捷要耳，更详于《仙佛合宗语录》中。观此者，可自查《语录》，以考其全

机。[1] 行住起止者，行则仙佛二宗之〇喻也，住则仙佛二宗之、[2]喻也，起则采封二候之后小周天候之所起也，止则小周候足而止火也。一气者，呼吸之气贯串真炁，自采至止不相离。离则间断复贯则二头绪矣，此由昏沉散乱之心所致。甚则二、三、四绪，皆无成之火矣。戒之，戒之！固然以息气串真炁，必主宰用一神驭之而不离。若内起一他见则离，若外着一他见则离，离则无候无火矣，焉能炁足炁生？三百六十度，故曰“周一天”，犹曰“五度四分度之一”。所谓“天度之分余为闰位”者，非耶。知有闰，则知天之实周矣；能实周，则炁易足，丹易成，而初生之药亦易生矣。玄机者，不传之秘机也。火候一一皆要用此，若不用此，则火必不能如法，呼吸则滞于真息，而近凡夫之口鼻，重浊而为病。不用此，则神亦不能驭二炁，而使之行住得其自然。一息如是，三百息亦皆如是，方可得天然真火候之玄功。此古圣真皆隐然微露而不敢明言者，亦不敢全言者。不如是，虽曰已周天，近于邪说之周天，亦无用矣。所以“玄妙机”三字，又百日关炼精火候之枢纽也，采、封、炼、止等候俱不可少者。于一炁之外弛欲界为淫姤之精，为视听言动成淫姤之助，皆能复归于一炁，能真不动，同于无情不动。一神之动为淫姤之神，着视听言动为淫姤之助者，不驰外而复归一神，能真入大定，所得候足火止而基成。如此永为入药之基址，为存神入定之宅舍，此正所谓“先取白金为鼎器”者是也。

而道光薛真人乃有“定息采真铅”之旨。既得真铅大药服食，正阳谓之“抽铅”；

大药者，即阳精化炁之金丹也。果从何来而得？亦从丹田炁穴中生出。当未化炁之先，所生也出丹田。但无形之炁微，附外体为形，曹老师因后有“大药”之名，便称此为“小药”之名，以其炁小故也。及炼成金丹，既化炁之后，所生也出丹田，曰“大药”，实有形之真炁，如火珠，亦是从无而入有也。黄帝曰“赤水玄珠”，一曰真一之水、曰真一之精、曰真一之炁、曰华池莲华、曰地涌金莲、曰天女献花、曰龙女献珠、曰地涌宝塔，又曰刀圭、曰黄芽、曰真铅，如是等仙佛所说异名，不过只一丹田中所生之真炁。既成自有之形，所

---

① 按：可参《仙佛合宗语录》之“守中”及“朱太和十问之十”。

② 、，《合宗》本作“前”。

以不附外形,而唯生于内,用于内,亦我神觉之可知可见者。及渡二桥,过三关,皆可知可见,此所以为脱生死之果,从此便得其有真验矣。

即行火候炼神,谓之"添汞"。

此火候是大周天也。添汞者,心中之元神名曰汞。凡人之神,半动于昼而阳明,半静于夜而阴昏昧。阳如生,阴如死。修士必以昏昧而阴者,渐消去之。故消一分阴,令阳添一分,去二分、三分、四分、五分阴,则添二分、三分、四分、五分阳。渐渐逐分挣到消尽十分阴,添足十分阳,谓之纯阳。纯阳则无阴睡,谓之胎全、神全。所以古人云:"分阳未尽则不死,分阴未尽则不仙。"此皆"添汞"之说也。然所谓添者,必由于行大周天之火。有火,则能使元炁培养元神,元神便不能离二炁而皆空皆定,直至神阳果满。

若不添汞行火,

以神驭火,神不阳明,如何行得火?添得神三分、五分阳明,方行得三分、五分火。故曰:"添汞行火。"唯神明,则得二炁而培养元神,助成长觉。

则真炁断而不生;

正是不定而药不生之说。此时乃实证长生不死之初果矣。

若不炼神,则阳神不就,终于尸解而已。

炼神者,炼去神之阴而至纯阳,全无阴睡,火定炁定,而神俱定俱空,方是阳神成就。炼神之法,全由二炁静定,同之入灭。但二炁少有些儿不如法,则神不炼、阳不纯,不成就,不能出神。但在十月之内,不曾出定者,俱是尸解之果。何故?但有凡夫之呼吸,即有凡夫之生死。人之生,只有口鼻之气以为生,最怕水火刀兵。水入鼻而至内,则无呼吸之窍,身虽坏而神或不坏,亦分解形神为二;火烧身,则神无依住,亦分解形神为二;刀兵截其颈,呼吸断,神乃去形而分解为二。形既无,则神不独立,亦不能久立,再去投胎转劫。所谓尸解者,有死生之道也,不行大周天之过也,二炁及神皆不入定之故也。丹既成,生既长,安肯不入一大定哉?后学圣真勉之。

故《九转琼丹论》云:"又恐歇气多时,即滞神丹变化。"

此三句是冲虚子引足上五句之意。〇自“而道光”至“变化”止十三句，又冲虚子于此承上起下，分判圣凡至要天机。〇歇气者，歇周天火候之气。或得坎实而点离中之阴，勤勤点化离阴为纯阳。若既得坎实来而点离阴矣，不即行大周天，则坎实亦不勤生以点离。或行大周天而不合其中玄妙天机，犹之不行也，亦不能勤生坎实以点离阴，使迟滞离阴之神为纯阳之变化。神丹者，即坎实，曰金丹。既点离，则二炁渐化神。二炁尽无，独有神之灵觉在，故亦曰“炼炁化神”。

纯阳真人云：“从今别鼓没弦琴。”

别鼓者，另行大周天也，明说与前小周天不同；没弦琴者，无形声之义。然大小固不同，行火者必先晓得清白，而后可以言行火。

紫阳曰：“大凡火候，只此大周天一场大有危险者，切不可以平日火候例视之也。”

上世只说周天，未分大小，紫阳言此大周天。不可以平日的①一例看，则平日的便隐然言是小的。平日者，平常已行过的口气；不可一例看，便是候不同；言平日，即是言百日事。故仙翁又言“始有作”，小周也；“后无为”，大周也。

广成子曰：“丹灶河车休矻矻（音恰），鹤胎龟息自绵绵。”

言不必用河车者，是百日之事已过，故不必用。今当十月之工，只用鹤胎龟息绵绵然之火也。《上清玉真胎息诀》云：“吾以神为车，以气为马，终日御之而不倦。”前百日以阳精转运称河车，此胎息时则转神入定，以神为车，以气为马，以御神车，是喻炼炁以化神。后圣亦须分辨着。

白玉蟾曰：“心入虚无行火候。”

入虚无，是神炁入定而不着相，丘真人所说“真空”是也。虽行大周天，不见有大周天之相，便得虚无之妙。

---

① 的，底本、嘉庆本脱此字，据辑要本补，仙宗本作“者”。

范德昭曰:“内气不出,外气不入,非闭气也。”

世人言闭气者,强制也。强忍之不令出入,邪法旁术皆是如此。故仙道别有天机,不与世同。虽内不出、外不入,非强忍也,有真息合自然之妙运者,所以入定。

白玉蟾又曰:“上品丹法无卦爻。”

世人见此说“上品丹无卦爻”,便一概贬有卦爻者为非,不想自己不遇圣真传道,不知有爻无爻,将何所用?盖小周天者化炁,是有卦爻小成之火;大周天者化神,是无卦爻大成之火。以其化神,故曰“上品”。

彭鹤林曰:“若到丹成须沐浴。”

丹成,是前金丹之成;沐浴,是大周天之喻。言丹成不必用小。既入十月之首,必须用大周。

正阳老祖真人曰:“一年沐浴防危险。”

伍真阳曰:“沐浴在小周天固为喻,今言于大周天,亦为喻。在小周曰二时、二月之喻,此大周言一年之喻。在小周可以小喻,在大周可大喻也。防危险者,防一定必有之危险也。若仙机有出入,则不定其沐浴。若佛法不久住,亦不定其沐浴。沐浴最贵有定心,防危险正防其心不定,防其沐浴不如法。”

又曰:“不须行火候,炉里自温温。”

此言十月不必用有候之火,当用温温然无候之火,不寒不燥,不有不无,方是“温温”的真景象。

王重阳真人老祖曰:“圣胎既凝,养以文火,安神定息,任其自然。”

圣胎成于真精阳炁。起初炼精,采取烹炼,非武不能;及圣胎既凝,金精而成,武则无用矣,只用文火养之。神息定而任自然,正是养文火之功用。

道光曰:“一年沐浴更防危,十月调和须谨节。”

沐浴者,无候之火,即大周天也;一年者,大概而言之辞,即十月之说。

凡说十月、一年者，入定到此时，亦可得大定而出定，故言之。谨节者，谨守沐浴之理也；防危者，防其离沐浴而外驰不定也。若一年而得定之后，必时时在定，年年劫劫俱在定，又非止一年、十月之说而已。

陈虚白曰："火须有候不须时，些子机关我自知。"

有候者，大周天之火，无候之候也，乃似有似无之妙；不须时者，不用十二时为候，故可入无为；些子机关，是似沐浴而非沐浴，常定而神常觉，故曰："我自知。"若不知，则昏沉火冷而丹力迟矣。

紫虚曰："定意如如行火候。"

如如者，如有不有，如无不无，定意于如有如无之候中，方得大周天之真候，方是真行。

又曰："看时似有觅时无。"

大周入定，本入于虚无，若徒然着无，则落空矣，故曰："似有。"有而非有，不空而空，却似无，方是真空真定。

又曰："不在呼嘘并数息，天然。"

有呼嘘、数息，是言有为者之事；今既入定，故曰不在有为，专任天然，以证无为。

又曰："守真一，则息不往来。"

真一者，在前炼精时，炼而所得真精，曰"真一"；此炼炁时，乃真精之炁得真神，用真息之气守之，三者合还神，曰"真一"。俱定不动，则是息已无息，焉有往来？

古云："《火记》六百篇，篇篇相似采真铅。"

昔《参同契》亦云：《火记》六百篇，篇篇相似。[①] 却未说出采真铅之妙

① 按：此句所引非《参同契》文，见于《张平叔<悟真篇集注>》及《悟真篇三注》，作"无名子"语，一作薛道光语。

旨。此言似采真铅，则玄中又玄者尽于是矣。采真铅者，薛道光所谓“定息采真铅”是也；篇篇相似，总归一大定。

马丹阳曰：“工夫常不间，定息号灵胎。”

定息于空，神即守息而为胎神。定无间断，神亦常觉无间断，而胎神始灵。

石杏林曰：“不须行火候，又恐损婴儿。”

初入十月之关，必用火候炼炁成胎，而化婴儿之神。婴儿，喻神之微也。及胎成，婴儿亦成，将出现于外之时，则无用火矣。若再用火，是婴儿未完成之事，岂不有损于婴儿乎？

《中和集》曰：“守之即妄，纵又成非，非守非忘，不收不纵，勘这存存存的谁？”

大周入定化神，似有似无。似有，即神炁之定；似无，是神炁在定而不见在定之相。若曰守，便着于有；着有，即起有之妄念。纵之而不照，则神气离而非定之理，但微有似存。若二炁存，则神亦存，神存而二炁亦存。俱存在定，便俱虚无，无上之妙境在是矣。

鹤林曰：“及至打熬成一块，试问时人会不会？不增不减何抽添，无去无来何进退？”

神炁合一，俱定入一块，则无火矣，不似百日火之有增减。不增不减，安有抽添？息无去来，何用进退？此归一而渐归无之说也。

我祖师张静虚真人曰：“真候全非九六爻，也非颠倒非进退。机同沐浴又还非，定空久定神通慧。”

真候者，火候定而空矣。不用小周之九六，不同其颠倒、进退、沐浴等，而唯定空。久定久空，神通慧照，朗然独耀，同于世尊之入涅槃而灭尽定矣。

丘长春真人曰：“息有一毫之不定，命非己有。”

有息则有生死，无息则生死尽矣。必定息至无，则命方为我所自有、自主张，天地、阴阳、阎君则不能使我生死，由我得无死之道也；若一些息不尽定，则命在息而不为我有，由我自己不能主张，犹有可死之道也。

此皆言炼炁化神、十月养胎，大周天之火候也。

此又冲虚子总结上文众圣真所言大周天火一段而言之也。

予亦曰："大周天之火，不计爻象，固非有作，温温相续，又非顽无。初似不着有无，终则全归大定。切不可执火为无，以为自了，则落小解之果；又不可住火于有，以为常行，则失大定之归。将有还无，一到真定，则超脱出神，飞升冲举之道尽矣。"

此"予亦曰"起，"尽之矣"止，又冲虚子自言大周天之旨，又兼叮咛劝诫者。不算计爻象，乃无为之异于小周；有温温非全无，是大周初之似有似无之实理也。大周之初，正是一、二、三月之时，曰似有者，尚有有；曰似无者，未真无。所以犹有些子凡火食性在，由有些子息故也。及至全归大定，息无而食性亦无。所以《金碧龙虎上经》云："自然之要，先存后亡。"俞玉吾又注之曰[1]"先存神于炁穴，而后与之相亡，神自凝，息自定"是也。然又当知火本欲归于无，若不知先似有之妙，而遽执曰本无，何必用似于有？则必堕在全无[2]，而不能至真无，落于尸解之小果矣。又当知此火起于似有，而求必归于无。若不知有非了手，而遽住于有，常行于有而不无[3]，则亦堕在全有，何以得大定之归？饶经万劫而不死，终止于守尸鬼子，亦为尸解之类，归生死之途。想当初炼精补炁，费多少万苦千辛，始得修证千万劫不传之秘而得传，以至于小成，于此又安可惰忽其大成，而不求必成哉！我又嘱之曰：将有还无，一到真大定，而能常定于虚无之妙境，则超脱出神，飞升冲举之道尽之矣。此大周天之火，所以为成仙成佛了道之总要也。我又以化炁化神而总言之，前百日炼精化炁，必用有为之工，是从无而入有，即佛法中之所言"万法归一"之义也；后十月炼炁化神，必从有息至无息，是从有而入无，即佛入四禅灭尽定也，一归于无之说也。此仙佛二宗不易之秘法，不可少之要机

---

① 按：此指俞琰之《参同契发挥》之注文。
② 无，底本作"有"，据仙宗本改。
③ 无，底本作"了"，据仙宗本改。

也。冲虚子今为后来圣真重宣明之，以接引后圣，印证仙传，并免后学执有候、执无候之争立门户而妄疑之者。

若此天机，

自此句直至结尾句了①，又皆冲虚子总结火候全经之言，再指炼神以后向上之秘机，以为后圣证。

群仙直语，

已前群仙皆有直言在世间，而人不能悟。

固非全露。

从古至今，言火候者甚众，并未全言，或一句、二句而已。既不全，后人如何用？如何拟议？所以世之凡夫妄猜。唯有仙分者，自有仙人来度耳。

然散之则各言其略，集之则序言其详。

我见散见于群书之言，或略言采取烹炼之名而不言其理，或略言采而不言封固，或略言小周天而不言大，或略言大周天而不言小，或略言火候之名之理，而不分言小、大所当用之时。其意若曰：火候原属不轻传之秘，且说一件，令参得此一件，任他自己凑合成全去。咦，曾见几人能凑合得成全耶？而前劫后劫，或圣或凡种子，或真或伪学人，总难致一拟议。世逮于予，藉父清廉盛德之所庇，田园房店之可卖，受尽万苦千辛，逐日奔求师家，昼夜护师行道，历十九年而得全旨。追思前劫，或无所庇，或无可卖，未遇真师，受万苦，故不免又生于今劫。又悯后圣，或有出于贫穷，无父庇，无产卖，不能受万苦，焉能苦心奋志而求全？有奋志于窘迫中者，而志亦不能锐。所以予不可少此一集，详而次序之，留俟奋志后圣，而助其锐志耳。亦诉予苦志勤求者，以励后圣，当苦志勤求，后圣其自勉诸。

完全火候，不必尽出予之齿颊。

出于我口齿者，固是我之言。我既集而序之，即同是我言之出我口者。

---

① 了，仙宗本作“止”。

而此集出世，则为来劫万真火经根本，后来见者自能从斯了悟，不复疑堕旁门，

旁门者，有相之火。忍气着相，称为“行火”。知此仙火自然之定，则不复为强制之邪。①

而胎神自就，阳神自出，劫运自超矣。

习定、入定、定成，皆为胎神、出神、超劫之所必用、而必证果者，故于此历言所证。

但于出神之后，炼神还虚九年之妙，虽非敢言，而《中和集》曰：“九载三年常一定，便是神仙。”亦且言之矣。

出阳神，是初成神仙时，即母腹中初生的孩子一般，虽具人形，尚未至具足之人形，故喻神曰：“婴儿幼小未成人，须藉爷娘养育恩。”乃喻为乳哺三年，古人所言“成就只一二年”是也。乳哺者，神炁已定，而又加定之意。加至于常常在定而不必于出，便似乳而又乳，至于成大人一般。神既老成，若即行炼神还虚九年之工，则此即为九年内之炼数。若有救世之愿未完，且不炼九年，而权住世以救世。及欲超世而上升虚无，则必从九年炼神而还虚矣。

实非世学所能轻悟轻用者，必俟了道之士，以虚无实相而用之。

了道之士，是出定之神仙。唯得定，是得虚无之初基，而后可至虚无之极致处，方能悟此、用此。

第不可以一乘既得，遂妄称了当，不行末后还虚，

此言或有小根小器之人，自以少得为足，不求还虚，而终不能还于虚矣。

则于神通境界，毕竟住脚不得，

神通，在化神时，神也通灵而无碍；在还虚时，神更通灵而无碍。此言神

① 邪，仙宗本作“邪火”。

通，是言初得之神通，尚未老成，故曰："住脚不得。"若住脚，则止于神仙，犹有还虚而至天仙者。

后来者共勉之！

豫章三教逸民丘长春真人门下第八派

丘真人门下宗派曰："道德通玄静，真常守太清。一阳来复本，合教永圆明。"此二十字为派者，乃真人在燕京东龙门山掌教时所立之派，后人称为"龙门派"者便是。

分符领节

遵上帝法旨所受之符节，同佛祖之衣钵、宗主之帕。

受道弟子冲虚子伍守阳书于旌阳谶记千二百四十二年之明时万历乙卯春日云。

集此答吉王太和之问，最初发笔作此起。

炼己直论第五

冲虚子曰：诸圣真皆言最要先炼己。谓炼者，即古所谓苦行其当行之事曰炼，

凡证道所当行之事，或曰事[①]易而生轻忽心，或曰事难而生厌畏心。如是不决烈，则[②]不能成金丹神丹。必当勤苦心力，密密行之，方曰苦炼。

熟行其当行之事曰炼；

当行之事，如采取、烹炼、周天等，炼精、炼炁等。或行一时而歇一时二时，或炼一日而间一日二日，工夫间断，则生疏错乱，如何得熟？工夫必纯熟，愈觉易行而无错，必时时日日皆如初起一时，密密行之，方为熟炼。

① 事，底本脱此页，嘉庆本作"则"，据辑要本、仙宗本补。

② 则，底本脱此页，嘉庆本作"事"，据辑要本补。

绝禁其不当为之事亦曰炼，

不当为者，即非道法而深有害于道法者。如炼精时，失于不当为之思虑，道以思虑为之障而不可望成；炼炁时，息神不定而驰外向熟境，亦障道而忘进悟深入。当禁绝之，而纯心以为炼。

精进励志而求其必成亦曰炼；

道成于志坚而进修不已。不精进则怠惰，不励志则虚谈。然志者，是人自己心所之向处，心欲长生，则必炼精。向长生之路而行，求必至长生而后已。心欲成神通，则必炼炁化神，向神通路上而行，求必得神通而后已。此正所以为炼也。

割绝贪爱而不留余爱亦曰炼，

凡一切贪爱、富贵、名利、妻子、珍宝、异物、田宅，割舍尽绝，不留丝毫，方名万缘不挂。若有一件挂心，便入此一件，不入于道。故必割而又割，绝而又绝，事与念割绝尽，而后可称真炼。

禁止旧习而全不染习亦曰炼。

凡世间一切事之已学者、已知者、已能者、已行者，皆曰“旧习”。唯此习气在心，故能阻塞道气。必须顿然禁止，不许丝毫染污道心。所以古人云：“把旧习般般打破。”如此而后，可称真炼。

己者，即我静中之真性，动中之真意，为元神之别名也。

己与性、意、元神，名虽四者，实只心中之一灵性也。其灵无极，而机用亦无极，出入无时，生灭不歇。或有时出，令眼、耳、鼻、舌、身、意耽入于色、声、香、味、触、法之场而不知返；或有时出，而自起一色、声、香、味、触、法之境，牵连眼、耳、鼻、舌、身、意而苦劳其形。丘真人西游雪山而作《西游记》，以明心曰心猿，按其最有神通。禅宗言“猕猴跳六窗”，状其轮转不住。其劣性难纯，惟炼可制。而后来圣真，当以上文六种炼法总要，先致诚意而炼之。

然必先炼己者，

李清庵云：“于平常一一境界打得破，不为物炫，不被缘牵，则未后境诱不得，情缘牵他不得。”《元始得道了身经》云：“声色不绝，精炁不全；万缘不绝，神不安宁。”

以吾心之真性，本以主宰乎精炁者，宰之顺以生人，由此性；宰之逆以成圣，亦由此性。若不先为勤炼，熟境难忘，

昔钟离云：“易动者片心，难伏者一意。”熟境者，心意所常行之事也。如淫事、淫色、淫声、淫念等，正与炼精者相反相害。一旦顿然要除，未必即能净尽。或可暂忘而不能久，或可少忘而不能全，焉能炼得精、炼得炁？必要先炼己者，为此故也。

焉能超脱习染而复炁胎神哉？

习染之念未除，则习染之事必不能顿无。必要以习染念与事俱脱净尽，而后遇境不生烟火，己方纯，炁可复归，神可静定而成胎矣。

当未炼之先，

未炼己之先也。

每出万般变幻，而为日用之神，

平日淫、杀、盗、妄心，贪心、善心、恶心、欺心等，皆是变幻。

犹且任精任炁，外驰不住。

任炁动而化精，任精动而淫姤，而不摄之令归根复命。由己不炼而不摄也。

古云：“未炼还丹先炼性，未修大药先修心。”盖为此而言也。

昔马自然真人云：“炼药先须学炼心，对境无心是大还。”《中和集》云：“念虑绝则阴消，幻缘空则魔灭。”张虚靖真人云：“欲得身中神不出，莫向灵台留一物。”皆同此。

能炼之者，因耳逐声而用听，则炼之于不闻；目逐色而用观，则炼之于不见；神逐感而用交，则炼之于不思。

此三者皆真实炼法，正释上文割绝其所爱之说。

平常日用必须如是先炼，则己念伏降，而性真纯静。

谭长真《水云集》云："丝头莫向灵台挂，内结灵丹管得仙。"重阳真人《全真集》云：湛然不动，昏昏默默，无丝毫念想，此定心由降而得。①

及至炼炁炼神，则不被境物颠倒所弄②，

已有定力，不从外境所诱。

采药而药即得，筑基而基即成，结胎而胎必脱，方名复性之初，而炼己之功得矣。有不得其先炼者，当药生之时，不辨其为时；

百日之初，炼精时，贵有药生。药生者，元精之生也。辨元精生时而用采法。若淫精，犯于淫念，则邪法，不可采者。淫念未炼净者，何以能辨元精？

炼药之候，不终其为候。

炼药有周天之候。或惊恐、或闻、或思、或昏沉，以致火候不终者有之。

药将得，或以己念而复失；

元精还补，元精将满，亦或有淫念未炼净，乃复失为淫精者有之。故古人有走丹之喻者即此。

神将出，或以己念而复堕。

心逐见闻觉知于外弛，则是尚未得大定而有出入，背却《胎息经》所谓"不出不入，自然常住"之旨。出驰着境，同儒之"物交物"，亦同禅人之说"猕猴跳六窗，内猴与外猴相见"者。如是，如何能入定以完胎？

---

① 重阳祖师《立教十五论·论降心》："凡降心之道，若湛然不动，昏昏默默，不见万物，杳杳冥冥，不内不外，无丝毫念想，此是定心，不可降也。若随境生心颠倒，寻头觅尾，此名乱心，败坏道德，损失性命，不可纵也。行住坐卧，常勤降心，闻见觉知，此为病矣。"

② 弄，仙宗本作"诱"。

欲其炁之清真，己不纯，必不得其清真；

采取先天炁之时，唯炼己纯者能辨清真，则不失其清真；若炼己不纯，一着思虑习气，则失清真矣。

欲其神之静定，己未炼，必不得其静定。

神能入定则得静。入得三分、五分定，便得三分、五分静，十分定则得十分静，常定则常静。神静定则炁亦皆静定，炁归神为一矣，即是炁化神而成胎仙矣。不炼己者，必不能到此。

或遇可喜而即喜，或遇可惧而即惧；或遇可疑而即疑，或遇可信而即信。皆未炼己之纯也。

此四者，皆外来之天魔也。遇而信之，则着其所魔矣。虽由此前未预为炼己之过，倘于此遇时即炼己，遇如不有所遇，魔即不如我何，丘真人所以“当过一番魔，长福力一番”是也。倘于初一遇便不当过，及道愈高，魔愈多，如何当得过？吉王太和曾问：“魔有种种之多，却如何知得当过？”冲虚子曰：“最易。不怕他有万样奇怪，我将神炁俱入定中，任他多种魔来，绝不能与我相遇矣。”

又有内本无，而妄起一想念，谓之内魔障。或有生此而不知灭，不能即灭者；或有灭其所生，而复生复灭者，皆障道。

耽迟大周天之候也。

必炼己者，而后能生灭灭已。

生而即灭，灭而至于无可灭。

又有外本无，而偶有一见一闻，谓之不宜有之外魔障。

上文喜、惧、疑、信四种，俱属此见闻之内。

或用见用闻，与之应对，而不即远离者，亦障道。

一有应对，则着魔，为魔所转矣，故障道。

必先炼己者，而后能无见无闻。

能炼己者，即具不睹不闻之本体，即有不睹不闻之实效。

此己之所以不可不先炼也。昔有一人，

即山东姓张者。

坐中见承尘板上一人跳下，立于前，没入于地，

坐中者，在圜中坐时也；见者，心不定于神室而外驰，偶有此一见也。若心在定，则亦何以见此？

复从地涌出，立于前。见其神通变化，而认为身外身，

误信常人之言曰：神仙出了阳神，便身外有身。然本性与虚空同体，本无形身，若起一念，要显有身，便能有身，不可以见外为我身。

不识为身外之天魔，

吉王太和问："彼既不识，今老师及昔二真人是何法识得？"冲虚子曰："我本性在定，得到定力足，而后有可出定之景到。由我自性升迁于天门，念起而出，犹是虚空无体，乃六通为用，无所障碍。若非我念所出而有见者，便是外来之天魔、邪魔。若出神之景未到，则神通未足，不能变化，虽欲显身而不能有身，岂可以无我念之身而认为我哉？神通足者，世尊谓之'四神足'。"

即为魔所诱动。出圜而远叩丘祖，祖曰："见者不可认。"

不宜出而妄出。虽有妄见，斩退犹恐不速，何敢而认为我？不宜出者，未成定之先，求其入定而不可得，又何敢妄出而终于不入不成耶？此所以不可认也。

乃不知信。

由于无仙师真传，故不能以信法语。

又谒郝祖，

郝与丘本同师度，则同道、同知识矣。即不信丘，何必见郝？

祖曰:“丘哥说者便是。”惜乎犹不知信,不复更居圜中,而废前功矣。此亦己未炼纯之证也。昔丘祖坐于崖下,崖石坠压折肋,知是天魔,祖不为之动。如是当过五番,不动一念。直证阳神出现,见山河大地,如在掌中。

昔世尊坐于菩提树下,魔王波旬领百万魔众,以兵戈恐佛而不动,以魔女淫事诱佛而不动。坐至金刚牢固,自言:我终不起离于此座。昔费长房师事壶公,随壶公入山修道。壶公以朽索悬大石于座之上,又令巨蛇啮索将断,而费全不惊不动者,皆是。

此得炼己性定之显案也,并书以励同志。

筑基直论第六

冲虚子曰:修仙而始曰筑基。筑者,渐渐积累增益之义;基者,修炼阳神之本根,安神定息之处所也。基必先筑者,盖谓阳神,即元神之所成就纯全而显灵者,常依精炁而为用。

神原属阴,精炁原属阳。依真阳精炁,则为阳神,成就纯阳;不依精炁,则不能成阳神,止为阴神而已。

精炁旺,则神亦旺而法力大;精炁耗,则神亦耗而弱。此理之所以如是也。欲得元神长住而长灵觉,亦必精炁长住而长为有基也。自基未筑之先,元神逐境外驰,

如见色境在外,则必起淫念。

则元炁散、元精败,基愈坏矣,所以不足为基。且精之逐于交感,年深岁久,恋恋爱根,一旦欲令不漏而且还炁,得乎?此无基也。炁之散于呼吸,息出息入,勤勤无已,一旦欲令不息而且化神,得乎?此为基也。神之扰于思虑,时递刻迁,茫茫接物,一旦欲令长定而且还虚,得乎?此无基也。

此三段是申明上文基已坏者,而不足以为基之说。

古人皆言“以精炼精、以炁炼炁、以神炼神”者,正欲为此用也。是以必

用精、炁、神三宝合炼，精补其精，炁补其炁，神补其神，筑而成基。唯能合一则成基，不能合一则精、炁、神不能长旺，而基即不可成。及基筑成，精则固矣，炁则还矣，永为坚固不坏之基而长生不死，

《玄纲论》云："道能自无而生有，岂不能使有同于无乎？有同于无，则有不灭矣。"

证人仙之果矣。为出欲界升色界之基者，以此；为十月神定之基者，以此；而九、十月不昏睡者，有此基也；十月不饮食、不寒暑者，有此基也；十月神不外驰而得入大定者，有此基也。所以炼气而气即定，历百千万亿劫而绝无呼吸一息；炼神而神即虚，历百千万亿劫而不昏迷一睡，亦不散乱一驰。与天地同其寿量者，基此；与圣真齐其神通灵应者，基此。此所谓阳神之有基者。基成，由于阳精无漏而名"漏尽通"。不然，无基者即无漏尽通矣。虽证入神通，不过阴灵之性，五通之果，

五通者，是阴神之神通也。若阳神，则有六通，多漏尽通也。六通者，天眼通、天耳通、神境通、宿命通、他心通、漏尽通。此一通为阳神之所多，余五通，阴神同。

宅舍难固，

阳精无漏，则身长生不死，为金刚坚固宅舍，可永劫不坏；若有漏之躯，有必死之道，身不坚固也。

不免于死此而生于彼。若有秘授，躲横生而择竖形者，犹且易姓改名，虚负今生矣，阴神何益哉？阳神之基，可不亟筑之哉？可不急究之哉？世有以淫姤败基者，反诳人曰"采补筑基"，欺骗愚夫，共为淫乐。一遇淫媾，而精无不损者，炁无不耗者，神无不荡者，基愈灭矣，直误至于死，而后知彼淫邪术假之悖正道，可不戒之哉！

此篇正文重重，自相申解已详，不必再生注意。

炼药直论第七

冲虚子曰：仙道以精、炁、神三元为正药，

元精、元炁、元神曰“三元”,皆先天也。

以炼三合一,喻名炼药。

昔谷神子云:“道以至神为本,以至精为药,以冲和为用,以无为为治,长生久视之道成矣。若不如此,即非金液大还丹之法。”①

其理最精微,其法最秘密。昔钟离曾十试于吕祖,丘祖受百难于重阳,我伍子切问二十载于曹还阳,

逢师于万历癸巳年三月,受全道于壬子年三月间。以癸、壬计之,二十年也。我当初每自恨福力之薄,不蒙师一速度。今而后始知待②教久者入道精,不然何以能高出万世耶?予③又按,白玉蟾云:“十年侍真驭。”白又云:“说刀圭于癸酉七月之夕,尽吐露于乙亥春雨之天。”又当知天机非邂逅可谈。

方才有得。是以世之茫然学道者,及偶然漫谈者,皆不知何者是真药?而何法为真炼?徒然空说向自己身心中而求,实不知有至静之真时、真机也。夫至静之真时者,是此身心静极,即所喻亥之末、子之初也。阴静极必有阳动,

静属阴,动属阳。阳极则阴静,阴极则阳动。

则炁固有循环真机,自然复动,此正先天无形元炁,将动而为先天无形之元精时也。即此先天无形之精,便名药物。既有药炁生机,必有先天得药之觉。

即“时至神知”之说,亦即我“神炁同动”之说也。

即以觉灵为炼药之主,以冲和为炼药之用,

---

① 俞琰《周易参同契发挥》引谷神子《了然论》云:“治身之道,以至神为本,以至精为药,以冲和为用,以无为为治。无为则神凝,神凝则和气所钟,和气所钟则深根固柢,深根固柢则长生久视之道成矣。若不由此,即非金液大还丹之法也。”

② 待,仙宗本作“侍”。

③ 予,底本作“子”,据嘉庆本、辑要本、仙宗本改。

觉灵者,妙觉灵心也;冲和者,烹炼薰蒸之火气也。此正三家之初相见也,亦三华之所聚者。

则用起火之候以采之。

因有药生而起火,即活用子时起火,曰“活子时”;药生与火生同时,故以火之活子时而称药,亦曰“活子时”。达摩云“二候采牟尼”,言采药用二候也;“四候别神功”,言沐浴用四候也。同此。

须辨药之老嫩,采之嫩则炁微而不灵,不结丹也;

人人都说药生要辨老嫩。若嫩则炁微,配合之则无半斤八两之炁,何以成一斤? 故不灵。

采之老则气散而不灵,亦不结丹也。

老者,只是过于当采之时。当采而未采,则气以久而虚散,皆由心生怠惰而至此。气既散,则力亦微,配合不均,不能成丹,故亦曰“不灵”。

得药之真,

不老不嫩,如九二利见者,曰“药真”,非初九之“勿用”,亦非上九之“有悔”。

既采归炉,则用行火之候以炼之。

行小周天之火也。

药未归炉而先行火,

昔吕真人戒之云:“无药而先行胎息,强留在腹,或积冷气而成病。”○顾与弢庠友问:“既知采药,何故又不归炉?”冲曰:“传正道,知真采,故可必得归炉。又要行火合于候之妙,方得药归炉。若火生早了,是名火小不及,不名冲和。冲和者,和而冲也。古人有喻者曰‘如浴之方起’,而暖气融融然。火既小而不及,丘真人已言曰‘则金精不飞’是也。焉能得药归炉? 悟道真修者,必先从我此答精思之,则知直至末后皆是如此。”

药竟外耗而非为我有，

药尚未入鼎中而妄行火，即所谓“鼎内若无真种子，犹将水火煮空铛”之说。

不成大药；药已归炉，而未即行火，则真炁断而不续，亦不成大药。

药在外，由火以采之而归炉，亦由火烹炼之，方在炉中成变化。已得药归炉，火断而不行，则真炁亦断而不住。及再行火，虽周一天，终与前不续，药亦不续，如何能成大药？即《参同契注》所云“外火虽动而行，内符不应，则天魂地魄不相交接”①是也。

若肫肫然加意于火，则偏着执于火而药消耗；

执着用心于火，则着有相而急躁，近于外道之存想有为，非自然之天机妙用。

若悠悠然不知有火，则迷散

行火之时，若心不诚，则不灵。或昏迷十二之时，或迷失刻漏之数，或忘沐浴之候，或不知以何数周于天，或周已而犹不止，皆是。

失于火而药亦消。

火不能留，药焉得不消？即神不留炁之喻。

皆不成大药。

已上皆言孤阴寡阳、偏有偏无之危险也。

若火间断，而工不常，虽药将成而复坏；

火所以炼药，古云：“火药一处居。”行火之法，愈久而愈密，愈密而愈精，斯则必成大药，必得服食。或有时神逐见闻淫念，驰于外而着魔，则神离火，火离药，工不常矣，药如何得成？虽将成，犹有退散之危险。

---

① 此注见五代·彭晓《周易参同契通真义·御政之首章第十七》。

若久执行火而不知止足，虽药已成而亦坏。

火足矣，即成大药，因药成而言足也。药既成，则不必用火，安得不止？药已成者，成之而生为服食之大药。于此即采，而药不复坏为后天有形之精。不止火不采，则大药必随生机而将妄行。欲归之圣路，无奈不止火不采，而无由以受，欲归之凡路，竟趋为后天有形之精不难矣。后圣当知此为至要至秘，所当防之危险也。

皆不得服食。

必火足而药始成，药已成而必知止候，方有大药可采，方可服食。不然，必不得药成服食。

后世圣真修此，必使神气相均相合，火药适宜，以呼吸之气，

即火也。

乘真炁为动静；

即药也。

以真炁之动静，定真息之根基。

真炁归静于根，则真息亦定于根。二炁合一于根，以为胎神之基也。

则火药既不着于一偏，又无强执纵失之患。如此而炼，方得小周天之妙理，方成长生之大药，始名外金丹成也。

马丹阳云："因烧丹药火炎下，故使黄河水逆流。"《玉芝书》云"玄黄若也无交姤，怎得阳从坎下飞"是也。

祖祖真真，服食飞升之至宝，乃最上上之玄机，最宜参悟而精修者也。

此论备陈炼药时之危险，令后圣知防虑于此，不至当面错过而不知也。神仙所言"金丹服食"者，是肾中所得金液之炁，配元神合炼所成。服食之，则能神通变化。若方外之士言服食者，不过妄以金石草木，诳人曰"炼服食"，断不可为，以误大志。纵服食之，或有疾宜于金石药者而偶致愈，或无疾而中毒成大患，必不能超出三界而显神通也。

得此真药服食，自可进修，行大周天之火候。以炼炁化神，炼炁而息定，化神而胎圆，阳神升迁于天门而出现，神仙之事得矣，中关十月之事完矣。其后面壁还虚，九年一定，以神仙而顿悟性于无极，形神俱妙，总炼成一个不坏清虚圣身。皆由炼药合仙机，而得成丹成神者之所至也。故凡大修行上关大成事，必如此则毕矣。于此毕法中，始于百日炼药而成服食者，无量寿之地仙也；

地仙者，地上所行之仙。身形重浊未离，故不能离于地而升虚无之天也。人仙虽长生，亦同于地仙，重形尚在，故亦不能离人与地也。

中而十月炼成脱胎出阳神之果者，超出阴阳之神仙也；

神仙者，离重浊之形，以无形之神变化，或有或无，皆由一神之妙用，故曰“神仙”。

终而九年面壁，炼成还虚之果者，超出尽天地劫运之天仙也。

初得神仙，乃得大定而出定者。但得定由于守中，而出定则居泥丸，故世尊已入灭而亦入于泥洹是也。至此后还虚，则又入定于泥丸。古人云：“性在泥丸命在脐。”盖言了修命之事在脐，了修性之事在泥丸也。泥丸之定，则非从前者比。九年一定者，特以始入之时而略之，或百年千年万年，一劫百千万劫，皆可入为一定，此正天仙佛之超劫运者。

有仙缘者，遇此《天仙正理直论》，其亦斋心以识之。

伏气直论第八

冲虚子曰：人之生死大关，只一气也；

有气则生，无气则死。此首以人之已①共知者言，令人易明生死。

圣凡之分，只一伏气也。

---

① 已，仙宗本作“所”。

气能伏定则圣，不能伏定则凡。此首以人之皆能者言，令人易学于入圣超凡也。

而是伏义，

而者，转文助语。

乃为藏伏，而亦为降伏。

藏伏者，深藏归伏于元炁之根；降伏者，管摄严密，不许驰于外。此二者，亦有防危虑险之意。

唯能伏气，则精可返，而复还为先天之炁；神可凝，而复还为先天之神。所以炼精者，欲以调此气而伏也；

炼精小周天，调其息而伏。为其不能顿伏，故用渐法调而伏。达摩祖师《显宗论》亦言似此意。

所以炼神者，欲以息此气而伏也。

炼神大周天，胎息其息而伏。为其不能顿息于无，故亦用渐法，胎息其息，似有而无，乃至于无有无无，而伏于寂静。

始终向上之工，只为伏此一口气耳。所以必伏，而始终皆伏者，是何故？盖当未生此身之时，就二炁初结之基在丹田，隐然藏伏为气根。久伏于静，则动而生呼吸，是知由静伏而后生呼吸之气以成人道者，曰顺生也。而是逆修，曰成仙者，当必由呼吸之气而返还，藏伏为静。此气伏、伏气之逆顺理也。及呼吸出于口鼻，而专为口鼻之用，

呼吸至于口鼻，则落生死之途矣。离口鼻，则离生死。

真气发散于外，遂至滞损此气则为病，耗竭此气则为死。盖不知伏为所以复之故，

伏者，欲将呼吸还复归于炁穴，而为不呼不吸之故也。必此气伏于炁穴，而后元炁能归，元神能凝，三者皆伏于炁穴也。

而亦不知行其所以伏，

行"所以伏"者，言有至妙至秘之天机。呼吸合于天然者为真，元炁得合当生当采之时者为真，元神合虚极静笃者为真。三者皆真，而后得所伏之理，行之而必成。不然，则亦世之外道而已。

安保其能久生而超生死于浩浩劫之外耶？

三者不真，则非所以伏之理，故不能超过浩浩劫之运。

有等妄言伏气者，而不知伏气真机，

真机者，有元炁元神，而呼吸正合天然自在，方为真。

终日把息调，而口鼻之呼吸尤甚；

调息者，调其内用之玄机，如"橐天籥地徐停息"之说。世之愚人，不闻天机，只把口鼻数调，如隔靴搔痒，焉能调得到无息？

痴心执闭息，而腹中之逼塞难容。

闭息者，《灵宝毕法》书亦言之，是言不通其息出入之门也。虽无门，却有安顿自然之妙理，非强制之为闭也。强制则不真，故无成。真禅家与真仙道略同。若痴禅人之假禅，亦与痴道人之假道同，学者不可不察。禅宗人有一等假禅者，曰吞声忍气、曰气急杀人，皆言忍住气而不出入，此是病，非禅也。强制则念是动的，不是静，何以为禅？"禅"字解作"静"字，若是自然真静，方为真禅。

哀哉！此妄人之为也，安见其气之伏而静定也？昔丘祖云："息有一毫之不定，命非己有。"

息得呼吸绝，则生死之路绝；息有呼吸不定，故不免生死。

而伏气之要，正修士实用所以证道之工也。但此天机之妙，绝与世法不同。古人托名"调息"者，

世人之息，一呼一吸均平，无用调矣。仙道托名调息者，非世法之用，乃调其有而至无，无而至有。为其以神驭气，行之必住，住之必行，在乎行住之

间而调之也。

随顺往来之理,而不执滞往来之形,欲合乎似无之呼吸也;

当有往来,不强使之无,而唯随顺之,似心息相依之说。亦不强执,害其自然,而为勉强。

托名“闭息”者,

世之言闭,是勉强,不合自然;仙家言闭,只托言闭之名,而非用彼强闭之实。故范德昭曰:“内不出,外不入,非闭气也。”我故曰“托名”者,略似闭气而实非闭气也。

而内则空空,如太虚无物,

空如太虚,是真虚无,则真息便可归于真无。其禅理亦似之。若上文所言,内不空而逼塞者,是强闭者,外道邪法旁门之类皆然。

欲合于无极中之静伏也。

无极者,无一炁之始;及后太极,则有一炁之始,一判则为天地。今言无极,乃言天地及一炁俱未有之先,即为父母尚未有之先,正是虚极静笃景象。妙悟必至如此,为真静伏。

总之,为化炁化神之秘机。古人云“长生须伏气”,故自周天而历时、日、年、劫,惟伏此气。

言有一小周天之所伏,有一大周天之所伏;一日之所伏,一年一劫之所伏。或暂或久,而能成其一伏者,真有道之士也。

此气大定,则不见其从何而伏始,亦不见其从何而伏终。无始无终,亘万古而无一息,与神俱虚俱静,斯谓之形神俱妙之境也。

世尊能以一法说八千劫而后已,能以一定坐八万四千劫而后出定,是其形神俱妙与仙同者。

唯闻天仙正道者,方能识得此理;唯有三宝全功者,三宝者，元神、元炁、元精。若一宝非元，则不为宝，属于后天者无用，亦不得为全功。

方能行及此工。

此工者，即上“内如太虚，证入无极静定”者。言若三宝会合，炼成化炁，而后可行大定常定工夫。若未化炁，则亦无用此为。

有大志圣真，请究之而实悟之。

胎息直论第九

冲虚子曰：古《胎息经》云：“胎从伏气中结，炁从有胎中息。”斯言为过去未来诸神仙天仙之要法也，

男子身中本无胎，而欲结一胎，必要有因。则因伏气于丹田炁穴中而结胎，是胎从伏炁中而结也。元炁静而必动，欲得元炁不动，必要有藏伏。因有胎，即藏伏之所，乃息而不动，是炁从有胎中而息也。胎因愈伏气而愈长，气因愈长胎而愈伏，共修成一个圆满胎神，斯所以为神仙天仙之要法。非此，抑将何以成之？然胎息与伏气本是一事，何分两论？只为怀胎养神，必用胎息而后成胎，而神住胎。古人皆以胎息言之，今亦详言于炼炁化神时也。伏气之说，为伏气而得精还化炁，炼药以得大药。古人只言伏气，今亦从之言伏气。虽两言之，中则互明其理，令人知两言之妙，而不妄疑妄执其为两。

予愿再详译而直论之。夫人身初时，只二气合一，为虚空中之炁而已，无胎也，亦无息也。

此言无胎无息，起下文返还成仙之所证。

因母呼吸而长为胎，因胎而长为息。

修仙者，亦必因呼吸而长为胎，因胎而长为胎息。

及至胎全，妙在随母呼吸而为呼吸。所以终日呼吸而不逼闷，此缘不由

口鼻呼吸，只脐相通，故能似无气息一般，此正真胎息景也。

古人谓“内气不出，外气不久，非闭气也”之说，正言由脐相通者。

离胎而息即断，

在胎中，则我之息由母脐中所生，故我息亦在脐，而口鼻不可呼吸。离胎则口鼻开窍，可以呼吸，顺而易矣。当此时，且不知胎息，安得复能胎息？

无母脐与子脐相通，不得不向自身口鼻起呼吸，即与胎中呼吸同，而暂异其窍耳。逆修返还之理，安得不以我今呼吸之息，而返还为胎中息耶？凡返还呼吸时，以口鼻呼吸之气，而复归于胎息之所，

即丹田之所。许旌阳云：“脐间元炁结成丹，谷神不死因胎息，长生门户要绵绵。”《元始得道了身经》云：“中宫胎息为黄婆。”抱朴子曰：“得胎息者，能不以鼻口嘘吸，如在胞胎之中，则道成矣。以鸿毛着鼻口上，而毛不动为候也。”

如处胎息之时，渐渐炼至胎息亦真无。真无者，灭息尽之义也。

谓胎中之息，亦真无之，此正禅宗人所谓“万法归一，一归无”之说。

方是未生时，而返还于未有息、未有胎已前之境界，不落生死之途者矣。

凡人有呼吸，则有生死；无了呼吸，即无生死。

所以得如此者，亦非蓦然无所凭依配合，便以呼吸归中而可胎息者。

呼吸之炁最难制伏，必有元炁相依，方可相定而成胎息。然胎息何以知其成也？以呼吸归于胎息，则口鼻无呼吸而成胎息，是其真成也，终不复至口鼻为呼吸。真禅定者，亦似此。若凡夫外道，不知元炁者为何，单以呼吸归于中，而妄曰“入定胎息”，其息不能定住于胎所。虽忍气而气无所容，乃曰“气急杀人”。而终不能强忍，口鼻之气更呼吸浩浩。皆由悖却世尊所谓“无生法忍”者之所为也。世之假道人、假禅人皆如此。此亦后学圣真之所当辨，而自防危险者也。

所谓孤阴不成者，此亦其一也。

呼吸之气，乃后天有形之阴物，故亦如此言之。

必要有先天炁机发动之时，又有元灵独觉及呼吸相依，三宝会合，已先炼成大药者，而转归黄庭结胎之所。于此之时，

此时者，是当此结胎之时。因文上句皆言先所化炁，而至此始言胎息之意也。此正申明必要炼精化炁，以炁助胎，以神主胎，以呼吸结胎，方成真胎息。

而后以胎息养胎神，得神炁乘胎息之气在中一定，

神炁与胎息相乘，方是有配合的修真胎息之工，所以能成真胎息，得真定。若无真炁，便不是金刚不坏之身，坐中只是昏沉瞌睡，如何能长觉长明，以长驭气入大定成胎乎？有间断，即非胎息。

即是结胎之始，正《入药镜》所谓“初结胎，看本命”而得者。

本命者，二气也。元炁为生身命之本，呼吸气为生身命之具。而结胎之初，必要本命二气随神之号令，同凝于中，而为真胎者也。

虽似有微微呼吸，若在脐轮，而若不在脐轮在虚空，正《度人经》所谓“元始悬一粒宝珠，去地五丈”，如世尊之前，“地涌之宝塔在虚空中”等语，皆是也。皆用运旋○●[1]，以渐至成胎，顿然绝离口鼻，不存呼吸，灭却有作，恰然处胎相似。而胎中之息，始虽似有，而终绝无，即是真胎息，所以成阳神者。

若无大药真气服食，若非三家相见，必不能胎真息而神真纯阳者也。

如是而久久无间断，绵绵密密，无时无刻，而不是在胎中无息之景，真[2]证阳神大定，绝无动静起灭，即是胎圆，乃返还到如母胎初结一炁，未成我而未分精炁与神之时，正《入药镜》所谓“终脱胎，看四正”而得者。

看四正者，验四正工夫之有无也。有则胎尚未圆，以其有，乃养胎之工也；无则曰“灭尽定”，而阳神成就矣。

---

① ○●，仙宗本无此图，作“真息”二字。

② 真，仙宗本作“直”。

胎息还神，固曰："毕矣。"

胎事毕，灭尽定，佛亦灭尽定，入涅槃。故其经云：若于佛事不周，不入涅槃；佛事周讫，方入涅槃。

毕其十月中关之事，神仙之证也。犹有向上田炼神还虚而证天仙者，在所必当知。故迁神于上田而出天门，以阳神之显见者，倏出倏入，何也？当前之十月之内，而或有出者，是不宜出之出也。由六根之为魔而妄出，

阳纯则无魔，阴尽则无魔。阴将尽而未尽，甚为魔者，要除阴尽，是要除魔尽也。

妄出则神走而着魔境，而息亦走，着于口鼻。必急入，则依于息而归胎。

此一段，又再详指示人，以十月内之所当防此危险者。

此时之出，是当出而出也。

昔蓝养素胎成，当出而不知出，故刘海蟾寄书与之，指示所出之法。

故起一出念，而出阳神于天门。

天门者，《传道集》所言，指顶门也。古人于此赞之曰"身外有身"是也。

若出之久，恐神迷失而错念，

古云："十步百步，切宜照顾。"

故即入上田，而依于虚无之定所，以神既出胎，喻同人生之幼小，须三年乳哺者，以定为乳哺也。又言九载三年一定者，言出定之初，时而入定，以完成还虚之天仙也。证到至虚至无，即证天仙矣。然是定也，入定时多而出定时少，又宜出之勤而入之速也。我故曰：出定之初，即为入定之始也。虽天仙已证，亦无不定之时也。故世尊亦曰："虚空界尽，我此修行，终无有尽。"正如此也。至于终天地之后，超过劫运，亦无不定之时也。此犹仙佛以上，无仙无佛之妙境，而天仙佛之至者也。后来圣真，共知之，共证之。

此书稿成于天启壬戌岁，实欲藏之为门下学者便心目，不意被人盗去。

但儒者窃取仙书，爱慕之心胜，可怪又可惜也。由骆友而失，骆故想像而梓，不无疏略。今崇祯己卯秋，查旧稿，加注，贤道友复梓之，以广度人，流行于天地之终，皆所愿也。故附识。《直论》毕。

《直论》起由

予作《天仙正理直论》，仅仅九章，完全画出一个天仙样子，令有缘有志者见为顿悟。

有志者不遇此书，亦是无缘于道；遇此而不参悟，亦是无缘于道。又或有遇之而无真学之心，唯图诈伪欺世者，亦当改恶从善而归正道。

非敢曰轻泄天机，妄拟无罪，只为度尽众生，为自度计者，于是冒干天谴而直论。亦缘我老祖师张静虚真人得道后曰："今日四大部洲，全无半个人儿知道，今当广开教门。"奉此仙旨故也。

张真人法派名"静虚"，常携虎皮为座，故当时皆称"虎皮张"。初与三友寻访仙道，夜半见白毫光于西而冲天。次日西行，夜宿又见，日又趋之。二友去而独行，独见得光处，在蜀之碧阳洞也。入见仙师，而求度甚切，师遂授之道，命之修。数年成，而始命出，曰："今日四大部洲，绝无半个人儿知道，你与我广开教门。"张翁遂行。按：四大部洲者，东胜神洲、西牛贺洲、南赡部洲、北衢庐洲，佛经所说者是也。张仙翁遂出西域，转北夷，还中国，见二大洲已无人矣。实起度人之念，止度得李虚庵一人而已。

历十五年间，再传而递言于予。

十五年间者，张真人于万历己卯年度李虚庵，至壬午复至李家，助李银为行道之资。李真人于万历丁亥受曹还阳请，至其家。曹与三友各具贽六金助道，不足。戊子，曹三友又助师三十金，而修成证果矣。曹真人于万历癸巳与伍子遇，甲午年夏五月度伍子。计之己卯至癸巳，十五年也。至壬子，又十九年，曹复度伍子仙佛合宗全旨，以出三界之上者，并传以助道之方，嘱之曰："此《元史》所载丘真人助国之方也。唯默记之，倘护道要用则用之，否则闲置之可也，勿为世间作孽，取大罪也。"予之十九年中，苦志苦行，或亦少仿佛于长春祖之苦志者，得全大道，敢不如命戒之哉！

予初若为骇闻，

骇世之学道者多，岂真无半个人儿知道？

而久之，真见同世斯人，不同闻斯道，

得师度之后，遍考仙圣之书，圣圣同此一道也，同此修成正果也。差毫发尚曰不成，岂可有不同者乎？每考问于全真侣，不过只知御女采战，及却一病小工，为诡求衣食之计者，与仙道之保精、保炁、胎神之理者不同闻；考问于禅宗人，不过曰当下便空，以降魔转劫，仅为死后生人道之说，与佛法空而不空之真空超劫之妙法不同闻；又考在家俗士之学道者，求假做黄白成富贵，求房术久战遂淫乐，并无学道之实而志不同；又考在家俗士之学佛者，妄自尊而诳人曰曾参学，"手抱非忉利，身触悖天王"，口称着当下就了，只就了得一席淫媾，何曾闻佛法可了？而闻实不同。世界劫坏如此，安容得不直论而一救之耶？又安容不直论留为后世圣真作正知见耶？

故作此以指引后来。凡我丘祖门下符节正传弟子，得师口诀，凡药生内景、

时至则神知为内景，药炁驰外，则外别有景。

采药真工、

即达磨祖师所谓"二候得牟尼"者。

行火工、

小周天之候，即达磨祖所谓"四候别神功"。

止火景、

详后《仙佛合宗语录》中。

采大药工、

自古圣真所不轻传。此以前，得百日炼精化炁之真法，行得全功，只成精满炁足之凡夫。知此而用，得大药，方得长生。此先圣所以必俟百日功成

者而后言之。

得大药景、

有六种震动之景也：丹田火炽、两肾汤煎、眼吐金光、耳后风生、脑后鹫鸣、身涌鼻搐。六根因其灭识，皆有景验。

三关工、

即名五龙捧圣者，从此超凡以入圣，乃圣圣不轻传之秘法天机，世间之所不知不闻者，必俟百日功成者而后言之。

服食工、

度过鹊桥而下重楼，喻曰“服食”，非如饮食样之食。

守中理、

即大周天之初。古云：“守似有，却如无。”不有不无，故喻之曰“守中”。又闻胎息本在脐，而若不着于脐；养神本养中田之神，又若不离于下田。总若合二田成一虚空境界，故亦喻之曰“守中”。正秘密天机，有不得显言者。

出神景、出神收神法、炼神还虚理，

此守、出、收、还等五者①，皆详后《仙佛合宗语录》中。

历历秘授。

历授者，次第尽传上文十二句之秘法，乃正传之所必有，而后圣真修之所当必受者。

闻人世所不知，

闻者，言后圣得遇圣师而有所闻者；人世者，彼后圣同世之人也。彼人所知，皆世法中之旁邪小术，唯圣所闻，皆彼不知，正与《直论》中“十二句秘法”同。

---

① 据上下文义，有守、出、收、炼、还五诀，文中似少一“炼”诀。

见凡书所不载，

见凡世前书已载者，皆古圣大略之言也；不载者，精切秘密天机，旧不载于书。而今得闻于圣师，正与《直论》“十二句”皆同，则师言可笃信奉行，《直论》可凭稽考。要知非遇仙者，无真闻见；非遇仙者，不能措一言为《直论》。

当下工修炼时，更以《直论》相印师言，

古圣之书，每言一句，又秘却二句、三句，何以得全印证？欲求全证，又要搜索多书，此贫者之愈难。唯此《直论》兼注，又后有《仙佛合宗语录》，及门、仁贤问答之要，以详《直论》注脚，尽露全旨。则后圣得此一书，足以全印，可无余恨矣。

得了然无疑无碍，直证天仙，唯我作书助道之一愿也。后来圣真未及得正传者，尤当从斯入悟，究其逐节工景违合，

凡有所闻，即征诸此书，合则正，违则邪。作人天眼目者，唯此书耳。①

则②不为妖人邪说所惑矣。

凡一切邪说旁门，皆与此书相违悖。

如有真志精修，不参此论，是自绝于仙佛正道者也。窃谭此论而行邪行以诳世者，

如昔一光棍，专以房术欺骗人者，乃借言曰：“‘铅汞不在身中取’，已明明说破。”愚按棍贼此言，谓铅汞不在自身，是女人身上取的。铅汞者，喻阴阳。岂有阴阳二者俱在女身取之言而可欺人取信乎？犹且言之，咦！

天律王章共诛之。

此书本代天仙救世，代佛破邪，尽是表明天上梵德至道之言，有天目共

① 耳，仙宗本无此字。

② 则，仙宗本作“心则”。

视，天耳共听，天律共护。若有邪人假借正言，行彼邪说，天有霹雳伐其性命，王有典刑灭其身形。

并揭禁誓书末，以为诵书者知诫。

《天仙正理直论注释》正文终

后跋

冲虚子跋云：道为天仙之秘机，

天仙之道，唯天仙知之行之，凡夫去天之远，何以得遇？唯不可遇，虽曰不秘而亦是秘。若有得遇知其道者，必要体天仙之心，行天仙之德，而后可成天仙之道。

凡夫之罕见。

为今之凡夫者，前虽有善而或有小功，不足以得道，故难遇。若能从今起念学道时，全具善心，力行善事，绝其从前间有不善者，则道之罕见者犹可望见也。

或百劫百年一传于世，

如唐开元时之纯阳翁，始度王重阳于宋徽、钦时；如六祖卢能止衣钵不传，而后竟无传法之七祖者。

或片言数语密度于人，

如钟吕二仙度燕国宰相刘海瞻，以卵垒为山而不崩堕，刘曰："危哉！"钟吕曰："汝宰相之位更危于此。"刘弃相从之而仙去。如虎皮座张真人以嘉靖帝强请之不起，罪，邳州守请屡，及三年而后至京，延及徂落而不复命。还至六安州，召庐江县李虚庵而度之。令三诵三背其言，三日而别，李竟成真，县及邻封皆称肉身菩萨。然张祖不肯见帝而度，乃召李而度之，此亦张祖密度之案也。如佛欲度迦叶，分恒河水为两断，而佛行其中之无水处。叶以舟救佛，佛从舟底穿入而舟底无孔。叶犹曰幻也。佛曰："汝未成不生死阿罗汉，何能如此贡高我慢?”叶惊服,自不知所以不死,而归依之是也。

三口不谈,六耳不闻,

三人则三口六耳也。其中或愿学小成于人仙者,或愿学中成于神仙者,或愿学大成于天仙者。所愿者则重之而喜闻,所不愿者则轻之而厌听。或德止足以授小,而分不宜闻中、大二成,故不同谈,不同闻也。如许旌阳、吴猛二人,许为旌阳县令,吴为分宁县令也。同谒丹阳之谌母元君,母独传许以道法,谓吴德行尚未充,后当拜于许授。如世尊单传迦叶为初祖,而以堂弟阿难未能离欲,令转拜叶,传为二祖。俱是旧案也。

不经纸笔,

仙道乃天上人之所有,亦天上人之所用。正上仙口不谈之秘,鬼神觑不破之机,所以不载笔于纸。

何敢浅其说、直其论,而谆谆然数万言为镌哉?此大罪也。

大道本不敢轻一言于非人之前,何敢浅说其精深,直论其秘密,令善恶贤否、正人非人一概混见之耶?但视世间无不可救化之人,倘有不从正而改邪者,是必从地狱、饿鬼、畜生三恶道出而初世为人,而恶心犹在故也。虽直论之,彼只见如不见而已矣,何嫌其混见?

曾见一人,截然向道,而竟无觅处;

截然者,截断世法尘劳,决志学道。满目是万法千门,竟不见何者为仙道,不知向何处觅仙道?此甚可怜。

举世多人谈道,而悉堕旁门。

遍世界谈道,所闻所知,全在淫邪窠臼中,初学不能辨邪正,遇之焉不堕入?此又甚可耻。

谓道不在世,而人必误陷于邪者也有;

仙道原只蕴藏于仙胸中,世何得有?一切诸人,不遇仙度,皆只在世而学,焉能外世见而求世外之见?毕竟误陷于邪矣。

谓人心自邪，不求闻道，而规正者也有。

心邪之人，唯邪法是喜。口称是学仙之党者，只愿学房术御女，谓淫姤有如是快乐，是我所学之有证。而仙道高远，或者即此所致，我何必舍此快乐而别求仙乐为哉？故不求闻也。自称是学佛之党者，造断见之邪说而惑人，不知已为佛之所斥。自谓有了此一口高谈捷语，足取衣食名誉，何必效佛所修而六年禅坐以自苦？故不求闻也。予在金陵，所以绝不屑与人谈仙佛。见彼诸俗人谈仙者，皆志于房术御女，及却病小工，而即指为仙道。不务修德修道，故不必与为谋也。见彼众生谈佛法者，皆妄将佛说为行教无用之虚言，将已谈断见作佛法，不求如何如佛八千劫说一会《法华经》方已，不求如何得如佛八万四千劫坐一定方起。必执断常邪见，直趋死亡，为了生死。或学躲一轮回为自足，而且不能得。又不能承当正法，竟如石马，虽打不走，全似木牛，拽鼻不回，谓之下愚不移，何足救化？何足与言？所以只遵仙佛正法，为我自悟师而已矣。我又为有相知者悯，而浅说劝之。佛昔云："人相竖，畜相横。"世之俗夫，每以横相妄谈佛法。语人曰："我知佛，我是佛。"此亦妄人也已矣。甘为横相，又何难焉？今而后谈佛者，请先改汝横相为竖相，且遵佛说，别作商量，庶免空劳妄谈，虚度一世。

借令百劫百年生一圣真，将何人悟？

言此论若不出世，倘有真修者，不知如何修仙，不知如何修佛，故无趋向处。亦不知学何者为学，行何者为行？

所以得圣真于学者，必由此论；

及有此《直论》并《仙佛合宗语录》出世，若有一人精究此《论》及《录》，便见得此人是有志于此者。与论合志，即为学此道之圣真。不究者，则其志不学此，终于凡夫轮转而已。

得圣真于师者，亦必由此论。

诵诗读书，而尚论古人者固有人；诵此论，而寻觅论此之人者亦有人；未诵此论，而寻觅已诵此论者亦必有人。能觅此人，岂不得遇此人而得遇此道？故曰：求师必由于明此论。所以张紫阳真人作《悟真篇》以访友，果得石杏林为之徒。其胜于奔走四大洲访师友者，不万万分便益哉！

故钟离云："吾之求人，甚于人之求我。"

古云："弟子寻师易，师寻弟子难。"盖弟子以初学之无知，故不知所遇之人有道无道，而拜之，故易；师之有道者，上奉天诫，必选择同德同志，祖父善门，一不全，不足为弟子，故寻之难。昔钟离往九江府德化县度县宰吕纯阳，又钟吕往甘河镇度宋徽、钦时领兵校尉王重阳，又钟吕往燕国度丞相刘海蟾，又虎皮座张真人行至六安州马神庙，召庐江县之李虚庵而度之，又昔世尊往榆罗厥叉国度迦叶者，皆是师急于求人之案。

人不及于求我，我不及于求人，

世界如许大，学者相隔如许远，谁知我而求？抑谁知我而能求？由我非方外之士游遍四方者，亦非如所谓"唐朝吕洞宾，至今犹在寻人度"者，亦非如世尊自谓"行化时至，乃行而化之，至度一万八千九十四国人"者，不过隐处一小小道隐斋而已。不及求人，所以亦不得为圣真学者之所遇。

乃以一笔救天下后世迷。

唯成书可以代面命，虽遍天下，尽后世，凡有见者，皆可救其迷惑。

然而迷自轩辕氏御女保生之术一倡，

轩辕者，君天下者，忌嗣子之少，故用后宫之多，淫姤之多，必不可不节欲。后世学者，岂可以节欲之人事，而遂误指为长生不死神通之仙道乎？

而真伪争途四千余年矣。

仙道是出世间法，真也；御女术是在世间法而非仙，伪也。本不同者。凡学仙圣真，既有大志、有圣德，必不可学御女以招天诛。凡学御女者，轻纵淫乐，坏女子之身，丧女子之耻，志极卑污，败仙佛根基种子。天律严密，又岂容于谈道？

真者，幸有天降异①传而作仙佛；

汉之张道陵，葛玄仙翁，寇谦之，于吉，皆太上降下而传。北汉时之钟离正阳，乃东华帝君之降传；唐之纯阳吕翁，乃钟离之降传；宋之王重阳、燕之刘海蟾，乃钟吕二真人之降传；世尊佛，乃阿私陀仙之降传。故《法华经》佛云"昔者仙人授佛妙法，如来因之遂致成佛"是也。所以伍子言："非仙不能度仙，非佛不能度佛。"此亦破迷之一说也。

伪者，自愈炽说，遍天下而迷人。

炽说者，建立各种门户，曰三峰采战者、曰小采补者、大采补者、曰童男童女开关补气者、曰对炉者、曰入炉者、不入炉者，千种淫秽无耻，以之为世事用，尚甚可耻，又安可妄诳人曰道乎？所以道隐斋评之曰："尝见犬猿与阴者聚，则抚弄其二物，岂可以衣冠人物、有礼义廉耻者而如之乎？"又评之曰："蠢动如蚊蛾虱类，人共见其不学而能相姤，岂有不蠢如人，反不如之而学人为姤乎？"以速死丧命之事，而愚弄人曰接命不死，其迷于自愚，又迷于邪说之诳如此。予请诸人破迷改过，且自安生保见在之福。

以此大迷之世，而论说之宜直、宜浅，其可少乎哉？泄论说之功，岂不大哉？

泄万古圣真密旨天机，书之遍与凡夫言，固有罪矣。但后来圣真，得明道于论说之所泄，岂不是此莫大之功乎？

然泄道未必无干于天罪，敢望曰天不之罪而故意冒干之耶？即此一点破家学道、慈心救世之为功抑可赎罪哉？得悟于天下后世劫，独超出大迷而为圣、为真者，又可无此泄道功之报哉？

后来圣真得明正道于论说，不被邪说坑陷，而竟成圣成真，亦当报今泄道之功。

见此者，幸毋谓我一见是书已尽见其道。见之固易，而生易见之心，靡不亦自轻易视其性命。

---

① 异，仙宗本作"真"。

书成道之粗迹耳,道之精真者曰“理”,道之实行者曰“事”。理可以书求,事未可尽以书行,必要真诚参师学道。凡未得师者,以此书考寻正门为引进,即此以为引进师也;已得师传者,以此书印证是否,而为信受奉行。此即是印证师也。若不求真师救度,专向书本上诵章句,偶见一斑,妄称全豹,愚谓只可言悟书,不可言悟性悟道。由怀易见之心,不识为难遇难闻之天宝,则其轻易视性命而丧失者,将必不免矣。

毋谓我一见书,便见此道实可易行,正遂我畏难之心。即此易行而易行之,自执善悟,不求师而按图索骏,焉能了悟到至玄至妙之真实处而修证性命?

书固载道,正欲使人明道而浅直之。古云:“得诀归来好看书。”若先得真师真诀,则见书真可尽见道,真知易行。若谓不必求师,道已了然,尽见易行,古云:“差毫发,不成丹。”恐难悟透,亦不免依然失性命也。古云:“性由自悟,或可因书;命要师传,必经口耳。”则信之真而行之勇,此我今所望于后圣后真也。故又诫之曰:“毋轻忽为易。”

尤毋谓盗此为说,言可应世,理可惊人,足以师任之于己,以徒视乎其人。有此诳人之心,为障为碍,耻于低头实学,竟不自悟、自修、自证,而亦不免于失性命。

有等人,不真实参师学道,唯见此书一遍,念几句,诳人曰:“我尽得传某人道矣,我今足为诸人之师,诸人只可为我之徒。”言至于此,即《楞严经》所云“未得谓得,是为入魔”。故必害己德而堕为魔民。昨有一人,即如此诫之说,见此未注旧稿,遍语人曰:“我全得某人所传仙道之妙。”斯言也,非赞扬,实贬词也。一则以忽仙道之为易,一则以增己学之为博。不谓染指吞海,曰“海尽吞矣”,而可乎?以芥壳量海,曰“海尽量矣”,而可乎?作是言者,可谓无正心,无大志。又一人在金陵淫恶无度,冒称为我虎皮张真人门下人。不知张门先戒绝淫事、淫念为初功,彼何必自投清净门,讨个摈斥为哉?

于是三者能不肯犯,

即上三条诫词也。

诚心参悟，即《直论》以究仙理，征《直论》以印师传。真修实悟，证圣证真，斯不负我染笔时一字一泣，

当论时，欲不直，奈何今世正道已尽绝，恐无益于救正，不得不为仙佛宣明正法。欲直论，天则有谴而不敢言，终必直之而冒谴，故一泣。我自癸巳至壬子，二十年参师护师，卖田舍，破家计，苦心苦行而得悟。后之参师者未必能得年之久，未必有可卖可破之家而可得，故一泣。人以一见论而即知，我以多年苦而轻泄，我以自苦代人之苦，我以所卖所破代人之以卖以破，故一泣。又或有人或有可费之资，而不学真仙道者，徒费耳。虽费而不求明如何修命得命之证，如何修性得性之证，泛然无着者，徒费耳。虽费而不苦心志，苦功行，以求必悟必成者，徒费耳。故一泣。我又为众言此，以劝诫之。

为终天地劫运之圣真直而论，

泣而论者，既为参难泄易而割舍天机，又为世界既绝仙佛正道，愈传愈假，我独得悟，又焉敢不为仙佛正道留一线之真耶？令世世圣真，得所考据而为师资矣。

将流行于天地之终，而度尽仙佛种子，为圣为真、成仙成佛之心也欤！

今世皆好房术淫欲，而仙佛正道则绝尽淫欲。心反正道，虽见之亦不能救正，间或有从救而不足。必成书流行以终天地，则尽未来之仙佛皆得普度，是我继诸仙翁救世度人，立三千功行，为自修而已矣。即纯阳翁所谓“度尽众生”，世尊佛及地藏菩萨亦谓“度尽众生”，言自利利人之果。唯如是，而后圆满。

刻《天仙正理直论增注·后跋》终

增注说

书有不必注者，谓已显明直捷，反覆辨论之，若有注也；书有可以注者，谓宜发明书言，以己意逆合而注之也。必后之闻见与前之闻见同，前书得后注，理愈明而犹合辙若一，斯可不诳惑于世矣。若观者不知作者意，如注《参同契》为纳甲，注《悟真篇》为房术，注《楞严》、《楞伽》、《金刚》、《法华》以时

文、训诂、套语，不能剖真修实义，各成门户，致有经自为经，注自为注之斥。出乖露丑，则亦何用注为？所以《天仙正理直论》既有《仙佛合宗》为之注，犹惧后人妄注错误，害超世之圣真，吾堂弟真阳子又加注之，予又辅之。同一师之学，并四瞳之见而为之者。其《合宗》二注，又皆出予录者之手，无非杜绝众口之妄，保全度世之真，则后世不必画足于蛇，倒屣于首，令未来无极劫中，皆不失性命根宗、不迷超劫慧命，诚不谬注者之所赐也。故亦诫之曰："毋烦后注！"

[附]

天仙正理直论

本序

伍冲虚子自序曰:昔曹老师语我云:"仙道简易,只神、炁二者而已。"予于是知所以长生者以炁,所以神通者以神。此语人人易晓,第先圣惓惓托喻显道。而世多援喻诳人,致道愈晦,故先圣又转机而直言神炁矣。群书之作,或有详言神,则未有不略于气者;或有详言气,亦未有不略于神者。是亦天机之不得不秘也者。奈后世又不能究竟,无全悟何?无完修何?予亦正欲均详而直论之。

夫既谓炁为长生之本,宁不以神受长生之果者乎?将谓神为修长生之主,宁不以炁定长生之基者乎?是炁也,神也,仙道之所以为双修性命者也。且谓今也以二炁为论,所以明生人、生仙佛之理也;药物为论,所以明脱死超生之功也。而火候集古为经,所以合群圣仙机,列为次第之宜也。喻筑基,论二炁渐证于不漏;借炼药,论二炁成一而不离;阐伏炁,论藏之内而不驰诸外。虽反覆言炁,而不见其繁,立一名,彰一义也。论炼己者,论其成始成终之在真我;专言神,而不见其简,操一机,贯一义也。鼎器之论,见神炁之互相依;胎息之论,密指胎其神而息其炁。此又合神炁而归其妙化于神而虚者也。

如此语成九章,道明无极。复以曹老师昔为我浅说道原者发明之,亦成一篇,冠之《直论》之首,先揭其大纲。而道体之全,已尽精微于《直论》,又致广大于《浅说》。且广大之不废详,精微之不废捷。二者全备出世,而世始全仙道矣。

倘有不彻诸书之简语，必当从此证会其全；有不悟诸书之隐言，必当从此证钻其显。读此者了然解悟，则其超凡入圣，端在兹乎！

时大明崇祯十二年己卯秋丘真人门下第八派分符领节弟子冲虚伍守阳序于南都灯市道隐斋中

道原浅说篇

伍子《道原浅说》发明曰：仙家修道为仙，初证则长生不死，极证则统理乾坤。古今人人羡慕而愿学者。但道理精深，人人未必能晓。予欲为众浅说之，以发明前圣之所未发者。

夫所谓道者，是人所以得生之理，而所以养生致死之由；修道者，是即此得生之理，保而还初，使之长其生而不死之法。得生之理者，一阴一阳，为一性一命，二者全而为人也。

何以谓之阴阳性命？当未有天地，未有人身之先，总属虚无，如《易》所谓"无极而太极"时也。无中恍惚，若有一炁，是名道炁，亦名先天炁。此炁久静而一，渐动而分。阳而浮为天，比如人之有性也；阴而沉为地，比如人之有命也。阳动极而静，阴静极而动。阴阳相交之气，而遂生人。则人之所得为生者，有阴阳二炁之全，有立性立命之理，故曰："人身一小天地者也。"禀此阴阳二炁，顺行随其自然之变化则生人，逆而返还修自然之理则成仙成佛。是以有三次变化而人道全，亦有三关修炼而仙道得。

顺行人道之三变者，言一变之关，自无炁而合为一炁也。父母二炁，初合一于胞中，只是先天一炁，不名神炁。及长似形，微有气，似呼吸而未成呼吸，正神气将判未判之时；及已成呼吸，而随母呼吸，则神炁已判。而未圆满之时，但已判为二，即属后天。斯时也，始欲立心立肾，而欲立性立命矣。神已固藏之于心，炁已固藏之于脐。及至手足举动翻身，而口亦有啼声者，十月足矣，则神气在胎中已全。此二变之关，言一分为二也。出胎时，先天之炁仍在脐，后天之气在口鼻。而口鼻呼吸，亦与脐相连贯。先天之神仍在心，发而驰逐为情欲。由是炁神虽二，总同心之动静为循环。

年至十六岁，神识全矣，精炁盛矣，到此则三变之关在焉。或有时而炁透阳关，则情欲之神亦到阳关。神炁相合则顺行，为生人之本，此炁化精时也。谓之三变者如此。修炼三关者，使精返为炁，炁炼为神，神还为虚。即是从三变返到二变，从二变返到一变，从一变转到虚无之位，是为天仙矣。

此处合用修炼之工，正宜浅说之者。夫炁与神，皆有动静。而静极之际，正有动机。炁动，即有神动。即此动机，便可修仙。缘此机为生人、生仙佛之分路，入死、入生之要关。炁机既以属动，将欲出阳关，而为后天之精者。《道藏》经云："精者妙物，真人长生根。"正言此未成后天精质之先天炁，名"元精"者是也。夫此炁虽动，不得神宰之，而顺亦不成精；不得神宰之，而逆亦不返炁。修仙者于此逆修，不令其出阳关。即因身中之炁机，合以神机，收藏于内，而行身中之妙运。以呼吸之气，而留恋神炁，方得神炁不离，则有小周天之气候。

夫"小周天"云者，言取象于子、丑、寅十二时，如周一日之天也。然气有行住，必有起止；气行有数，忌其太多；气行有时，忌其太久。不使之似于单播弄后天气者，恐以滞其先天炁之生机故也。生机滞，则后天呼吸无所施。此修仙之至紧至秘之工，故以周天三百六十限之。子行三十六，积得阳爻一百八十数；午行二十四，合得阴爻一百二十数。以卯酉行沐浴以养之。运此天周，积累动炁，以完先天纯阳真炁。故凡一动，则一炼而周，使机之动而复动者，则炼而复炼，周而复周，积之不过百日，则精不漏而返炁矣。

此三关返二之理，已返到扑地声离胎，七窍未开，神识未动，真炁在脐之境也。所以庐江李虚庵真人曰："阳关一闭，个个长生。"言得长生之基也。精既返而成炁，则无复有精矣。如有精，则未及证于尽返炁也。则亦无复有此一窍矣。如有窍，则未及证于真无漏也。真炁亦不得死守于脐矣。若只守于脐而不超脱过关，不过暂有少得长其生之初基而为人仙也，未能永劫长生，故有迁移之法，古人所谓"移炉换鼎"之喻者是也。施祖、钟离、吕祖三仙《传道集》所谓"三迁"者，此当用其一迁矣。

即以七日口授天机，采其大药，取得下田先天真炁，名曰"金丹"。用以服食飞升拔宅者，皆此耳。待到尾闾界地，乘其真炁，自然冲关向上之机，加以五龙捧圣之秘，转尾闾、夹脊、玉枕三关，已通九窍，直灌顶门，夹鼻牵牛过鹊桥，下重楼，而入中丹田神室之中，而亦通彻于下田，若合中下为一者，以行大周天之气候。

大周天者如一日，实周一天也。一符如是，十百千万符皆如是；一时如是，三千六百时亦皆如是，以周十月之天也。怀胎炼炁、化神入定者之候如此。其中有三月定力而能不食世味者，有四月、五月而或多月始能不食者。唯绝食之证速，则得定、出定亦速；绝食迟者，则得定、出定亦迟。所以然者，由定而太和元炁充于中，则不见有饥，何用食？又必定心坚确，故得定易，而有七月者，有八九月、十月而得定者；若定心散乱，故得定难，而有十月之外者，及不可计数之月而始得定者，即歇气多时，火冷丹力迟之说也。今以十月得大定者言之，其中又有神胎将完，第八、九个月、十个月之时，外景颇多。或见奇异，或闻奇异，或有可喜事物，或有可惧事物，或有可信事物。或有心生妄念，或有奉上帝高真众圣法旨而来试道行，或张妖邪魔力而来盗真炁。凡此一切，不论心妄见魔，果邪果试，一切不着，俱以正念扫去。只用正念，以炼炁化神，自然得至呼吸绝，而无魔矣。昔丘长春老祖师扫去魔后，曾云："魔过一次，长福力一次；魔过十分，长福力十分。每当过一番魔，心上愈明一番，性愈灵一遍。"此修士所以不可不知者。既得呼吸无，则气不漏，而同炁返纯神，则无复有炁与气矣。如有炁，则呼吸虽暂似无漏，未为真绝也，必至无炁而后已。

此第二关返一之理如此，正已返到如父母初交入胞之境矣。但父母初交时，只虚无之炁，神未分于炁中也。此则炁返合于神，只存一虚无之神在焉。神已纯全，胎已满足，必不可久留于胎。如子胎十月，形全则生；神胎十月，神全则出。理势之必至也。此则再用迁法，以神之本长着于中下而离着，自中下而迁于上丹田。以加三年乳哺，九年大定，炼神而还虚也。

当此迁上之时，非只拘神在躯壳之上，犹似寿同天地之愚夫者。须用出神之理，调神出壳，而为身外之身。依师度法出神，自上田出念于身外，自身外收念于上田。一出一收，渐出渐熟，渐哺渐足，如是谓之乳哺。三年而神圆，可以千变万化，可以达地通天，可以超海移山，可以救水救旱，济世安民，诛邪除害。任其所为，皆一神所运，神变神化，所以谓之神仙。从仙而还虚，则又三迁，至于天仙之虚境矣。此皆十六岁以后，至八八六十四岁，已化精而已耗精者之修也。

又有童男未化精之修焉，皆世所不知，而亦欲浅说之者。夫人自未生之前，谓之胎；既生之后，谓之童。历年至于十六岁，炁足极矣，炁已纯阳，精犹未漏，是为全体之童。古人云"返老还童"者，还成如此不漏之全体而已。且童必至十六岁，阳炁极而精将通。末劫之世，人人习为淫欲之风，未至十四五、六，则有交媾之败。炁不旺而精不壮，夭而不寿者多矣。

若举斯世，设有一人，逾十六而未漏者，必为愚痴。不知淫欲之事，不足以行道者也。又或有一人能至十六，炁极足而未漏，此最易化神而成仙者也。若有能得成仙者，名曰“童真”。若缘分浅薄，不遇圣师点化，又不自知参究，采此真炁而炼为神，亦不足以行道者也。百千万年，或有一人，既足十六阳极之炁，又有仙师密旨，因其未漏之炁，不用炼精之工，遂以七日天机秘法，采得真炁，捧过三关九窍，以行炼炁化神之工。所以无炼精之工者，正以炁未化精，而采之即得。

故炁未化精者，修之有四易：易于时、易于工、易于财、易于侣也。易于时者，不用百日之工，从七日而十月、三年，可计之程也；易于工者，不用小周天采补薰蒸，从采大药服食，而胎神、乳哺，可必之果也；易于财者，自七日而十月、三年，可数之费也；易于侣者，因童真之神清而明，炁完而足，用其护力而扶持，颠危昏眊者少也。斯谓之“四易”。

其炁已败于化精者，则必用炼精之工，故有四难，难亦时、工、财、侣也。难于时者，精已虚耗，无大药之生，必采炼精以补精，返炁而补炁，则真炁大药始有所生，多百日之关。如有年之愈老，则不能以百日而返足炁，亦不能以百日而止工也。难于工者，工曰百日，有期内、期外之不同。是以年之渐老，则用工渐多。如神已昏眊，必先养其清明；精炁已耗竭，必先养其充实。岂朝夕之力而能然哉？古人教人得之者早修，“莫待老来铅汞少”者，皆为此也。难于财者，以行道之期久，日费之积多，不可以数限也。难于侣者，用工日多，则给使令之久；扶颠危之专，遂致护道未终；或以日久功迟，而疑生厌心；或以身魔家难，而变轻道念。此往往有之者矣。

又观古人所谓“同志三人护相守”，又曰“择侣择财求福地”。而福地者，不过不逢兵戈之乱，不为豪强之侵，不近往来之冲，不至盗贼之扰。略近城市，易为饮食之需；必远树林，绝其鸟风之聒。屋不逾丈，墙必重垣，明暗适宜，床座厚褥。加以洁精芽茶、淡饭，五味随时，调养口腹，安静气体，亦易事耳，然亦古人之长虑也。

又有极口称为“财不难兮侣却难”者，是何也？盖为学道本皆智士，而每人品不同。或以德胜，而行道之心不专；或以志欲为仙，而德不足；或以始虽勤，而终则怠；或喜于谈笑，而问道若勤，其力行实悟全无有；或初一遇，待师家以杯茶，便问如何成黄芽；饮师家以杯酒，便问如何到了手；轻视如俚言之笑谭，即持谭笑之闻，认为得理；或以好胜务奇，而欲闻独异于人，称独胜于人，徒务知道而不行道。或有徒务博闻而唯自夸为能士，如遇一宾友曰能这件，则亦曰这我也能；遇一宾友曰能那件，则亦曰那个我也能。不论邪正是非，一概俱闻，实无学道、行道之志。又或有狡诈医士，谈学道而涉猎却病旁小坐功。遇富贵者，用药无功，又恐他人夺其主顾，故传以坐功而却病，为钩连擒拿之法耳，何有于学道之心？或本志不真学道，但借学道为芳名，而阴行不道之事；或以口称学道、知道、行道，而心实不学、不知、不行者；或以父母妻子恩爱太重，而道念亦重，欲割然修仙，则恩爱不能尽舍。欲系恋恩爱，又恐无常速到，失却千万亿劫难逢之道。此谓两持之心，而亦两失之心也。无常速到，道果得乎？恩爱在乎？所以行道、护道三人，须要决地立志，修德修道，于此前列假心学道数事，辨得分明，全无所犯，不妨道行，而后可称同志。

但侣之难于同志者，又有难于择者也。以同志者，未必出于一家一乡，而为两相素知。如一身之德行不臧者，暂遇之不识也；如一心之邪慝深邃者，面交之难察也；如祖父辈之基恶种祸者，远见之不及也。此皆上苍之必不付道者也，如何而能以一晤一言知择耶？假令即有全德坚志之士，必于学道修仙，于师家之逢，邂逅难于相信。所以难于相信者，又系认道不真，不素识其道德有无，果邪果正，而不敢轻于信也，此尤见侣之所以难也。

彼世人，遇区区奔走者于一倾盖间，而曰得遇仙、曰得遇侣，果何所得哉？觅师侣者，尤当以此为鉴戒。但后来修士，必于人道中，先修纯德，又能信奉真师，慎择贤友，精心修炼。于此《浅说》中语，一一勘得透彻，则长生不死、神仙、天仙、佛世尊，可计日而皆得矣。予又愿同志者共勉之！

先天后天二炁直论第一

冲虚子曰：昔读《玉皇心印经》云："上药三品，神与气精。"固然矣。然其间有秘密而当直论者，正有说焉。唯是神与精也，只用先天，忌至后天。而炁则不能无先、后天之二用，以为长生超劫运之本者。所以吕祖得"先天炁、后天气"之旨而成天仙也。

然所谓先天炁者，谓先于天而有，无形之炁，能生有形之天，是天地之先天也。即是能生有形之我者，生我之先天也，故亦曰"先天"。修士用此先天始炁，以为金丹之祖。未漏者，即采之以安神入定；已漏者，采之以补足，如有生之初，完此先天者也。

夫用此炁者，由何以知先天之真也？当静虚至极时，无一毫念虑，亦未涉一念觉知，此正真先天之真境界也。如遇混沌初分，即有真性始觉，真炁始呈，是谓真先天之炁也。修士于此下手，须要知采取真时，知配合真法，知修炼真机，而后可称真仙道。

所谓后天气者，后于天而有，言有天形以后之物，即同我有身以后有形者也。当阴阳分而动静相乘之时，有往来不穷者，为呼吸之气；有生生不已者，为交感之精。故曰“后天”。自呼吸之息而论，人之呼出则气枢外转而辟，吸入则气枢内转而阖，是气之常度也；自交感之精而论，由先天之炁动而为先天无形之精，触色流形，变而为后天有形之精，是精之常理也。皆人道，若此而已，后天而奉天者也。修士于此，须不令先天元精变为后天，又必令先天之精仍返还为始炁，是以后天气之呼吸，得真机而致者。

故于动静先后之际，用后天之真呼吸，寻真人呼吸处。一意归中，随后天气轴而逆转阖辟。当吸机之阖，我则转而至乾，以升为进也；当呼机之辟，我则转而至坤，以降为退也。修炼先天之精，合为一炁，以复先天者也。

世人乃不知先天为“至清至静”之称，所以变而为后天有形之呼吸者，此先天也；动而为先天无形之精者，亦此先天也；化而为后天有形之精者，亦此先天也。此顺行之理也。至于逆修，不使化为后天有行之精者，固此先天也；不使动为先天无形之精者，定此先天也；不使判为后天有形之呼吸者，伏此先天也。证到先天，始名“一炁”，是一而为三，三而复一。有数种之名，即有数种之用。故不知先后清浊之辨，不可以采取真气；不知真动真静之机，亦不可以得真炁。不知次第之用，采取之工，又何以言伏炁也哉？古人有言“药物”者，单以先天炁而言者也；有言为“火候”者，单以后天气而言者也。不全露之意也。有言“药即是火，火即是药”，虽兼先后二炁而言，盖言其有同用之机，药生则火亦生，用药则亦用火，故曰：即是亦不显露之意也。后来者何由得以明悟耶？修天仙者，不可以不明二炁之真。

药物直论第二

冲虚子曰：天仙大道喻金丹，金丹根本喻药物，果以何物喻药也？太上云：“恍恍惚惚，其中有物。”即吾身中一点真阳之精炁，号曰“先天祖炁”者是也。夫既名曰“祖炁”，则必在内为生气之根者，而又曰“外药”者，何也？盖古云“金丹内药自外来”，以祖炁从生身时，虽隐藏于丹田，却有向外发生之时，即取此发生于外者，复返还于内，是以虽从内生，却从外来，故谓之“外药”；炼成还丹，斯谓之“内药”，又谓“大药”。实止此一炁而已。

今且详言外药、内药之理，而所以名外药、内药之由。既曰“药本一炁”也，非有外、内之异，而何有外、内之名者？以初之发生，总出于身外，而遂曰“外药”。若不曰“外”，则人不知采之于外而还于内，将何以还丹？及精补精全，炁补炁足，神炁俱得定机。于此时发生大药者，全不着于外，只动于发生之地，因其不离于内，故曰“内药”。若不曰“内”，则人一概混求于外，则外无药，无所得，而阻于小果空亡，将何以化神？所以先圣不得已而详言内、外也。既有外、内之生，所以采之者亦异。盖外药生而后采者也，内药则采而后生者也。

此亦往圣之不轻言直论者。我今再详言之，以继世尊所为“重宣偈者”云。此炁在人，未有此身，即此炁以生其身。既有此身，则乘此炁运行以自生，故曰:修士亦惟聚炼此炁而求长生也。但其变化，虽在逆转一炁，而其为逆转主宰则在神。若念动神驰，引此炁驰于欲界，则元神散，元炁耗，变为后天有形之精。此精必倾，不可复留，亦不可复返，终于世道中之物而已，乃无益于丹道之物也。若人认此交姤之精为药，即为邪见。如遇至静至虚，不属思索，不属见闻觉知，而真阳之炁自动。非觉而动，实动而觉，觉而不觉，复觉真玄，即是先天宜用之药物。此时即有生化之机，而将发生于外者在。如天地之炁，过冬至而阳动，必及春而生物者然也。

故顺而去之，即能生人；逆而返之，则能生仙、生佛。修士最宜辨此一着。以先天无念元神为主，返照内观，凝神入于气穴，则先天真药，亦自虚无中返归于鼎内之炁根，为炼丹之本。古云“自外来”者如此。此外药之论也。将此药之在鼎者，以行小周天之火而烹炼之，谓之炼外丹。外丹火足药成，方是至足纯阳之炁，方可谓之“坎中满”者。曹还阳真人口授以采大药之景，及采大药之法者，正为此用也。

夫采之而大药生而来，斯固谓之得内药矣。或有采之而大药不生者，有三故焉:一者，或外丹已成，而采此药之真工不明，而不知所以采药之，故不得；二者，或小周天之火，传之真而行之不真，而外丹不成，虽知采之，而无药可采，故不得；三者，火传之真，行之真，而候不足，而药炁不至于纯阳，虽知采之而药不为之采，故亦不得。药之不可得，则不得曰“内药”也。采得此药以服食，而点化元神，张紫阳谓之“取坎填离”，正阳真人谓之“抽铅添汞”，只皆言得此内药也。欲将此炁炼而化神，必将此炁合神为炼，炼作纯阳之神，则有大周天火候在焉。当是时也，火自有火而至于无火，药自有药而至于无药，自纯阳炁之无漏以成纯阳神之无漏。而一神寂照，则仙道从此实得矣。皆药之二生之真、两采之真、两炼之真以所证者。

辨药者，为仙家之至要秘密天机，学者可不知辨哉！然古人但言药物，而不言辨法，不言用法，又不言采时、采法，一药之虚名在于耳目之外，故后人无以认真。我且喻言之：如一草一木之为药，有生苗之时，有华实之时，自一根而渐至成用者如此。真阳之药，自微至著，采而用为修炼者，亦如此。

我所以直言此论者，正以申明古人所谓“药生有时”，令人人知辨而知用也。世人见此论而信不及者，则将何处得真阳？将指何者为真药物哉？吾愿直与同志者共究之，慎毋信邪说淫精不真之药物为误也。

鼎器直论第三

冲虚子曰：修仙与炼金丹之理同，圣圣真真，无不借金丹以喻明夫仙道。仙道以神炁二者而归复于丹田之中以成真，金丹以铅汞二者而烹炼于炉鼎之内以成宝。故神炁有铅汞之喻，而丹田有鼎器之喻也。

是鼎器也，古圣真本为炼精、炼炁、炼神所归依本根之地而言也。世之愚人，遂专于炼铅、炼汞，而堕弃其万劫不可得之人身。妖人淫贼遂妄指女人为鼎，指淫垢为炼药，取男淫精、女淫水败血为服食，诳人自诳，补身接命。而误弃其性命本自有之真宗，尽由鼎器之说误之也。一鼎器之名，而迷者与悟者判途，敢不明辨而救之哉！

夫是鼎器也，为仙机首尾归复变化之至要者也。若无此为归复之所，而持疑无定向，则神何以凝精炁归穴耶？然鼎器犹是古来一名目也。不知身中所本有者，有乾坤炉鼎之喻，亦有内鼎、外鼎之称者。言外鼎者，指丹田之形言也；言内鼎者，指丹田中之炁言也。以形言者，言炼形为炼精化炁之用，故古云“前对脐轮后对肾，中间有个真金鼎”者是也；以炁言者，言炼炁为炼炁化神之用，故古云“先取白金为鼎器”，又曰“分明内鼎是黄金”。言白言黄，皆言所还之炁是也。

兹再扩而论之，无不可喻鼎器者。当其始也，欲还先天真炁，惟神可得。则以元神领炁，并归向于下丹田，而后天呼吸皆随神以复真炁，即借言"神名内鼎"者也可。若无是神，则不能摄是炁。而所止之下田为外鼎者，又炁所藏之本位，即所谓"有个真金鼎"之处。必凝神入此炁穴，而神返身中炁自回。炁所以归根者，由此也。及其既也，欲养胎而伏至灵元神，惟炁斯可。则以先天元炁相定于中田，似为关锁。而神即能久伏、久定于中，即如前言"炁名内鼎"者也可。若无是炁，则不能留是神。而所守之中田为外鼎者，又神所居之本位。故神即静定而寂照者，如此也。尽皆颠倒立名，以阐明此道耳。故吕仙翁又曰"真炉鼎、真橐籥"。知之真者，而后用之真；用之真者，而后证果得其真。岂有还丹鼎器之所当明者而可不实究之耶？又岂有取诸身外而可别求为鼎器者耶？昔有言"总在炁圣性灵而得"者，斯言亦得之矣。夫还神摄炁，妙在虚无，必先有归依，方成胜定。

此鼎器之辨，不可忽也。

火候经第四

冲虚子集说《火候经》，曰：天仙是本性元神，不得金丹，不能复至性地而为证；金丹是真阳元炁，不得火候，不能采取烹炼而为丹。故曰：全凭火候成功。昔我李祖虚庵真人云："饶得真阳决志行，若无真火道难成。周天炼法须仙授，世人说者有谁真？"且谓上古圣真，不立文字，恐人徒见而信受不及；中古圣人，借名火候而略言之，而世又不解知。及见薛道光言"圣人不传火"，遂委于不参究。虽有略言者，亦不用，竞取信于妖人之口而已。我故曰："火候谁云不可传？随机默运入玄玄。达观往昔千千圣，呼吸分明了却仙。"岂不见陈虚白曰："火候口诀之要，当于真息中求之。"《灵源大道歌》云："千经万论讲玄微，命蒂由来在真息。"陈致虚曰："火候最秘，其妙非可一概而论，中有逐节事条。"可不明辨之乎？

张紫阳曰："始于有作无人见，及至无为众始知。但信无为为要妙，孰知有作是根基？"纯阳真人曰："一阳初动，中宵漏永。"魏伯阳真人曰："晦至朔旦，震来受符。"陈朝元曰："凡炼丹，随子时阳气生而起火，则火力方全。余时起火不得，无药故也。"陈泥丸曰："十二时辰须认子。"白玉蟾曰："月圆口诀明明语，时子心传果不讹。"彭鹤林曰："火药元来一处居，看时似有觅时无。”予老祖师李虚庵真人曰：“一阳动处初行火，卯酉封炉一样温。”此皆言药生即是火生，以明采药起火之候也。

正阳真人曰：“结丹火候有时刻。”萧紫虚曰：“乾坤橐籥鼓有数，离坎刀圭采有时。”王鼎真人曰：“入鼎若无刻漏，灵芽不生，时候不正，有何定其斤两升降哉？”《玄学正宗》曰：“刻漏者，出入息也。”广成子曰：“人之反覆呼吸彻于蒂，一吸则天气下降，一呼则地气上升，我之真炁相接也。”予师曹还阳真人曰：“子卯午酉定真机，颠倒阴阳三百息。”张紫阳曰：“刻刻调和，真炁凝结。”薛道光曰：“火候抽添思绝尘，一爻看（音刊）过一爻生。”陈泥丸曰：“天上分明十二辰，人间分作炼丹程。若言刻漏无凭信，不会玄机药不成。”又曰：“百刻之中，切忌昏迷。”陈希夷曰：“子午功，是火候，两时活取无昏昼。一阳复卦子时生，午后一阴生于姤。三十六，又廿四，周天度数同相似。卯时沐浴酉时同，火候足时休恣意。”许旌阳曰：“二百一十六，用在阳时；一百四十四，行于阴候。”金谷野人曰：“周天息数微微数，玉漏寒声滴滴符。”《真诠》曰：“火候本只寓一气进退之节，非有他也。真火之妙在人，若用意紧则火燥，用意缓则火寒，勿忘勿助，非有定则，尤最怕意散，不升不降，不结大丹。”王果斋曰：“口不呼，鼻不吸，橐天籥地徐停息。巽风离火鼎中烹，直使身安命方立。”陈泥丸曰：“行坐寝食总如如，唯恐火冷丹力迟。”纯阳老祖曰：“安排鼎灶炼玄根，进退须明卯酉门。”正阳老祖师曰：“旦暮寅申知火候。”又曰：“沐浴脱胎分卯酉。”又曰：“沐浴潜藏总是空。”《〈悟真篇〉注疏》曰：“子进阳火，息火谓之沐浴；午退阴符，停符亦谓之沐浴。”正阳老祖曰：“果然百日防危险。”萧紫虚曰：“防火候之差失，忌梦寐之昏迷。”《天尊得道了身经》曰：“调息绵绵，似有如无，莫教间断。”张紫阳曰：“谩守药炉看火候，但安神息任天然。”石杏林曰：“定里见丹成。”紫阳曰：“火候不用时，冬至不在子。及其沐浴时，卯酉时虚比。”又曰：“不刻时中分子午，无爻卦内定乾坤。”此皆言炼药行火，小周天之候也。

《心印经》曰：“回风混合，百日工灵。”正阳老祖曰：“丹熟不须行火候，更行火候必伤丹。”崔公曰：“受炁足，防危凶，火候足，莫伤丹。”紫阳曰：“未炼还丹须速炼，炼了还须知止足。若也持盈未已心，不免一朝遭殆辱。”萧了真曰：“切忌不须行火候，不知止足必倾危。”此皆言丹成止火之候也。故陈致虚亦有云：“火候者，候其时之来，候其火之至，看其火之可发，此火候也；慎其火之时到，此火候也；察其火之无过不及，此火候也；明其火之老嫩温微，此火候也；若丹已成，急去其火，此亦候也。天仙九还丹火之秘候宜此。”若此数者，炼精化炁之候备矣。

予故曰：自知药生，而采取封固、运火周天，其中进退颠倒、沐浴呼嘘、行住起止，工法虽殊，真机至妙，在乎一气贯真炁而不失于二绪，一神驭二炁而不少离于他见。三百周天数，犹有分余象闰数。一候玄妙机，同于三百候，方得炁归一炁，神定一神，精住炁凝，候足火止，以为入药之基，存神之舍也。而道光薛真人乃有“定息采真铅”之旨。既得真铅大药服食，正阳谓之“抽铅”；即行火候炼神，谓之“添汞”。若不添汞行火，则真炁断而不生；若不炼神，则阳神不就，终于尸解而已。

故《九转琼丹论》云：“又恐歇气多时，即滞神丹变化。”纯阳真人云：“从今别鼓没弦琴。”紫阳曰：“大凡火候，只此大周天一场大有危险者，切不可以平日火候例视之也。”广成子曰：“丹灶河车休矻矻矻（音恰），鹤胎龟息自绵绵。”白玉蟾曰：“心入虚无行火候。”范德昭曰：“内气不出，外气不入，非闭气也。”白玉蟾又曰：“上品丹法无卦爻。”彭鹤林曰：“若到丹成须沐浴。”正阳老祖真人曰：“一年沐浴防危险。”又曰：“不须行火候，炉里自温温。”王重阳真人老祖曰：“圣胎既凝，养以文火，安神定息，任其自然。”道光曰：“一年沐浴更防危，十月调和须谨节。”陈虚白曰：“火须有候不须时，些子机关我自知。”紫虚曰：“定意如如行火候。”又曰：“看时似有觅时无。”又曰：“不在呼嘘并数息，天然。”又曰：“守真一，则息不往来。”古云：“《火记》六百篇，篇篇相似采真铅。”马丹阳曰：“工夫常不间，定息号灵胎。”石杏林曰：“不须行火候，又恐损婴儿。”《中和集》曰：“守之即妄，纵又成非，非守非忘，不收不纵，勘这存存存的谁？”鹤林曰：“及至打熬成一块，试问时人会不会？不增不减何抽添，无去无来何进退？”我祖师张静虚真人曰：“真候全非九六爻，也非颠倒非进退。机同沐浴又还非，定空久定神通慧。”丘长春真人曰：“息有一毫之不定，命非己有。”此皆言炼炁化神、十月养胎，大周天之火候也。

予亦曰：“大周天之火，不计爻象，固非有作，温温相续，又非顽无。初似不着有无，终则全归大定。切不可执火为无，以为自了，则落小解之果；又不可住火于有，以为常行，则失大定之归。将有还无，一到真定，则超脱出神，飞升冲举之道尽矣。”

若此天机，群仙直语，固非全露。然散之则各言其略，集之则序言其详。完全火候，不必尽出予之齿颊。而此集出世，则为来劫万真火经根本，后来见者自能从斯了悟，不复疑堕旁门，而胎神自就，阳神自出，劫运自超矣。

但于出神之后，炼神还虚九年之妙，虽非敢言，而《中和集》曰："九载三年常一定，便是神仙。"亦且言之矣。实非世学所能轻悟轻用者，必俟了道之士，以虚无实相而用之。第不可以一乘既得，遂妄称了当，不行末后还虚，则于神通境界，毕竟住脚不得，后来者共勉之！

豫章三教逸民丘长春真人门下第八派分符领节受道弟子冲虚子伍守阳

书于旌阳谶记千二百四十二年之明时万历乙卯春日云

炼己直论第五

冲虚子曰：诸圣真皆言最要先炼己。谓炼者，即古所谓苦行其当行之事曰炼，熟行其当行之事曰炼；绝禁其不当为之事亦曰炼，精进励志而求其必成亦曰炼；割绝贪爱而不留余爱亦曰炼，禁止旧习而全不染习亦曰炼。

己者，即我静中之真性，动中之真意，为元神之别名也。然必先炼己者，以吾心之真性，本以主宰乎精炁者，宰之顺以生人，由此性；宰之逆以成圣，亦由此性。若不先为勤炼，熟境难忘，焉能超脱习染而复炁胎神哉？

当未炼之先，每出万般变幻，而为日用之神，犹且任精任炁，外驰不住。古云："未炼还丹先炼性，未修大药先修心。"盖为此而言也。能炼之者，因耳逐声而用听，则炼之于不闻；目逐色而用观，则炼之于不见；神逐感而用交，则炼之于不思。平常日用必须如是先炼，则己念伏降，而性真纯静。及至炼炁炼神，则不被境物颠倒所弄，采药而药即得，筑基而基即成，结胎而胎必脱，方名复性之初，而炼己之功得矣。有不得其先炼者，当药生之时，不辨其为时；炼药之候，不终其为候。药将得，或以己念而复失；神将出，或以己念而复堕。欲其炁之清真，己不纯，必不得其清真；欲其神之静定，己未炼，必不得其静定。或遇可喜而即喜，或遇可惧而即惧；或遇可疑而即疑，或遇可信而即信。皆未炼己之纯也。

又有内本无，而妄起一想念，谓之内魔障。或有生此而不知灭，不能即灭者；或有灭其所生，而复生复灭者，皆障道。必炼己者，而后能生灭灭已。又有外本无，而偶有一见一闻，谓之不宜有之外魔障。或用见用闻，与之应对，而不即远离者，亦障道。必先炼己者，而后能无见无闻。此己之所以不可不先炼也。

昔有一人，坐中见承尘板上一人跳下，立于前，没入于地，复从地涌出，立于前。见其神通变化，而认为身外身，不识为身外之天魔，即为魔所诱动。出圜而远叩丘祖，祖曰："见者不可认。"乃不知信。又谒郝祖，祖曰："丘哥说者便是。"惜乎犹不知信，不复更居圜中，而废前功矣。此亦己未炼纯之证也。昔丘祖坐于崖下，崖石坠压折肋，知是天魔，祖不为之动。如是当过五番，不动一念。直证阳神出现，见山河大地，如在掌中。此得炼己性定之显案也，并书以励同志。

筑基直论第六

冲虚子曰：修仙而始曰筑基。筑者，渐渐积累增益之义；基者，修炼阳神之本根，安神定息之处所也。基必先筑者，盖谓阳神，即元神之所成就纯全而显灵者，常依精炁而为用。精炁旺，则神亦旺而法力大；精炁耗，则神亦耗而弱。此理之所以如是也。欲得元神长住而长灵觉，亦必精炁长住而长为有基也。自基未筑之先，元神逐境外驰，则元炁散、元精败，基愈坏矣，所以不足为基。且精之逐于交感，年深岁久，恋恋爱根，一旦欲令不漏而且还炁，得乎？此无基也。炁之散于呼吸，息出息入，勤勤无已，一旦欲令不息而且化神，得乎？此为基也。神之扰于思虑，时递刻迁，茫茫接物，一旦欲令长定而且还虚，得乎？此无基也。古人皆言"以精炼精、以炁炼炁、以神炼神"者，正欲为此用也。是以必用精、炁、神三宝合炼，精补其精，炁补其炁，神补其神，筑而成基。唯能合一则成基，不能合一则精、炁、神不能长旺，而基即不可成。及基筑成，精则固矣，炁则还矣，永为坚固不坏之基而长生不死，证人仙之果矣。为出欲界升色界之基者，以此；为十月神定之基者，以此；而九、十月不昏睡者，有此基也；十月不饮食、不寒暑者，有此基也；十月神不外驰而得入大定者，有此基也。所以炼气而气即定，历百千万亿劫而绝无呼吸一息；炼神而神即虚，历百千万亿劫而不昏迷一睡，亦不散乱一驰。与天地同其寿量者，基此。与圣真齐其神通灵应者，基此；此所谓阳神之有基者。基成，由于阳精无漏而名"漏尽通"。不然，无基者即无漏尽通矣。虽证入神通，不过阴灵之性，五通之果，宅舍难固，不免于死此而生于彼。若有秘授，躲横生而择竖形者，犹且易姓改名，虚负今生矣，阴神何益哉？阳神之基，可不亟筑之哉？可不急究之哉？世有以淫姤败基者，反诳人曰"采补筑基"，欺骗愚夫，共为淫乐。一遇淫媾，而精无不损者，炁无不耗者，神无不荡者，基愈灭矣，直误至于死，而后知彼淫邪术假之悖正道，可不戒之哉！

炼药直论第七

冲虚子曰：仙道以精、炁、神三元为正药，以炼三合一，喻名炼药。其理最精微，其法最秘密。昔钟离曾十试于吕祖，丘祖受百难于重阳，我伍子切问二十载于曹还阳，方才有得。是以世之茫然学道者，及偶然漫谈者，皆不知何者是真药？而何法为真炼？徒然空说向自己身心中而求，实不知有至静之真时、真机也。夫至静之真时者，是此身心静极，即所喻亥之末、子之初也。阴静极必有阳动，则炁固有循环真机，自然复动，此正先天无形元炁，将动而为先天无形之元精时也。即此先天无形之精，便名药物。既有药炁生机，必有先天得药之觉。即以觉灵为炼药之主，以冲和为炼药之用，则用起火之候以采之。

须辨药之老嫩，采之嫩则炁微而不灵，不结丹也；采之老则气散而不灵，亦不结丹也。得药之真，既采归炉，则用行火之候以炼之。药未归炉而先行火，药竟外耗而非为我有，不成大药；药已归炉，而未即行火，则真炁断而不续，亦不成大药。若肫肫然加意于火，则偏着执于火而药消耗；若悠悠然不知有火，则迷散失于火而药亦消。皆不成大药。若火间断，而工不常，虽药将成而复坏；若久执行火而不知止足，虽药已成而亦坏。皆不得服食。

后世圣真修此，必使神气相均相合，火药适宜，以呼吸之气，乘真炁为动静；以真炁之动静，定真息之根基。则火药既不着于一偏，又无强执纵失之患。如此而炼，方得小周天之妙理，方成长生之大药，始名外金丹成也。祖祖真真，服食飞升之至宝，乃最上上之玄机，最宜参悟而精修者也。

得此真药服食，自可进修，行大周天之火候。以炼炁化神，炼炁而息定，化神而胎圆，阳神升迁于天门而出现，神仙之事得矣，中关十月之事完矣。其后面壁还虚，九年一定，以神仙而顿悟性于无极，形神俱妙，总炼成一个不坏清虚圣身。皆由炼药合仙机，而得成丹成神者之所至也。

故凡大修行上关大成事，必如此则毕矣。于此毕法中，始于百日炼药而成服食者，无量寿之地仙也；中而十月炼成脱胎出阳神之果者，超出阴阳之神仙也；终而九年面壁，炼成还虚之果者，超出尽天地劫运之天仙也。

有仙缘者，遇此《天仙正理直论》，其亦斋心以识之。

伏气直论第八

冲虚子曰：人之生死大关，只一气也；圣凡之分，只一伏气也。而是伏义，乃为藏伏，而亦为降伏。唯能伏气，则精可返，而复还为先天之炁；神可凝，而复还为先天之神。所以炼精者，欲以调此气而伏也；所以炼神者，欲以息此气而伏也。始终向上之工，只为伏此一口气耳。所以必伏，而始终皆伏者，是何故？盖当未生此身之时，就二炁初结之基在丹田，隐然藏伏为气根。久伏于静，则动而生呼吸，是知由静伏而后生呼吸之气以成人道者，曰顺生也。而是逆修，曰成仙者，当必由呼吸之气而返还，藏伏为静。此气伏、伏气之逆顺理也。及呼吸出于口鼻，而专为口鼻之用，真气发散于外，遂至滞损此气则为病，耗竭此气则为死。盖不知伏为所以复之故，而亦不知行其所以伏，安保其能久生而超生死于浩浩劫之外耶？

有等妄言伏气者，而不知伏气真机，终日把息调，而口鼻之呼吸尤甚；痴心执闭息，而腹中之逼塞难容。哀哉！此妄人之为也，安见其气之伏而静定也？昔丘祖云："息有一毫之不定，命非已有。"而伏气之要，正修士实用所以证道之工也。但此天机之妙，绝与世法不同。古人托名"调息"者，随顺往来之理，而不执滞往来之形，欲合乎似无之呼吸也；托名"闭息"者，而内则空空，如太虚无物，欲合于无极中之静伏也。

总之，为化炁化神之秘机。古人云"长生须伏气"，故自周天而历时、日、年、劫，惟伏此气。此气大定，则不见其从何而伏始，亦不见其从何而伏终。无始无终，亘万古而无一息，与神俱虚俱静，斯谓之形神俱妙之境也。唯闻天仙正道者，方能识得此理；唯有三宝全功者，方能行及此工。有大志圣真，请究之而实悟之。

胎息直论第九

冲虚子曰：古《胎息经》云："胎从伏气中结，炁从有胎中息。"斯言为过去未来诸神仙天仙之要法也，予愿再详译而直论之。夫人身初时，只二气合一，为虚空中之炁而已，无胎也，亦无息也。因母呼吸而长为胎，因胎而长为息。及至胎全,妙在随母呼吸而为呼吸。所以终日呼吸而不逼闷,此缘不由口鼻呼吸,只脐相通,故能似无气息一般,此正真胎息景也。离胎而息即断,无母脐与子脐相通,不得不向自身口鼻起呼吸,即与胎中呼吸同,而暂异其窍耳。逆修返还之理,安得不以我今呼吸之息,而返还为胎中息耶?凡返还呼吸时,以口鼻呼吸之气,而复归于胎息之所,如处胎息之时,渐渐炼至胎息亦真无。真无者,灭息尽之义也。方是未生时,而返还于未有息、未有胎已前之境界,不落生死之途者矣。

所以得如此者,亦非蓦然无所凭依配合,便以呼吸归中而可胎息者。所谓孤阴不成者,此亦其一也。必要有先天炁机发动之时,又有元灵独觉及呼吸相依,三宝会合,已先炼成大药者,而转归黄庭结胎之所。于此之时,而后以胎息养胎神,得神炁乘胎息之气在中一定,即是结胎之始,正《入药镜》所谓"初结胎,看本命"而得者。虽似有微微呼吸,若在脐轮,而若不在脐轮在虚空,正《度人经》所谓"元始悬一粒宝珠,去地五丈",如世尊之前,"地涌之宝塔在虚空中"等语,皆是也。皆用运旋○●,以渐至成胎,顿然绝离口鼻,不存呼吸,灭却有作,恰然处胎相似。而胎中之息,始虽似有,而终绝无,即是真胎息,所以成阳神者。

如是而久久无间断,绵绵密密,无时无刻,而不是在胎中无息之景,真证阳神大定,绝无动静起灭,即是胎圆,乃返还到如母胎初结一炁,未成我而未分精炁与神之时,正《入药镜》所谓"终脱胎,看四正"而得者。胎息还神,固曰:"毕矣。"毕其十月中关之事,神仙之证也。犹有向上田炼神还虚而证天仙者,在所必当知。故迁神于上田而出天门,以阳神之显见者,倏出倏入,何也?当前之十月之内,而或有出者,是不宜出之出也。由六根之为魔而妄出,妄出则神走而着魔境,而息亦走,着于口鼻。必急入,则依于息而归胎。此时之出,是当出而出也。故起一出念,而出阳神于天门。若出之久,恐神迷失而错念,故即入上田,而依于虚无之定所,以神既出胎,喻同人生之幼小,须三年乳哺者,以定为乳哺也。又言九载三年一定者,言出定之初,时而入定,以完成还虚之天仙也。证到至虚至无,即证天仙矣。然是定也,入定时多而出定时少,又宜出之勤而入之速也。我故曰:出定之初,即为入定之始也。虽天仙已证,亦无不定之时也。故世尊亦曰:"虚空界尽,我此修行,终无有尽。"正如此也。至于终天地之后,超过劫运,亦无不定之时也。此犹仙佛以上,无仙无佛之妙境,而天仙佛之至者也。后来圣真,共知之,共证之。

《直论》起由

予作《天仙正理直论》，仅仅九章，完全画出一个天仙样子，令有缘有志者见为顿悟。非敢曰轻泄天机，妄拟无罪，只为度尽众生，为自度计者，于是冒干天谴而直论。亦缘我老祖师张静虚真人得道后曰："今日四大部洲，全无半个人儿知道，今当广开教门。"奉此仙旨故也。历十五年间，再传而递言于予。予初若为骇闻，而久之，真见同世斯人，不同闻斯道，故作此以指引后来。

凡我丘祖门下符节正传弟子，得师口诀，凡药生内景、采药真工、行火工、止火景、采大药工、得大药景、三关工、服食工、守中理、出神景、出神收神法、炼神还虚理，历历秘授。闻人世所不知，见凡书所不载，当下工修炼时，更以《直论》相印师言，得了然无疑无碍，直证天仙，唯我作书助道之一愿也。后来圣真未及得正传者，尤当从斯入悟，究其逐节工景违合，则不为妖人邪说所惑矣。

如有真志精修，不参此论，是自绝于仙佛正道者也。窃谭此论而行邪行以诳世者，天律王章共诛之。并揭禁誓书末，以为诵书者知诫。

后跋

冲虚子跋云：道为天仙之秘机，凡夫之罕见。或百劫百年一传于世，或片言数语密度于人，三口不谈，六耳不闻，不经纸笔，何敢浅其说、直其论，而谆谆然数万言为镌哉？此大罪也。

曾见一人，截然向道，而竟无觅处；举世多人谈道，而悉堕旁门。谓道不在世，而人必误陷于邪者也有；谓人心自邪，不求闻道，而规正者也有。借令百劫百年生一圣真，将何入悟？所以得圣真于学者，必由此论；得圣真于师者，亦必由此论。

故钟离云："吾之求人，甚于人之求我。"人不及于求我，我不及于求人，乃以一笔救天下后世迷。然而迷自轩辕氏御女保生之术一倡，而真伪争途四千余年矣。真者，幸有天降异传而作仙佛；伪者，自愈炽说，遍天下而迷人。以此大迷之世，而论说之宜直、宜浅，其可少乎哉？泄论说之功，岂不大哉？然泄道未必无干于天罪，敢望曰天不之罪而故意冒干之耶？即此一点破家学道、慈心救世之为功抑可赎罪哉？得悟于天下后世劫，独超出大迷而为圣、为真者，又可无此泄道功之报哉？

见此者，幸毋谓我一见是书已尽见其道。见之固易，而生易见之心，靡不亦自轻易视其性命。毋谓我一见书，便见此道实可易行，正遂我畏难之心。即此易行而易行之，自执善悟，不求师而按图索骏，焉能了悟到至玄至妙之真实处而修证性命？尤毋谓盗此为说，言可应世，理可惊人，足以师任之于己，以徒视乎其人。有此诳人之心，为障为碍，耻于低头实学，竟不自悟、自修、自证，而亦不免于失性命。

于是三者能不肯犯，诚心参悟，即《直论》以究仙理，征《直论》以印师传。真修实悟，证圣证真，斯不负我染笔时一字一泣，为终天地劫运之圣真直而论，将流行于天地之终，而度尽仙佛种子，为圣为真、成仙成佛之心也欤！

采取外药之图

採取外藥之圖
天上分明十二辰
人間分作煉丹程
若言刻漏無憑信
不會玄機藥不成

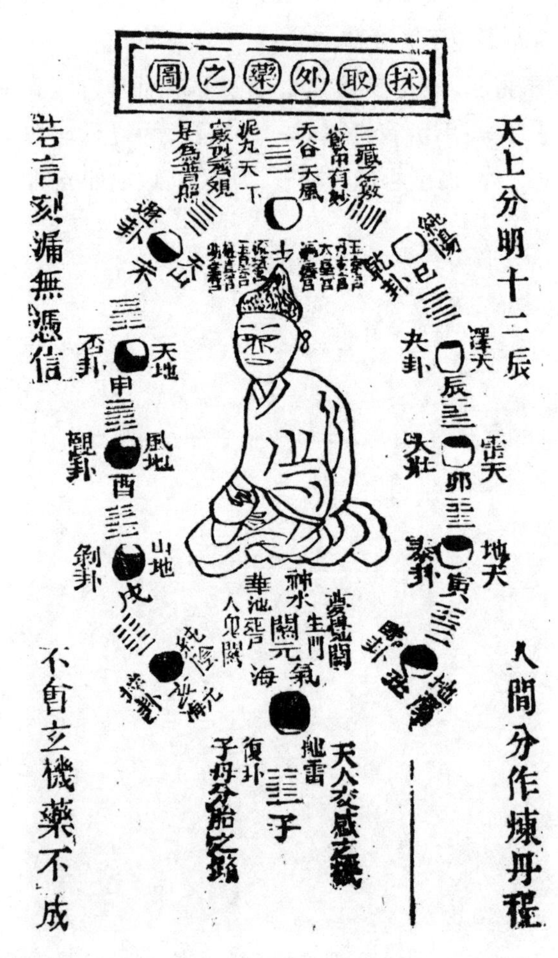

（采自《天仙直论长生度世内炼金丹诀心法》）

伍真人丹道九篇

（秘法天机）

《伍真人丹道九篇》缘起

明·伍冲虚

冲虚子于万历乙卯，初传吉王太和殿下百日炼精口诀；越七载，至天启壬戌，再传以采大药口诀；又六年，至崇祯戊辰，三传之以五龙捧圣口诀。复求传仙佛合宗全旨，未允。越四载，至壬申，始允度之，遂将仙佛合宗玄妙全旨，尽泄于示谕之间。更将邱祖门下正传符节，亦传付之。因其问之审而答之详，集成九章，乃嘱之曰："此实宣扬皇天之至宝，必遇同德同志，及祖父仁贤之辈，方可度之，慎勿妄传匪人也。"

时大明崇祯十三年庚辰春邱祖门下第八派分符领节弟子冲虚伍守阳识

《伍真人丹道九篇》序[①]

仙宗果位，了证长生；佛宗果位，了证无生。然而了证无生，必以了证长

---

① 按：此篇序与仙宗本相较，略有不同，兹录仙宗本以作比较："冲虚子自序曰：仙宗果位，了证长生；佛宗果位，了证无生。然而了证无生，必以了证长生为宾指（实诣）；了证长生，必以了证无生为终始。所谓性命双修者也。今我述斯宗，厥意在仙宗，其佛宗不过带言而已。名曰《合宗》者，欲使天下后世同志、圣真，知性命双修为要也。向作《天仙正理直论》九章，一以阐明《直论》未宣之秘法，一有罄口传未悉之天机。有是目录，而玄中之玄、妙中之妙，炳若日星矣。得斯录者，精进修持，成仙成佛，庶不负我度人之苦心也欤！大明万历中睿帝阁下吉王国师维摩大夫三教逸民南昌县僻邪里冲虚子伍守阳述。"

生为实诣；了证长生，尤必以了证无生为始终。所谓性命双修者也。斯录阐发仙宗，而以佛宗为印证，故名曰《合宗》。无非使天下后世，知性命双修为要也。向作《天仙正理直论》九章，敷陈仙理，次第详明。兹复述《仙佛合宗语录》九章，一以阐《直论》未泄之秘法，一以罄口传未泄之天机。有是录，而玄中之玄、妙中之妙，炳若日星矣，得者永宝之。

最初还虚第一

太和问云："《直论》中言：'炼己先务，有当禁止杜绝之端。'又言：'不炼己，有难成玄功之弊。'可谓详言炼己之要矣。昨又言：'最初炼己，不过导其入门，仍要还虚，方入阃奥。'敢请还虚之理何谓也？"

曰①："儒家有执中之心法，仙家有还虚之修持。盖中即虚空之性体，执中即还虚之功用也。惟仙佛种子，始能还虚尽性，以纯于精一之诣。② 若夫人心，则戾其虚空之性体，冲冲不安，流浪生死，无有出期。故欲修仙体者，先须成载道之器；欲成载道之器，必须尽还虚之功。虚也者，鸿濛未判以前，无极之初也。斯时也，无天也，无地也，无山也，无川也，亦无人我与昆虫草木也。万象空空，杳无朕兆，此即本来之性体也；还虚也者，复归无极之初，以完夫本来之性体也。"

曰③："然则何所修持，始尽还虚之功也？"

曰④："还虚之功，惟在对境无心而已。于是见天地，无天地之形也；见山川，无山川之迹也；见人我，无人我之相也；见昆虫草木，无昆虫草木之影也。万象空空，一念不起。六根大定，不染一尘。此即本来之性体完全处⑤也。如是还虚，则过去心不可得，现在心不可得，未来心不可得。顿证最上一乘，又何必修炼己之渐法也哉？佛宗云：'无相光中常自在。'又云：'一念不生全体现，六根才动被云遮。'合此宗也。"

---

① 曰，仙宗本、书业本作"伍子曰"，后同。

② 诣，仙宗本、书业本作"至诣"。

③ 曰，仙宗本、书业本作"问曰"。

④ 曰，仙宗本、书业本作"答曰"。

⑤ 处，仙宗本无此字。

真意第二

问云：《直论》中所谓‘返观内照，凝神入于炁穴’。敢求详示返观内照之旨。”

曰：“返观内照，即真意之妙用也。盖元神不动为体，真意感通为用。元神、真意，本一物也。言神，可也；言真意，亦可也。真意即虚中之正觉，所谓‘相知之微意’是也。返观内照者，返回其驰外之真意，以观照于内也。炼精之时，真意观照于炼精之百日；炼炁之时，真意观照于炼炁之十月；炼神之时，真意观照于炼神之三年。此返观内照之大旨也。”

曰：“凝神入炁穴之大旨又何谓也？”

曰：“炼精之时，有行、住、起、止之工。行则采取如是○，即运息以合神炁之真意也；住则封沐如是○，即停息以伏神炁之真意也；起则采封之后，真意运息，合神炁于十二时中，自子时而起火也；止则象闰之后，真意停息，合神炁于本根，还虚而止火也。可见行、住、起、止，悉皆元神凝合于炁中，不谓之‘凝神入炁穴’，不可也。犹未已也。当大药服食之后，务宜定觉于庭穴[1]之虚境，虽周三千六百时之天，未尝一瞬息离于结胎之所，不谓之‘凝神入炁穴’，不可也。然真意有动静兼用之功，有专静不动之功，尤不可不知也。何为动静兼用之工？初关炼精，真意采炼属动，封沐属静；三年哺乳，真意出收属动，归宫还虚属静。此动静兼用之功也。何为专静不动之工？中关炼炁，惟神意定觉于庭穴[2]之虚境，为结胎之主。但任督二炁自然之有无，而不着意于二炁之有无。可见十月常[3]静，未尝移易毫发许也。此专静不动之工也。更进而论之，三年乳哺，已造还虚之极，虽真意一出一收，而实不着意于出收。则是出亦静，收亦静，谓之‘专静不动’，亦可也。”

曰：“动静适宜，自合妙机。倘失真意，其弊云何？”

曰：“炼精之时，若失真意，则无以招摄二气合神归定于玄根，以妙积元阳之用；炼炁之时，若失真意，则无以保护二炁归定于胎中，以证纯阳之果；

---

① 庭穴，仙宗本作“黄庭”。

② 庭穴，仙宗本作“黄庭穴”。

③ 常，底本作“尝”，据仙宗本改。

炼神之时，若失真意，则无以迁神归定于泥丸。复戒慎出入于天门，以施乳哺之功。予向有一颂云：'阳气生来尘梦醒，摄情合性归金鼎。运筹三百足周天，伏气四时归静定。七日天心阳来复，五龙捧上昆仑顶。黄庭十月足灵童，顶门出入三年整。屈指从前那六工，般般真意为纲领。九年打破太虚空，跨鹤乘鸾任游骋。'此予总颂阳关三叠，咸不离夫真意，真意之用大矣哉！然须知真意不涉较量，一涉较量，即非真意矣。佛宗云：'拟议即乖，较量即错。'合此宗也。"

水源清浊真丹幻丹第三

问云："《直论》中有'不知先后清浊之辨，不可以采取真炁'。何谓也？"

曰："先后清浊，即水源之辨，真丹、幻丹之所由别也。"

曰："既云丹，均是阳精所成，何有真幻之别也？"

曰："水源既有清浊之殊，则成丹不无真幻之别。若筑基昧此，则违真从幻，往往有之矣。今为尔详辨之：凡有念虑存想、知见睹闻，皆属后天，所谓浊源也。阳精从此浊源中生，因而采封炼止，纵合玄妙天机，终成幻丹，以其水源不清也。若夫无念无虑，不识不知，虚极静笃时，即属先天，所谓清源也。阳精从此清源中生，于焉采封炼止，兼合玄妙天机，遂成真丹，以其水源不浊也。凡阳精从清源中生，即须采而炼之；倘阳精从浊源中生，弃之不采可也。诚能最初还虚，则采炼阳精，悉就真丹，自无幻丹之谬矣。古云'炼药先须学炼心'，诚有鉴于水源之宜清也。佛宗云：'心浊不清，障菩提种。'合此宗也。"

火足候、止火景、采大药候天机第四

问云："《直论》中所谓'三百周天，犹有分余象闰数。一候玄妙机，同于三百候'。义旨云何？"

曰："此言火足之候也。所谓三百周天者，三百妙周之限数也。欲人知火足之候，在得玄妙机之周天，满三百候之限数也。凡行小周天之火，有善于行火者焉，有不善于行火者焉。善于行火者，水源清真，采封如法，炼止合度，心不散乱，意不昏沉，以至三百息数，混合神炁，贯串始终。此一周天，乃得玄妙机之周天也。不善于行火者，或水源凡浊，或采封违法，炼止失度，因昏沉散乱，以至三百息数，断而复连，神炁不均，时离时合。此一周天，乃失玄妙机之周天也。除失玄妙机之周天不计外，独计得玄妙机之周天，要满三百候之限数，方为火足之候、止火之候，此积于内者也。犹有龟缩不举、并阳光二现[①]之景，皆为火足之候、止火之候，此形于外者也。故佛有'倒却门前刹竿着'之句，又有'成就如来马阴藏相'之句，皆为龟缩不举之明证也。又有"宝胜如来放光动地'之句，亦为阳光发现之明证也。"

曰："阳光发现之时，从何处而现？"

曰："两眉间号曰明堂，阳光发现之处也。阳光发现之时，恍如掣电，虚室生白是也。当炼精之时，即有阳光一现之景。斯时也，火候未全，淫根未缩，一遇阳生，即当采炼，运一周天。以至采炼多番，周而复周，静而复静，务期圆满三百妙周之限数而后已。限数既满，惟宜入定以培养其真阳，听[②]阳光之二现可也。由是于静定之中，忽见眉间又掣电光，虚室生白，此阳光二现也。正是止火之景，止火之候也。是时，三百妙周天之限数，恰恰圆满，龟缩不举之外景，次第呈验矣。此内外三事，次第而到者也。"

曰："三事既次第而到，彼又谬自行火，何也？"

曰："此时动气虽不妄驰于肾窍，而生机却内动于炁根。故炁机发动，或一动二动，亦所有事。彼昏不知，觉其二动，以为可采，辄行采炼者有之，是以有倾危之害也。"

曰："欲免倾危，须究其显验所以然之理，祈老师历历言之。"

曰："筑基已成，精尽成炁，恰好限数圆满。限数既满，则火之已足，足征矣。摄此动炁，凝成丹药，方得淫根如龟之缩。既已龟缩，则药之已成，又足征矣。阳关已闭，无窍可通，方得淫根绝无举动。既绝不动，无精可炼，则火之当止，又足征矣。所积阳炁尽伏炁根，方得阳光二现。光既二现，则阳炁之可定于炁根，又足征矣。故阳光二现，纵有动机，亦去其火，更宜入定，以培养其真阳，静听阳光之三现可也。由是于静定之中，忽见眉间又掣电光，虚室生白，此阳光三现也。真阳团聚，大药纯乾，方得阳光三现。光既三现，则炁根之内，已有大药可采，又足征矣。要之，止火当自阳光二现为始，至三

---

① 现，底本作"限"，据仙宗本改。
② 听，仙宗本作"静听"。

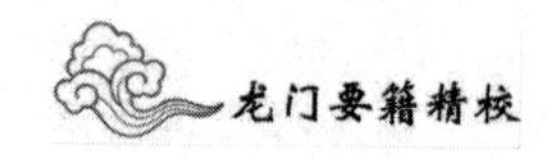

现为终。故二现、三现，皆名止火之景、止火之候。独是阳光三现，方兼名采大药之景、采大药之候也。”

曰：“行火至于阳光四现，遂至倾危，何也？”

曰：“此由不依止法，妄自行火之过也。不知阳光三现，大药可采。若行火至于四现，则大药之可定者，必随火之不定者而溢出于外，化为后天有形之精矣，可不戒哉？佛宗云：‘如来善护宝珠，自然放光有节。’合此宗也。”

七日采大药天机第五

问曰①：“《直论》中所谓‘七日口授天机，采其大药’。未审大药何以必须采于七日也？”

曰：“阳光三现之时，纯阳真炁已凝聚于鼎中，但隐而不出耳。必用七日采工，始见鼎中火珠成象。只内动内生，不复外驰，故名‘真铅内药’，又名‘金液还丹’，又名‘金丹大药’。异名虽多，只一真阳，即‘七日来复’之义也。”

曰：“采大药天机，求老师详训。”②

曰：“以初采言之，其呼吸之火，自能内运。任火自运，绝不着意于火，亦不驰意于火，方合玄妙机之火也。此时用火，尤③当入定，而专用眸光之功。时以日间用双眸之光，专视中田；夜间用双眸之光，守留不息。如是以采之，大药自生，《阴符经》所谓‘机在目’者，此也。”

曰：“天机已明，但采之而所以得生之理，尚求教益。”

曰：“采之而所以得生之理，有四说焉：盖以交姤而后生、勾引而后生、静定而后生、息定而后生也。”

曰：“何为交姤而后生？”

曰：“心中元神，属无形之火；肾中元气，属无形之水。心中无形之火神，因眸光专视，而得凝于上；则肾中无形之水气，自然薰蒸上腾，与元神交姤，而无上下之间隔矣。无形之水火既以交姤于上，则久积纯阳之炁，自然团成

① 仙宗本作“太和作礼曲膝问曰”。

② 详训，仙宗本作“垂慈详训”。

③ 尤，底本作“犹”，据仙宗本改。

大药，如火珠之形，发露于下矣。如天地氤氲，万物化生者然。盖无形能生有形，自然之理也。古云：'玄黄若也无交姤，怎得阳从坎下飞？'即此义也。"

曰："何为勾引而后生？"

曰："双眸之光，乃神中真意之所寄。眸光之所至，真意至焉。真意属土，土乃中宫之黄婆，黄婆即勾引之媒妁也。黄婆勾引于上，则大药自相随而出现于下矣。古云'中宫胎息号黄婆'，即此义也。"

曰："何为静定而后生？"

曰："元神因眸光专视，归凝上之本位而得定机，则元炁亦归凝于下之本位而得定机。神炁俱得定机，由是元炁成形，因定而生动。只动于内，生于内矣。古云'采真铅于不动之中'，又云'不定而阳不生'，即此义也。"

曰："何为息定而后生？"

曰："此后天自运之火，亦得定机也。先天元神元炁，因眸光专视，而得定机于上下之本位，则后天自运之火，亦因神炁之定机而有所归依，自然伏定于炁根，而无上下之运行矣。真息一定，大药自生；真息不定，大药必不生也。古云'定息采真铅'，即此义也。此四说皆以眸光为招摄，故其生意乃尔也。昔邱祖相传一偈云：'金丹大药不难求，日视中田夜守留。水火自交无上下，一团生意在双眸。'旨哉此偈也！须知大药生时，六根先自震动。丹田火炽，两肾汤煎，眼吐金光，耳后风生，脑后鹫鸣，身涌鼻搐之类，皆得药之景也。大率采药至于三、四日间，真定将定未定之时，得药六景，即次第而现。若采药至于五、六日间，则真息一定，而大药已生矣。故七日之期，亦大概之言耳。佛宗云：'天女献花。'又云：'龙女献珠。'合此宗也。"

大药过关服食天机第六

问曰[①]："《直论》中所谓'大药过关，有五龙捧圣之秘机'。未审是何取义？个中玄妙，恭望详剖。"[②]

曰："前辈先师欲明过关秘旨，故借玄帝舍身得道之事以喻言之。所以喻言者，以五乃土数，真息属土，龙乃元神，元神为真意之体，真意为元神之

---

① 仙宗本作"太和歃血盟天，作礼四拜，长跪问曰"。

② 恭望详剖，仙宗本作"恭望大慈，俯垂详剖"。

用。体用原不相离,故云‘五龙’。圣即大药之喻。用真意引大药过关,故云‘五龙捧圣’也。其间有过关服食之助工,向已详言于三次口传之内矣,兹不复赘。盖以童真与夫漏精一度之人,则过关服食之助工,自当应用。若漏精多度,则此助工不复可用,即当行过关服食之正工矣。天机示汝,汝当珍重。今且以大药初生言之,因其多经积累,始得形如火珠,此先天纯阳之炁,能生后天真息之火。火药同根而生,故言药不言火,而火即在其中矣。大药发生,不附外体,只内动于炁穴。须知炁穴之下、尾闾界地,有四道歧路:上通心位,前通阳关,后通尾闾,下通谷道。尾闾三窍髓实,呼吸不通。谷道一窍,虚而且通,乃气液皆通之熟路。又炁液皆通,乃平日所有之旧事,故《直论》注中有‘熟路旧事’四字,即指此言也。① 尾闾谷道,一实一虚,故名下鹊桥。尾闾关上夹脊三窍,至玉枕三窍,与夫鼻上印堂,皆髓实填塞,呼吸不通。鼻下二窍,虚而且通,乃呼吸往来之径路。印堂鼻窍,一实一虚,故名上鹊桥。关窍既明,则防危虑险之功,尤不可不知也。盖大药将生之时,先有六根震动之景;六根既已震动,即当六根不漏以遂其生机;大药既生之后,六根即宜迁入中田以化阴神。务先逆运河车而超脱之,尤当六根不漏以襄其转轴。故下用木座抵住谷道,所以使身根不漏也;上用木夹牢封鼻窍,所以使鼻根不漏也;含两眼之光,勿令外视,所以使眼根不漏也;凝两耳之韵,勿令外听,所以使耳根不漏也;唇齿相含,舌抵上腭,所以使舌根不漏也;一念不生,六尘不染,所以使意根不漏也。既能六根不漏,可谓防闲之至密矣。犹未也,方大药之生于炁穴也,流动活泼,自能飞升而上腾于心位;心位不贮,自转向下,由界地而前触夫阳关;阳关已闭,自转动由界地而冲夫尾闾;尾闾不通,自必转动,由尾闾而下奔谷道;谷道易开,大药泄出,前工废矣。此下鹊桥之危险也,即邱、曹二真人走丹之处。预用木座,状如馒首,覆棉取软,坐抵谷道,其势上耸,不使大药下奔。既为外固之有具矣,又有内固之法焉。大药冲尾闾不透,自转动而有下奔谷道之势。才见其下奔,即微微轻撮谷道以禁之,斯为内固之至严矣。内外如此固严,自能保全大药,不至下奔于谷道,只附尾闾,遇阻而不动矣。斯时也,若用真意导引,则失唱随之机。纵导引频频,终难过关,故有善引之正工焉。才见其遇阻不动,即一意不生,凝神不动。动而后引,不可引而使动也。忽又自动冲关,即随其动机,而有

① “又炁液皆通……即指此言也”一句底本无,据仙宗本补。

两相知之微意，轻轻引上，自然度过尾闾，而至夹脊关矣。关前三窍，髓阻不通，大药遇阻不动。惟是一念不生，凝神不动，以待其动。忽又自动冲关，即随其动机，而有两相知之微意，轻轻引上，自然度过夹脊而至玉枕关矣。关前三窍，髓阻不通，大药遇阻不动。惟是一意不生，凝神不动，以待其动。忽又自动冲关，即随其动机，而有两相知之微意，轻轻引上，自然度过玉枕，直贯顶门。向前引下，至于印堂。印堂髓阻不通，自转动而妄行于鼻下便道之虚窍矣。若非木夹为之关锁，几何而不沦于泄也？泄则前工废矣，此上鹊桥之大危险也。故木夹之用，不可不预为防也。预防有具，则大药不致下驰于鼻窍，只附于印堂，遇阻而不动矣。惟是一意不生，凝神不动，以待其动。忽又自动冲关，即随其动机，而有两相知之微意，轻轻引下，自然度过印堂，降下十二重楼，犹如服食，而入于中丹田神室之中，点化阴神，为乾坤交姤。盖通中下二田，合而为一者也。此过关服食之正工也。昔邱祖偈云：'金丹冲上斡天罡，何患阻桥又阻关？一意不生神不动，六根不漏引循环。'旨哉此偈也！盖天罡居天之正中，一名天心。[1] 在天为天心，在人为真意。大药凭真意之转旋而升降，犹天轮藉天心之斡运而循环，皆一理也。须知用木座抵住谷道，其势已上耸，不使大药下奔。故亦有不下奔谷道者，即不必行轻撮谷道之事，惟用过关之正工而已。然过关正工，其行住之机，惟在顺其自然为要也。佛宗云：'未有常行而不住，亦未有常住而不行。'合此宗也。"

守中第七

问云："《直论》中谓'欲将此炁炼而化神，必将此炁合神为炼'。何为'必将此炁合神为炼'也？"

曰："既采得金丹大药，逆运河车，入于神室之中矣。倘其神光失照，则大药失其配偶而旋倾，故必以元神为大药之归依，以大药为元神之点化，相与寂照不离，则阳炁自能勤勤发生，与真息相运于神室，而元神得其培养以相炼也。"

曰："何为'将此炁炼而化神'也？"

曰："大药得火炁相运于神室，既能点化神中之阴，阴神赖以降伏，而念

---

[1] 一名天心，仙宗本作"一名中黄星，一名天心，一名斗柄"。

虑不起。又能培补神中之阳，阳神愈益阳明，而昏睡全无。不谓之炼炁化神，不可也。”

曰：“《直论》注中既言‘伏炁于丹田炁穴中而结胎’，其后正文又言‘大药转归黄庭结胎之所’。盖炁穴属下田，黄庭属中田，何以言结胎之所有二田之别也？”

曰：“初行大周天之火，元神虽居于中田，却连合下田二炁以为妙用。必元神寂照于中下二田，相与浑融，化成一虚空之大境，使二炁助神结胎，故二田皆是落处。若拘守于一田，则神有滞碍，而失大圆镜之智用矣，乌乎可？”

曰：“《直论》中所谓‘守中之理’，敢请详训。”

曰：“中也者，非中间之中，乃虚空之谓中也；守也者，非拘守之谓守，乃致虚之谓守也；守中也者，不着意于二田，亦不纵意于二田，即所谓元神寂照二田，成一虚境是也。故能葆中之体者，一念不生，寂然不动，直守到食脉两绝，昏睡全无，亦须臾不离于寂也；能尽中之用者，灵光不昧，迴脱尘根，直守到二炁俱无，念无生灭，亦须臾不离于照也。从来体用不分，寂照同用，所以全十月养胎之要务者，盖如此。”

曰：“《直论》中言胎，又言胎息，又言真胎息，请一一言之。”

曰：“十月之关，有元神之寂照，以为二炁之主持，故云胎；有二炁之运行，以为元神之助养，故云胎息；忘二炁运行助养之迹，而胎神终归大定，故云真胎息也。”

曰：“大周天火候，请详言之。”

曰：“自服食大药之后，三关九窍阻塞之处尽已开通。须知此后二炁勤生，自能运转于已通之正路，服食于二田之虚境，以培养夫元神。故其一升一降，循环不已，亦自然而然者也。可见此时之火，自不用意引之火。火既不用意引，又岂可着意于火，而凝滞夫元神之大定也邪？惟是不见有火相，方合不有不无之文火，为大周天之火候也。然非元神寂照于二田之虚境，又宁得二炁之勤勤发生、运养不绝有如斯也？”

曰：“十月关中，历月自有景验，愿闻其详。”

曰：“初入定时，守定三月，则二炁之动机甚微，但微动于脐轮之虚境而已。若守至四、五月间，则二炁因元神之寂照，以至服食已尽，而皆归定灭。

元神因元气之培育，以致阳明不昧[1]而得证真空。二炁俱停，食性已绝，独存一寂照之元神，以为胎仙之主矣。更守至六、七月间，不但心不生灭，亦且昏睡全无；更守至八、九月间，则寂照已久，百脉俱住；更守至十月，则候足纯阳，神归大定。于是定能生慧，自有六通之验。六通者，漏尽通、天眼通、天耳通、宿命通、他心通、神境通也。前炼精时已有漏尽一通，至此方有后五通之验。盖天眼通，则能见天上之事；天耳通，则能闻天上之言；宿命通，则能晓前世之因；他心通，则能知未来之事。惟神境一通，乃识神用事。若不能保扶心君，即为识神所转，却自喜其能修能证，而欢喜魔已入于心矣。由是喜言人间之祸福，喜言未来之事机，祸不旋踵而至矣。惟是慧而不用，则能转识成智，始得证胎圆之果也。古云：'三万刻中无间断，行行坐坐转分明。'正所以发明十月养胎，只在绵密寂照之功而已全也。"

曰："《直论》注中谓'卯酉子午是沐浴之位'，故初关活子时有沐浴之用。何以中关十月亦有沐浴之用，并防危虑险之机？乞师详示。"

曰："五行[2]，火长生在寅，沐浴在卯，死在酉；水土长生在申，沐浴在酉，死在卯；金长生在巳，沐浴在午，死在子；木长生在亥，沐浴在子，死在午。故卯酉子午之位是沐浴之位，亦是死而不动之位也。当知洗心涤虑为沐浴之首务，二炁不动为沐浴之正工；又当知真炁薰蒸，亦是沐浴之义也。防危虑险者，防其不洗心涤虑也。不洗心涤虑，则难得真炁薰蒸以臻二炁不动之效。故沐浴之义之用，亦只在绵密寂照之功而已。全[3]《直论》注中有'欲知沐浴之义，可自查《语录》，以考其全机'者，此也；所谓'一年沐浴防危险'者，亦此也。"

曰："慧而不用，始证胎圆[4]，胎圆确证，尚冀详明？"

曰："数月以前，二炁俱无，食脉两绝，已有明征矣。是以无论在十月关内、十月关外，但有一毫昏沉之意，余阴尚在；有一毫散乱之念，神未纯阳。必须守到昏沉尽绝，散乱俱无之诣，方为纯阳果满之胎神，而已入于神仙之域矣。佛宗云：'初禅念住，二禅息住，三禅脉住，四禅灭尽定。'合此宗也。"

---

① 昧，底本作"寐"，据仙宗本改。

② 五行，仙宗本作："五行各有长生之位，如长生、沐浴、冠带、临官、帝旺、衰、病、死、墓、绝、胎、养也，寅、申、巳、亥为长生之位。"

③ 全，仙宗本无此字。

④ "慧而不用，始证胎圆"八字底本无，据仙宗本增。

出神景、出神收神法第八

问曰:"《直论》中所谓'神已纯全,胎已满足,必不可久留于胎。再用迁法,自中下而迁于上丹田,以加三年乳哺之法'。伏望指示。"

曰:"上丹田名泥丸宫,阳神归伏之本宫也。归伏本宫,神未壮健,如婴儿幼小,必凭乳哺,故有'乳哺'之名。倘拘神于上丹田之小境,则失还丹之义旨,大悖乳哺之法矣。其法兼存养之全体、出收之大用而言者也。盖存养之功,不着意于上田,亦不纵意于上田。惟一阳神寂照于上田,相与浑融,化成一虚空之大境,斯为存养之全体,乃为乳哺之首务也。存养功纯,自有出神之景焉。出神景现,神可出矣。当出而不出,则不超不脱,难入圣阶。故出神之景,在所当知也。当其存养功纯,忽于定中见空中六出纷纷,即出神之景也。斯时也,即当调神出壳,一出天门而旋收焉。出则以太虚为超脱之境,收则以上田为存养之所。须知出收之时少,而存养之时居多。又出宜暂而不宜久,宜近而不宜远。始则出一步而旋收焉,或出多步而旋收焉。久之,或出一里而旋收焉,或出多里而旋收焉。乃至百千里皆以渐次而至,不可躐等而至也。所以然者,以婴儿幼小,迷失难归。或有天魔来试,乱我心君,故须出入谨慎,方能全虚空之全体于往来之中,以完夫乳哺之大用也。古云:'道高一尺,魔高一丈。'不但天魔来试道行[1],抑且识神变现使然,总要保扶心君为上也。若乃[2]最初还虚功纯,则灵台湛寂,不染一尘,本无一物,魔自何来?此又度越等夷者矣。故修士当以最初还虚为急务也。若夫乳哺敬谨[3],能还虚于三年,则阳神始得老成,自可达地通天,入金石而无碍矣。佛宗云:'始成正觉,如来出现。'又云:'神成出胎,亲为佛子。'合此宗也。"

末后还虚第九

问曰:"《直论》中有上关炼神、九年面壁之名末后还虚,未审炼神义旨,

① "道行"二字底本无,据仙宗本补。

② 若乃,仙宗本作"若乃仙佛种子"。

③ 敬谨,仙宗本作"谨慎"。

求师详示。”

曰:“炼神也者,无神可凝之谓也。缘守中乳哺时,尚有寂照之神。此后神不自神,复归无极,体证虚空。虽历亿劫,只以完其恒性,岂特九年而已哉?‘九年’云者,不过欲使初证神仙者,知还虚为证天仙之先务也。故于九年之中,不见有大道之可修也,亦不见有仙佛之可证也。于焉心与俱化,法与俱忘,寂之无所寂也,照之无所照也,又何神之可云乎?故强名以立法,为末后还虚云尔。佛宗云:‘欲证虚空体,示等虚空法。证得虚空时,无是无非法。’合此宗也。”

后跋

《仙佛合宗语录》始成,有姑苏弟子吴澄川问:“斯录亦当付之欹劂否?”冲虚子曰:“不可!斯录也,备龙门秘法天机,续邱祖龙门仙派之录也。若是有力慕道者,则将此以度同志之人;若是无力养道者,则藉此以遇护道之侣。不比《直论》,人人可见也。须百日功成者,方可付之。否则,或三代有德向善,兼能助师养道,或力不足,能代募助师,亦可付之。古云‘法财两济’,此之谓也。”

仙佛合宗语录

总序一①

余尝原道之涵于太始，隐于浑沦时，无可以指名，而不能著一言说者（此是鸿濛未判，未有天地之先，乃仙道之先天炁。即此修仙，必用此为长生超劫之本，必到此，方是成超劫运之道）。谓其终不可以名指著言欤？而先圣之权喻筌蹄者不少（筌以取鱼之具，蹄为絷兔之具，喻言语为明道之用。得鱼则忘筌，得兔则忘蹄，得悟道则忘言语）。谓非不可名指著言欤？而后世来有几人能以名指著言者耶（自钟离真人继太上成真立教，留《灵宝毕法》之六仪，又《破迷歌》，又和苦神十三篇，②又《指玄篇》，又《明玄体道语录》、《传道集》。纯阳真人《文集》、《浑成集》，海蟾真人《集》。纯阳之后，有王重阳真人之《七篇》③，又《全真集》、《韬光集》、《教化集》、《分梨十化集》、《金关玉锁诀》。此下北七真有马丹阳《渐悟集》、《洞玄金玉集》，《摘微》、《三宝》、《行化》、《圆成》等集，《神光灿》百篇及《语录》；有谭长真《水云》前后集；刘长生有《仙乐集》、《太虚集》、《安闲集》、《盘阳集》、《同尘集》、《修真集》、《神光至真语录》；邱长春有《磻溪集》、《鸣道集》、《玄风庆会集》、《语录》、《大丹直指》；王玉阳有《清真集》、《云光集》；郝太古有《太古集》、孙不二元

---

① 此序作者不详，底本只残存“余尝原道之涵”至“果不可说论欤”，且舛窜至卷二首。今据抄本录入，并校以底本残文。

② “又和苦神十三篇”，底本作“又和各十三篇”。

③ 《七篇》，底本作“《七真篇》”，据抄本改。

君词，有李灵阳《玄灵备览》。此下有尹清和①《语录》，又《北游语录》、《葆光集》；王栖云有《盘山语录》前后集节要、宋披云《集》、徐复阳《集》。姬知常有《云山集》，洞明子有《西云集》，陈上阳有《金丹大要》，混然子有《还真集》，李清庵有《中和集》，王白云有《草堂集》。此北宗派下诸书也。海蟾之后，有张紫阳《悟真篇》、《玉清金笥秘文》、《金丹四百字》、《金火歌》、《大丹歌》，石杏林有《还源集》，薛道光有《复命篇》、《丹髓歌》，陈泥丸有《翠虚妙悟集》，又《罗浮翠虚吟》，白玉蟾有《文集》、《语录》、《指玄篇》，彭鹤林有《道阃元枢歌》，萧紫虚有《金丹大成集》，王果斋有《三极至命筌蹄》，龙眉子有《还丹印证》，赵原阳有《灵宝归空记》、《原阳法语》。此南宗派下诸书也。今之前，共有三十二人有书者）？今而有《天仙正理直论》一书行于世，以道原为说，以天仙为论者，何以故？乃天仙师徒，同志同愿，发明天仙道之原也（天仙者，乃是神仙而更修向上者。师炼神仙之神，而还于虚者是也。自此虚而又虚，至于极虚极无，又是天仙最上之极证处，所谓仙中修真者是也。此已修证到玉清者矣。再进而上，则大罗天仙，元始天尊之境界也）。

著言者谁？余友人②吉王国师、三教逸民、维摩大夫季子伍冲虚，遵其师曹还阳真人命者，而为是言也。以阐道为任，其谓混沌未判，道即不外乎混沌。混沌而既判为两，又早已界于人矣。两者何？一曰天，观天之日月星辰，升沉度数，实若吾身升沉度数之道也（凡言日月，皆神炁之喻；言星辰，皆即斗柄以明火候十二时周天之喻。日月一周天，行完三百六十余度之数，而斗柄亦随之同运。人心③为斗柄，运真息之火候，亦完三百六十之度数，实与天相若也）；二曰地，观地之水火关路，静止流行，实若吾身静止流行之道也（凡言水火，亦皆神炁之喻；言关路，皆三关及其所行之喻，即所谓"行所当行，住所当住"之理与事者是也；静止者，喻火候中之一④也；流行者，喻火候中之○⑤也，亦与地相若也）。是故天地之道如是，而吾身周流六虚者亦如是法之也。喻须弥纳入于芥子者，亦如是法之也（此重申结上文天地之道即吾身之道，即是仙佛二宗之语，同于天地有候之理，正混沌已判，当浅直为言，

---

① 尹清和，抄本作"尹靖和"。

② "友人"二字底本无。

③ 心，抄本作"以"。

④ 一，底本作"至"。

⑤ ○，底本作"运"。

示人以初修之实地也)。故曰吾身中有天地,天地在,即道在也。道在此,则宜浅说而直论者,亦在此。果可说论欤?果不可说论欤?就其以说论者而比之,则其佛说之明心见性、仙说之修心悟性、儒说之尽心知性之外者而言,或隐或显,不浅不直。每有泥其言而不悟其言之所以然,甚至以不悟而更强指人以不悟,迷堕旁门邪径,不知何以为道。而吾冲虚子,因彼丧真而歧授,乃作是书,浅其说、直其论而正之。及观原始天尊云,一切众生根浅,不可直说。若直说者,群迷倒惑,转生不信,故于浅直中,又益以《仙佛合宗》。秘语为录,引证于二藏法宝真言,今浅直不至迷惑,梓之救世而垂世者。

余曰:是作也,论果直说果浅,而仙佛宗果合也。其间浅直之言二炁,于原道则阐矣;浅直之言药物,于真阳则辩矣。以鼎器为浅之言,明实地而归复(化炁时,则当归复于炁穴之根,即得实地实证;化神时,则当归复于神室之根,即得实地实证。不如是,则神炁皆落空亡,根不能归,命不能复。所以外道旁门,不知炁先归炁根,神次归神室,无次第之宜,只死守一之处者,之皆落空亡,学仙佛者,所当完明);为筑基炼己之言而浅宜,明证道之根宗(根者,命之根,筑基所言是也;宗者,性之宗,炼己所言是也)。曰火候炼药,浅直于窥道之天巧(即火候中所谓斗柄运周天之精妙玄旨);曰伏炁胎息,浅直于合道之密机(仙佛之胎息,有天律禁戒之。密机是从无息处而化生有息,有而若无,不空而若空,方为禅定之真法。不似旁门外道邪法,强执闭息而逼迫无奈以为功行者。所以人人皆至危病,不可救悟,死而后已)。即此《九章》换发,三乘了然(三乘者,即三品三关。仙言三乘,小成、中成、大成;佛言三乘,小乘、中乘、大乘也。小乘出欲界,中乘出色界,大乘出无色界。三乘之上,即大乘之最上乘也,乃仙佛之极致处),而《禅髓》明彻其佛心(佛言心法,乃四禅至五不还天、四空天之九定是也,实为修仙证佛之理。而此《西方东土禅髓语录》,皆发明透澈,使后学人人得悟),天仙泄尽于《论语》。使后人对书面有若清谈,递言不殊口诀,岂不真由于浅直哉!

学者果能藉书为印考,不徒认月作指头,究此锐志精修,得成圣果,超过六虚于天地虚无之上,符龙沙之谶记,得时节之因缘,于芥子未有之先,亦直直浅浅事耳。故亦直浅而序之,以寿梓流行后际,度尽仙佛圣真者云。

时在大明崇祯十年佛成道日

总序二①

明·伍守虚

道本非言，有宣扬道理者以言，有授受道法者以言，则曰：言在即道在也。有大根缘学者，闻言之下，顿悟得悟，言即是无。其次根缘浅薄，执言而入。又次者进修于是，耳无是闻，目无是见，则不免终身缺陷，虽有弃捐六亲，徒然老死一壑。志非不坚，竟为盲者引盲之误。故玄帝曰“正法难遇”。第吾人安知所遇之正哉？惟《易》所谓“穷理尽性以至于命”者正也。

先大夫伯父季子曰冲虚，余视之若阿难之视世尊也。生值旌阳龙沙之记（旌阳，晋初许真君，在贾后时为旌阳县令也。后成道，全家拔宅飞升，为上帝之左相，治世之福主也。当时留谶记云：吾飞升后千二百四十二年，豫章之境，五陵之内，出弟子八百，其师出于豫章，同际龙沙之会。江中白沙掩过井口，是其时也。井口者，西山小河流出，近章江二里许。河口皆白沙，即其地名曰沙井，与江西省城章江门隔岸也，河口不过五七丈。从来不识掩井口何说，天启六年，大江水中拥一白沙洲，横当井口而掩过。此许旌阳千二百四十二年云，前知也），印北宗邱祖八派之传。受金丹于秘闻，继玄宗于几绝者。尝谓古仙诸书，以仙机杂入常语，则学者不免于泛视，执常而忽仙，亦学所为难遇也。以长篇微洩数言，则学者不免于局见自限②不究竟，亦所谓难遇也。而邪说得以横行，坏人心术。由是吾兄冲虚，深为此惧，以天仙正理而直论之，吐师传之秘，贯经见之机，警觉当来。药示有物，物生有时，采取有诀也而论之；归复有炉，封固有鼎，烹炼有候也而论之；火则周天符和，四季氤氛③，以颠倒之妙也而论之。得丹捧圣，乃论所以落黄庭；伏炁还神，乃论所以证脱胎而面壁还虚，真了大觉金仙矣。是书也，贯彻终始，发明次第，药论详药，火论详火。不互言，人得证于不疑；不喻象，人不惑于不瞭。

① 此序底本舛窜至卷二且残，其文存“道本非言”至“第冲虚子不惜”，今据抄本录入，并校以《嫡传增注天仙论语仙佛合宗》残文。

② 限，抄本作“恨”。

③ 氛，抄本作“氲”。

仙理之正，人人同具①之本来；论理以直，万古只此冲虚一笔也。

书成梓矣，当是时也，及门问道者，专即所答而又录之，曰《天仙论语》。并论仙经之所以包括佛理，而佛释之所以借资之于仙机者，亦合语而又录之，曰《西方东土禅髓》，真足为注释于《直论》者耶！总名曰《仙佛合宗语录》。

及《合宗》一出，则知二宗一道，尽属当人，无劳相妒相辟，使二宗末学始知趋向，好共皈依，则汉明帝以来千五百余年谬妄之言，皆能识破，弃置之无用之地矣。今而后，学者岂无真志于仙佛者哉！若不从此《论》此《录》而入，终为不遇；不以此《论》此《录》为悟，终为不学。

惟兹《直论》、《语录》之言不可无，余又为有缘遇《论》、《录》者劝也。第冲虚子不惜不世出之法宝，轻泄为《论》为及《录》，度世之功虽多，泄道之过不少。余以同气之弟，为同师之弟，从来固守谨道之戒，见此《论》《录》之明夫仙佛正道于今不明道之世，而人犹且不能明夫道，余亦不得不又添注脚，以重明夫道也。因而为序。

时在大明崇祯十二年岁次己卯旌阳许真君拔宅上升日堂弟真阳伍守虚题于道隐斋为众告言

总序三②

清·伍达行

余初学道时，侍孔圣门墙者久矣。每日读书，三十韦编，自谓不知何日可了此一局。尝见昔人谓孔圣后天地而生，知天地之始，我则寻其所知始者而为知；又谓先天地而殁，知天地之终，我则寻其所知终者而为知。如是知始或必了始，知终或必了终，拟捋不了者亦无多。讵知以是虚劳，及惹成一虚名，负荷世臣重任，又何日可得了哉？此殆狂情妄见者哉！

时家大人曰："知天地之始之终，我且尚囿于天地之中矣。以是为了，可乎？况必不了乎？求其真了，只有一超出天地之先，而可造天辟地之能者在，乃为可了也。天地无而我独不无，天地有而我若不有，可为有，可为无，

① 同具，抄本作"本真"。

② 此序底本无，据抄本增。

且在吾掌握中。能者若此而了,不犹俞于遥哉!”余曰:“诺。是欲能之而不可得也。”大人曰:“既欲能之,可询之吾兄冲虚子者,是吾同师受学有道之兄也,吾将先声言于吾兄。”乃以秃毛头飞而报曰:“吾今当与汝一法嗣,为流法之原泉。”连报者三五而后受余是嘱,诸伯父为范,我伯师也,因而得闻其所撰《天仙正理直论注》稿也。正所谓造天辟地之能也,而生天地中之生人生仙佛者,悉备具于此《论》,可令人人皆能者也,能此皆可了也。

余遂知昔之寻知始知终两为知者以为能,则于生育天地,运行日月,造化诸有,造化诸无,即皆得闻而能之,实有此道而为了也。诸学道者,有此为能,其真学《正理直论》,而得了天仙诸佛圣真之道者乎!故当余询伯师之道语时,伯师以此答语又录之,曰《仙佛合宗语录》,申明《直论》,为之详注,以垂教至于天地之终之后劫,为仙佛圣真菩萨天人之法师,而佐元始天尊妙化,其度人之心,何等远大也哉!度尽世间善信仙佛圣真,皆超过天地之先后,竟不出一部《天仙正理直论》并《仙佛合宗语录》。余谓后人必当求此悟人,归精于根,复气于命,以为还神寂定于天地虚无之先,而始为了尽世法尘劳,了尽生死性命之道,凡在天地之中及天地先后之知者能者,无不了了矣。故序此于《论》《录》之首,为后来欲学仙佛圣真者,重指示之云尔。

时在崇祯十五年岁次壬午夏嗣法弟子徒侄太一伍达行沐手书于伯师道隐斋中

序

清·朱仲棠

盖闻东方有圣人焉,为仙之宗;西土有圣人焉,为佛之祖。溯其未证仙佛地,在世亦不异人。即得仙佛之道修之,遂成历劫不坏金躯。后有高人奇士,恬淡襟期,伦影无愧,遵而修持,白日羽翰。成已而后,其慈悲普度,欲人人觉悟,齐超彼岸。特虑世人不能荷任斯道,以故欲言不可,秘密不得,遂托诸物理,喻之爻象,发宣玄微,使上根利器,寻绪渐进,有所遵循。其婆心接引,不惮重复,惟冲虚伍子为最。伍子既著《天仙正理内炼心法》、《合宗语录》,累数十万言。复虑后学,不明其理,细加注释。又设为问答,著《论语》一书,恺切详明,再三指示,由起手以至了当,药物火候,采取烹炼,工程次第,靡不毕具。扫去譬喻,独露真诠,汰尽肤廓,文成一家。诚昏衢慧炬,道海津梁，得师一诀，立跻圣阶。后之得睹是者，亦何快幸！其自谓此篇从三十六洞天秘典中流出，洵不虚矣。

其言仙佛合宗者何？盖仙由此修，佛由此证，皇天无二道，圣人无两心。所谓“只此一乘法，余二即非真”，即正阳祖所谓“真个佛法便是道，一孩儿两个抱”。要之，千仙万佛，同此一辙，外此即是旁门。

棠幼希玄学，长游名区，涉历荊湘云梦之间，往来西蜀青城之地。幸天牖其衷，获遇至人，授以大道，印之《语录》，真一线贯串。回忆伍子侍还阳仙师，经二十寒暑，始罄其蕴。棠较之伍子，稍逊其数，而竭诚尽志，无以异之。至于今读其书，如亲面谈，其嘉惠来贤，殷勤挚矣，其立心苦矣。其接引后学不尽，丁宁告诫。后之学者，读是书而深玩之。于此中讨一消息，立定脚跟，庶不负伍子当日著书一片婆心。适因重刻《语录》之举，恭志数言于首，以质世之读《语录》者。

时道光二十七年丁未仲秋月麻城潜阳子朱仲棠叙于兰香书屋

《仙佛合宗语录》跋

道之真机所当传，有不得不语者语之密；当受记，有不得不录者录之。录而错乱义训，怪门人之蒙昧无知，语而不合道真，实师家之瞒心未悟，均无益于当时，终流毒于后世也。冲虚子厌此之病，所论仙佛合宗，示诸门人。语已，乃手录之，无淆讹，无外伪，虽未尽录，亦不必尽录，明道之要，则亦已矣。后之学者，当于其要图之可也，毋为多书汗漫游心焉。谨诫以跋。

《仙佛合宗》辑序

清·汪东亭

周子曰：“天地间，至尊者道，至贵者德。”夫道者，《老子》云：“吾不知其名，强名曰道。”抱朴子云：“虽是强名，已失至真。”是此道也。德者，《大学》云：“在明明德。”朱子云：“明德者，人之所得乎天。”是此德也。又曰：“至难得者人，人而至难得者，道德有于身而已矣。”余云：能知此道此德，方是真得道德。今既得人矣，而不知此道此德，亦与不得人者同也。欲要知此道此德，务必穷究造化，则得主宰矣。如何是造化，且如此身，因造而有，父母未交，则是未造之前，有象乎？有名乎？有我乎？生老病死，则是既化之后，有象乎？有名乎？有我乎？前后两既俱无，安得中间偏执有我耶？

吾今追本穷源，究到实际，只是一个虚空，故曰："神仙不肯分明说，说得分明笑杀人。"如是圣人莫可如何，无有言说，强图之如此○而已。其实外面的黑边，都是无有。儒曰："上天之载，无声无臭。"又曰："圣人与太虚同体，与天地同用。"道曰："有物混成，先天地生。"又曰："虚空粉碎，粉碎虚空，方露全真。"释曰："不可思议，一片太虚。"又曰："本体，本虚空也。"功夫做到此处，方可言道德有之于身也。纯阳翁云："天地不能生万物，虚空能生天地。"虚空无际，深得万物之性，故又能生万物。是虚空为天地万物一大父母也。试思虚空能生天地，与周子《太极图》云"无极而太极"，是一耶？二耶？噫，儒、道何尝有分别也！谭子《化书》云：虚化神，神化气，气化血，血化形，形化婴，婴化童，童化少，少化壮，壮化老，老化死，死复化为虚，虚复化为气，气复化为物，化化不间，犹环之无穷。夫万物非欲生，不得不生；万物非欲死，不得不死。任他尘生尘灭，万死万生，不能脱离，劫劫生生，轮回不绝，无终无始，如汲井轮。呜呼，人亦万物中一物也。上至帝王卿相，下至贫贱乞丐，皆是如此。而不知者，此身虚幻，是四大假合之物，速如水上之沤，瞬若石中之火。人寿虽曰百年，迨其七十，固亦稀矣。抱朴子云："人生在世，日复一日，如牵牛羊以诣屠所。"此譬虽丑，实确然也。又云："况无锱铢之来，而有千百之往。"又云："江河之流，难盈无底之器。"悟么？"朝伤暮损迷不知，丧乱精神无所据。细细消磨渐渐衰，耗竭元和神乃去。"阖辟之机一停，呼吸之气立断。呜呼，生死机关，其速如此，世人何事而不肯回心向道耶？龙眉子云："不向此生生里悟，此生尽处作么看。"纯阳子云："万劫千生得个人，须知先世种来因。速觉悟，出迷津，莫使轮回受苦辛。"和阳翁云："百年事业黄粱梦，一世勋荣蛮触辉。古来将相千千万，结局惟有土一堆。"三复斯语，能不怃然失乎！

余于幼年，就知有此一大事因缘，故此嗜慕玄学，搜罗丹书。因访友江西，觅得伍冲虚秘本《仙佛合宗》一部，与各省所售，大不相同，后得吴师解说。师曰："此书全部，尽言火候，真丹家至宝也。"最奇妙者，以"心息相依"四字，直贯到底。惜乎虚空一着，尚未发明。噫，吾已怀抱四十余载矣，故今作序，尽说虚空，以补其缺，共成全璧。

前月有宁波定海邵林睦君，道号悟本，问道于余。因见此书，不觉骇然，于是大发慈悲，解囊刊印，以公同志。得读此书者，不但不入傍门，亦不得被伪师所惑，皆邵君之德也。如得诀者，则在虚空中下手，即是性命双修。若离虚空，别无路矣。经云："天地有坏，虚空不坏。"就在这个不坏之处，修成这个不坏之人。古仙赞云："人爵不如天爵贵，利名那有道名高。"诗曰："总皆世上播英雄，做尽功名到底空。唯有金丹最灵妙，大罗天上显神通。"人生到此，宁不快哉！张景和云："若向未生前见得，明知必是大罗仙。"吕纯阳云："穷取生身受气初，莫怪天机都泄尽。"尹清和云："欲识本来真面目，未生身处一轮〇明。"张紫阳云："劝君穷取生身处，返本还原是药王。"盖此四翁，乃列仙中之铮铮者，皆教人在虚空中下手也。

《炼虚歌》云："为仙为佛与为儒，三教单传一个虚。亘古亘今超越者，悉由虚里做工夫。学仙虚静为丹旨，学佛潜虚禅已矣。扣予学圣事如何？虚中无我明天理。道体虚空妙莫穷，乾坤虚运气圆融。阴阳造化虚推荡，人若潜虚尽变通。"此莹蟾子言三教单传，皆在虚空中作为也。《性命圭旨》云："修炼金丹，全在玄牝一窍，而采取在此，交媾在此，烹炼在此，沐浴在此，温养在此，结胎在此，至于脱胎神化，无不在此。修炼之士，诚能知此一窍，则金丹之道尽矣，所谓得一而万事毕者是也。"夫玄牝一窍者，玄，天也；牝，地也；一窍者，一个虚空也。此又言始终工夫，寸步不能离虚空也，可与张紫阳《金丹四百字序》同参，则更明白矣。和阳子《虚中歌》云："我身自向虚中来，我身应向虚中去。来来去去在虚中，可于虚中种业树。种得业树根株深，枝条充塞去来路。"此又言生死轮回皆是虚空主宰，能在虚空中种这业树者，则无有生死轮回矣。

余云：耳不虚空不能听，眼不虚空不能视，鼻不虚空不能嗅，口不虚空不能说话，手不虚空不能执捉，足不虚空不能奔走，身心不虚空不能舒畅则病矣，又口鼻不得虚空不能呼吸则死矣。试思后天尚不能离，况言先天乎？推之万物，皆是如此。故孔子曰："百姓日用而不知。"而不知者何？而不知虚空是生天、生地、生人、生万物之宗祖也。最可笑是今日之学者，不但不识宗祖，反硬在身上有形有象处强猜瞎摸，以为是道。余谓确实是乡里人交媾，雌雄在外鼓舞，欲望生子，不亦远乎？钟离翁曰："涕唾精津气血液，七般灵物总皆阴。"泥丸翁曰："精神魂魄心意气，观之似是而实非。"中一翁曰："一身上下总皆阴，莫把阳精里面寻。"清和翁曰："有形终有坏，无形始是真。"审思此四翁,到底说些甚么话也?

吾辑张真君诗五首,以交同好。一:“人言心下一包空,精气元神聚此中。何似痴人容易惑,盖缘不识主人公。”二:“妄言一窍在眉心,直入三分可许深。误杀世人真可笑,如将瑜石作黄金。”三:“有言脐下寸三分,作用金光此处存。岂识此中阴浊气,炼成秽臭不堪闻。”四:“两肾中间一点明,痴人守此欲通灵。谁知此处皆阴气,若比阳精隔万程。”五:“脐轮后与肾相连,两处空空总后天。若问先天玄妙处,除非得遇至人传。”总之,传“心息相依”四字也。夫此四字,真实平常。《老子》曰:“道之出口,淡乎其无味。”然而始终火候,尽是此四字变化,故解者曰“无味之中尝有味”是也。噫,古来多少大才、大学者,皆因无味弃之,则是当面错过也。昔马祖参海蟾真人五次,亦因无味,及见紫阳真人,方得明白,故自然《集》中有“五遇海蟾为弟子”之句。

上阳子云:“火候之奥,非可一概而论,中有逐节事条,可不明辨之乎!”譬如“心息相依”,是算法九九八十一归除;逐节事条者,是火候之细微也。而其中变不尽变、化不尽化者,则是见子打子也,岂易知哉?不明辨之,可乎?凡是求师,务必执弟子之礼,虚心下问。初下手,如何是炼己筑基?如何是炼己纯熟?则是基地坚固,再如何是文火?如何是武火?如何是文火转武火?如何是武火转文火?如何是卯酉沐浴?如何是子午沐浴?如何是十二时中皆沐浴?如何是文烹武炼?如何是活子、活午?如何是真火、真水到宫?如何是乾坤子午交?二八两月,刑德生杀,如何是坎离龙虎交?上弦下弦,半斤八两,如何是采取温养?如何是熏蒸封固?如何是武火野战、文火守城?如何是起巽风、运坤火?如何是进阳火、退阴符?如何是勿忘勿助?如何是有息为一候、无息亦为一候?皆以此书印证,参悟明辩之也。

紫阳翁云:“契论经歌讲至真,不将火候著于文。要知口诀通玄处,须共神仙仔细论。”《性命圭旨》云:“起手时,有救护补益之功;二节,有流戊就己之功;三节,有添油接命之功;四节,有助火载金之功;五节,火炽而有既济之功;六节,胎成而有沐浴之功;七节,温养而有乳哺之功。”夫此七节,全是火候变化,必得真师仔细论也。又救护补益内有张三丰“钻字诀”,流戊就己内有费长房“缩地诀”。此二诀,玄奥精微,定要真师仔细论也。

更进申之,金丹之学,自始至终,火候变化,全在外面运用,总与人身毫无干涉。《玄要篇》云:“傀儡当场会点头,应知总是线来抽。”又云:“隔体神交理最详,分明下手两相当。”吾若妄说,数百年前,三丰祖师早已妄说之先也。《道德经》云:“后其身而身先,外其身而身存。”老子亦妄说乎?咦,悟到与人身毫无干涉,尚是皮毛。穷至实际,必要与心意知识,一切概行,毫无干涉,方是先天大道。《阴符经》云:“自然之道静,故天地万物生。”《道德经》云:“人法地,地法天,天法道,道法自然。”《参同契》云:“自然之所为,非有邪伪道。”《入药镜》云:“但至诚,法自然。”吾若错误,数千年前,四家祖书,早已错误之先也。《五千言》云:“希言自然,故飘风不终朝,骤雨不终日。孰为此者?天地。天地尚不能久,而况于人乎?”老子亦错误乎?悟么?凡是人身心意知识,概行毫无干涉者,皆是父母已生身之后有形有象之后天,不是父母未生身已前无形无象之先天也。如有一毫夹杂,则是有私,有私则不是自然,不自然则不是双修性命矣。

呜呼,吾岂好辩哉?吾观诸家著作,言说虚空处极多,奈何学者皆不留意,总是身上强猜瞎摸。如不下功便罢,假若下功,毫无效验,久之大病一场,无药可医,反责自己工夫不勤。天乎!天乎!吾心著实不忍,今得畅言,大快乐也。

或问:“既不用身心知识意,效验如何得见?”答曰:“只要外面火候不错,则身中自然效验。悟么?”《龙虎经》云:“磁石吸铁,隔碍潜通。”真一子云:“从来真火无形象,不得师传也大难。”余谓就与《教外心法》、《性命合篇》、《道统大成》内《女丹诀》三书同参,足可思过半矣!

时宣统二年冬月望后海阳汪启濩东亭氏撰

(此序出汪东亭辑千顷堂板宣统二年《原版伍冲虚仙佛合宗》)

嫡传增注天仙论语仙佛合宗

明万历中睿帝阁下吉王国师维摩大夫季子三教逸民
南昌县辟邪里冲虚子伍守阳手录并注
同祖堂弟同师弟真阳子伍守虚较注

仙佛合宗语录本序[1]

冲虚子自序曰：古来高真上圣，仙佛初修，师徒授受之际，莫不有所以为明道之语。道以语明于当时，又录之以垂诏后世。善哉，语录之心广矣大矣。而世之教鞸录语者遂多矣，而语之殊类，叛道者更多矣。夫何谓之多类，有所谓真实语者，有所谓倚语者，有所谓妄语者（倚语、妄语，乃十戒中之二款）。彼下愚外道，不知生之由而死之故，竟失长生超劫之本，而悖证道了性之宗，指邪说旁门（邪说者，用女人为鼎，采阴之说也；旁门者，用按摩导引，却病之工也），为玄机妙道，此以假为真之妄语也，录之乃所以欺世。彼初学浅见，略闻三宝而不知宝之有三元（三宝者，精、炁、神也。张真人云："炼精者炼元精，炼炁者炼元炁，炼神炼元神。"是为宝之三元），未论五仙而不辨仙之有五等（五等者，天仙、神仙、地仙、人仙、鬼仙五者是也）。或言其炼精、炼炁之无序（不能知炼精于初关之百日，炼炁于中关之十月。不知初关则不得精还补炁，不知中关则不得炁化补神），务为高远之大言（强不知以为知，而为妄诞自僭之言，公然欺世）。或巧于谈妙误玄之无稽，流入虚空之幻说，此以少为多之绮语也（略闻一句粗浅之言，便巧设百千万句断空诳

---

① 此序底本无，据抄本补。

语）。录之乃所以感人。斯二者，害人之深，又何贵语炼之行于世哉？

予自初冠时，便有志于天仙大道，并诸佛密旨。得遇戚里之曹还阳老师，并一仙佛洞泄真宗，所闻者，真实语也。及后遇诸贤以为答者，亦真实语也。夫出世之道，非真实不足以证仙佛；垂世之道，非真实不足以辟绮妄。绮妄盛则障道，世岂有仙佛种子而可执绮妄为道哉？乃不知所以为道而何由以证佛证仙耶？尽见愚夫以却病采战者为仙道，以投胎转劫者为佛法（投胎转劫是死于此生于彼，乃凡夫沙门果，是须陀洹之事，非佛法也，只求不落轮回六道者耳），误人丧身失命（此等人不教人学不死不生阿罗汉果，只教人学死。若又不明此一线，则误丧失于六道轮回也必矣），良可痛哉！惟是悯世之心不能泯灭，思为普救普度，乃干冒天谴，以予素所答述，足以发明予《天仙正理直论》一书，兼明佛法正宗亲旨者，集录为编，继之《直论》之末，为一大注脚。字字句句，皆从三清九霄、三十六洞天玄文秘典中流出，以及西方佛说经文直旨合语一道。从彼世人之强名曰仙者，我则名语曰《天仙论语》；从彼世人之强名曰佛者，我则名语曰《西方东土禅髓》（西方，是释迦佛所修公案、所说经旨；东土者，是达摩来东以后，诸祖诸禅师所说修行正法，即宗门祖师禅。故皆名“禅髓”）。

予于北七真丘祖长春真人派下录此语也，当与南宗张紫阳真人《悟真篇》及《玉清金笥秘文》之书并行不悖，咸引人于当道，以推广度人之志于百千万亿劫，而流行天地之中，令人人知有正法，得有正证，正足以报仙佛度我之洪恩。后来圣真见此，若予面谈，能自策励精勤，则天仙、诸佛、世尊便从此证矣，可不勉哉！

时在崇祯辛巳年秋日冲虚伍子书于南都灯市道隐斋中

卷之一

一、授受类

吉王朱太和十问①

从万历癸丑岁，馆于长沙府之吉王国中。王为睿帝之重孙，贞帝之从兄。御牒派名常淳，嗣邱祖龙门仙派之太和也。②

太和一问曰：“蒙指我以真药物，犹未明辨所以为药物之真语。”

尝闻上古圣真及师仙③所言，只是口说真药物，犹未知自身中辨何为真，辨何为不真，故不免疑而再问之。④

伍冲虚答曰：“真药物，即真精也。

元精何故言真？以修仙道可用者，名曰真；不可用者，不名真。

彼后天交媾之精即不真。

交媾淫精，已有重浊形质，不能变化，复返为无形质之元炁而化神。既不能化炁、化神，便是不可用者，故不真。庄子《南华经》云：“既已为物矣，欲复归其根，不亦难乎？”陈真人云：“贪瞋爱欲不能离，安得此身延寿考。”抱朴子云：“有一等专守交精⑤之术，以希⑥神仙而不作金丹大药，亦愚之甚也。”

先天元精，乃谓之真精。

---

① 底本无此题，辑要本题作“吉王朱太和十九问”，但底本、抄本、辑要本实际只有十问，故另拟。

② 辑要本云：“法名太和，号云水，在宗人府玉牒派名常淳，睿皇帝重孙。”

③ 师仙，底本无“师”字，据辑要本补。抄本作“仙师”。

④ 之，底本无，据抄本、辑要本补。

⑤ 精，抄本、辑要本作“媾”。

⑥ 希，抄本作“窥”，辑要本作“规”。

未有天地之先，只是元炁；如未有人①形之先，亦是此元炁。然生天、生人、生佛、生仙，皆是此炁，故云："至静未动曰元炁，静而将动曰元精。"元精即元炁，非二也。而强名为精，乃修仙成道之根基，始是修仙可用之真精。

第世人人能说真精，

世人见仙只言真精，遂亦人人藉口乱说真精以诳人。况彼不遇真仙亲传，何由知得精之真者？

不过执后天交媾之精，冒认指为真精者也。

凡所②称"世人"，以其迷恋世法之人，非真修苦志之学者，仙何肯传大道？假人之闻道③，亦无用处。及至诳人，皆指媾精为真也。

或有暗与道合，偶以一遇其真者有之，终不知其所以然之妙理也。

顾与弢庠友在道隐斋中问曰："所以然之理，愿得再详之。"冲虚子答曰："静动生灭之有循环，人人之必然者。且循环不穷，焉不一遇？由学不得其传，虽遇先天发见，而竟失却，亦不知辨真与不真而用，皆由不知所以然也。何为所以然？盖人自有淫媾之后以来，精耗而因以耗元炁，耗尽则死。炁曰元④，是源头始初之炁无形者，耗而少矣。必补而足，方可长生不死。必用无形一样元炁补之，方才相受。若有形之淫精，则自然⑤变，落下一层，故不相受、不相补。既身形与精形相隔，有形与无形不相受，此理之所以然也。不知者，盖精生有真时，要知而不知，则精中真炁不足，即补之⑥亦得不足，不能成仙。当采取配合，亦有真时。当知若不知，则真⑦炁不得真足者，即补精亦不得足，而化炁亦不成仙。能知此所以足者以补，则身中元炁自能长旺圆满，可伏胎入定，出神入仙。故圣人云：'杳杳冥冥，其中有精，其精甚真。'得

---

① 人，底本脱，据辑要本补。抄本作"天"。
② 所，抄本、辑要本作"斥"。
③ "假人之闻道"，抄本、辑要本作"假令闻道"。
④ "炁曰元"三字底本无，据抄本、辑要本补。
⑤ 然，辑要本作"炁"。
⑥ 之，抄本、辑要本作"炁"。
⑦ 真，抄本、辑要本作"精"。

所以然之真，方能成仙而了道，此正所谓道之原也。必先知此所以然者，而后能求而能得。① 若世人浮慕而闻其粗浅套语，安能知哉？"

何也？世人有从有念而为精者，即交媾精之类也；

与弢问"有此念"。② 答曰："有念者，有淫媾之妄念也。因淫念而生之精，即同交媾精；因淫事而生之精，亦即交媾之败精。精已败者，炁已耗矣，更何以得长生？故《华严经》中佛言'初禅念住'。《楞严经》中佛言：汝以淫身求佛妙果，轮转三涂，必不能出。如来涅槃，何路修证。③ 陈虚白云：'大道教人先止念，念头不住亦徒然。'是佛仙皆同除此一念也。"

有从无念而为精者，即先天元精也。

与弢问"无念"。答曰："无念者，无淫媾之妄念也。虚极静笃，乃未有天地④之先，未有念之先，在杳冥中之精，为先天元精。世人每有无念而遇，未得师度仙机，竟弃而不用；或知元精之虚名，而不知当用之真时实悟⑤，故不免当面错过。"

于斯二者，亦有炼之而竟无成功，是何故？

二者，是言有念、无念之淫精、真精也。淫精炼之无成，固其宜矣。而有略知真精炼之，亦无成功，不知此是何故也？

盖由不知辨所以妙理，则亦不能辨所以妙用。⑥

真精由鸿濛杳冥判来，其妙有可长旺得身之精炁者，犹有不能长旺中之精炁者。若人不知当采时之妙理，即不知用当采时之妙工。

---

① 此句抄本、辑要本作"而后能求，求而能得"。

② 有此念，抄本、辑要本作"此有念"。

③ 《楞严经》云："是故阿难，若不断淫，修禅定者，如蒸沙石，欲其成饭，经百千劫，只名热沙。何以故？此非饭本，沙石成故。汝以淫身，求佛妙果，纵得妙悟，皆是淫根。根本成淫，轮转三途，必不能出。如来涅槃，何路修证？必使淫机。身心俱断。断性亦无，于佛菩提，斯可希冀。"

④ 天地，抄本、辑要本作"天"。

⑤ 悟，抄本、辑要本作"用"。

⑥ 此段正文底本窜入注中，据抄本、辑要本析出。

不过只是遇得世间凡夫，传得世间凡夫法耳。

凡夫法，皆是邪淫事。或有被证，随从耻笑①，不敢邪说，转为口说清净，而身心所行，不实清净，口说真精，竟是杜撰，空妄②幻说，皆为欺人之谋，诡取衣食。学者遂执而信行，希望成仙，亦大误矣。与弢曰："或亦有执实行清净者否？"答曰："虽有实行清净，终不得遇仙传药生之真时，采取烹炼之真时。不能得丹，成仙证道，修至炁尽老死，依旧一凡夫，死亡而已，绝无不死而长生者，总因与仙家辨真时不同，我故曰'凡夫法耳'。"

子已从凡夫学炼药矣，按其不成，便见其药之犹不真也。当知有异于彼而为真药者在也。

子者，对吉王殿下言也。不成者，是犹不知药生之真时，不知采药之真时，故不知采真③药，不能补足身中未发动之元炁。炁足即成丹，炁补之不能足，则是丹不成，仙不成，正是凡夫之妄为，非仙之真药也。既是不成，怎不求真传时、真药④之妙理用者乎？⑤

夫无念而得为真精者，固是矣。

人而无念，则心真虚静矣。至于静笃鸿濛时，似有动而忽有动机，正是真元精之先天也。此人人之本有，可遇而得者。

虽有知真精，而不得元神灵觉如是，如是精虽真，而亦不得为真精用。

或有闻师言真精，而知真精之名，但因初学浅见，时至而犹不知，不能以元神配合宰运，采取烹炼，亦至当面错过，如何能得真精用？如此，亦是知之

① "或有被证，随从耻笑"，抄本、辑要本作"或有被人讥贬耻笑"，"耻"，抄本作"取"。

② 妄，抄本、辑要本作"亡"。

③ "故不知采真药"抄本、辑要本作"不得真药"。

④ "药"字底本原脱，据上下文义及抄本、辑要本补。

⑤ "炁足即成丹……妙理用者乎"一句，抄本、辑要本作："炁补足即是丹成，炁补之不能足，则是丹不成，仙不成，正是凡夫之妄为，非仙传之真药也。既见不成，怎不求真传、寻真药之妙理用者乎？"辑要本"正是"作"止是"、"凡夫"作"凡火"。

不真，信受奉行之不笃耳。《玉清上妙功德经》云："不善修持，而失法本，不能长生。"天来子《白虎歌》云："月无庚炁金无水，纵有真铅枉用心。"

此上天所秘之妙，实在如是；

天所秘，是秘之不传无德，以传有德也。人与天相隔甚远，人德合天，则与天为一矣，故传与以如是。德之不修以合天，则不能得传也。如是者，是以元神辨药生之时为配合。得知此，则得长生不死，入定出神，神通无极，此上天之所以当秘也。○《灵宝度人经》云："水火二用，非圣不传。"

举世间人所不得知之妙，实在如是；

天仙①以如是秘法，得证仙于天。惟天仙②所知所行者，而世间人何以知？能修德合天，即是天人，则可得知如是；不修德以求合天，即是凡夫下鬼，终亦不得知如是者而已。欲学道修仙者，先当自勉，修合天德。

海誓山盟，而不敢轻泄者，实在如是。

世有善根③，专心修德，精进学道，上仙高真固肯传以道。且令设盟誓，如海样之深，如山样之大，悔其已前之或有错者，禁戒其日后之不为非，不缓怠于自修，不妄传于无德，其不轻泄药生、采药之④真时者如是。○《度人经》云："长生久视之法，上天其禁至重。"

得此真，即天仙矣，即同世尊佛矣；

得此元精真，则精能化炁，而成漏尽通，出阳神而超浩浩劫运。惟此真者，方是天仙之道，同佛道。

不得此真，则谈禅说道，皆为幻妄虚言矣。

若不得知此药生、采药之真时，则不成漏尽通，不出阳神超劫运，只是一个空谈妄语而已。

---

① 天仙，底本作"天秘"，据抄本、辑要本改。

② 天仙，底本作"天"，据抄本、辑要本改。

③ 善根，抄本、辑要本作"善根圣真"。

④ 之，辑要本作"生"。

子今得此于明言，精始真矣，药始真矣。

言吉王如今得明白说此药生真时，始知仙道所用之真精、真药，始可成漏尽通、出阳神等事。始知不同于昔所学之世法，所言世法中之浊精而已者。

下手一试修之，起首便能合道。

古云："起头不遇作家，到底翻成骨董。"若传得真，便能得合道，起头修也合道，到证果极处也合道，古云"九转工夫总一般"是也。

悟一步则行一步，行一步则入一步，入一步则得一步。则知不传之妙，得果之灵，证道之速，

既悟药生及采药之真时，则时真即是药真精真，便行此采真精药之工。既行采工，令精随神凝入炁穴，周天烹炼薰蒸。久而炼精之工足矣，化炁足而得大药①，成漏尽通长生不死初果。始知天仙所不轻传，有如是之妙；得长生之果，有如是灵验。总之，百日而得长生，十月而入定，胎成出阳神，而神通无极。证道如此速，所以古云"成就只一二年"，不似邪淫旁门，穷年采战，至于老病苦死，而追悔不及者比。

非彼世人所得知、所及证也，而世人之误信邪师诳惑者，可胜惜哉！"

世人不修仙德而妄求仙道，又不知果有真仙道之正理在而求之，安得知而安及证？更被邪师以仙书真道之言，巧饰彼邪说，诈以欺世，世之人尽信其诳而不能疑，绝无能改过者。可惜被害而迷失仙道，且丧失现在自有之性命也夫。②

太和二问曰："古云'水源清浊要分别'，敢再求示如何分别？"

---

① 大药，底本作"大药通长"，疑"通长"二字衍，据抄本、辑要本删。

② "且丧失现在自有之性命也夫"，抄本作"且丧失本身有之现在性命也矣"，辑要本作"且丧失本自有之现在性命也已"。

答曰:"水喻真精,清即先天,浊属后天。源者,精炁之所由以生者也。此先圣示人分别至切要之语,奈何世人妄解圣言,罔诬后学。

先圣之言垂世,必世人得授仙度者,而后解悟始真。若凡夫但闻凡夫之教,甚至不授凡教,而无知妄注,妄引成语,妄解圣言,自称能悟得悟,自欺欺人,不顾害及后世,自误一生也。①

遍古今②,乃不向'源'字上致辨,只于'清浊'字劳心,谓后天中以无形之精为清,有形之精为浊,

元精只是无形,元炁③不言以形辨。④ 可形辨者,即是后天。既为后天,又为后天之神所宰,虽未见形,亦已耗散,不得复原。若精不合淫念淫事,必不至于有形,及至有形,则中之真炁已为淫事耗尽矣。是邪门外道所言,而仙道必不以如此为辨。

呜呼! 此地狱中种子之说也。

凡言有形无形者,必是以淫欲为辨,淫败炁耗。古圣言"炁尽则死",故为地狱中种子也。仙圣因元炁之生人,故教人炼⑤住元炁,令人长生不死。

殊不知先天元精由静极而自动,炁至足而源至清,即为真药物矣。

静极而动⑥,是天地循环自然之机,仙道亦如之。不是人心妄念所动者,故曰:"自动。"《元始天尊说得道了身经》云:"不识动静真机,不达真常全其妙理,如何得道成真?"○此问水源清浊辨法,与上章事同理同而问异,故尔合之⑦,各有详略,亦互为发明。

---

① "甚至不……自误一生也"一段,抄本、辑要本:"甚至不受凡教,而徒然看妄人之妄注,而亦为妄猜妄解圣言,自称能悟得悟,不顾欺诳害人,而以迷指迷,遍古今也。"

② "遍古今",抄本、辑要本窜入上文注中。

③ 元炁,底本作"无炁",据抄本、辑要本改。

④ "不言以形辨",此处从抄本,底本作"不可形辨",辑要本作"不可以形辨"。

⑤ 炼,底本无,据抄本、辑要本补。

⑥ "静极而动",抄本、辑要本作"静而动"。

⑦ "故尔合之",抄本、辑要本作"故两答之"。

而元神灵觉即能合和，是谓‘以觉合觉’。随而采取，随而烹炼，不作世缘念想，用工一刻，即长一刻之黄芽，而金丹可就，仙道可冀。

元精元炁有觉，而元神亦有同觉，即得时至神知之妙。以两所觉而配合，故云："以觉合觉。"如一夫一妇，始终不相离也。〇许旌阳云："内交真炁存呼吸。"〇俞玉吾云："真机妙处，在杳冥之内，冬至之时，必先闭塞其兑，澄心守默，使金与汞[1]同归于炉中，如日月合璧，则神凝炁聚，金液乃结。倘忘其缄默，任重楼浩浩而出，则自取伤败也。"〇本注云：用工者，即采取配合烹炼之工也；一刻者，即小周天火候也；黄芽者，即神炁内炼所成之真炁也。〇纯阳祖问曰："何为黄芽？"钟离祖答曰："真龙真虎是也。龙乃阳龙，出在离宫真水之内；虎乃阴虎，出在坎宫阴[2]火之中。"本注云：金丹者，金液还丹也。即元神炼元精所成之灵气，又曰黄芽、曰大药。所以服食者，服之而结胎养神。神定而全，即是仙成。金丹成时，是命住神得，定是性住。故曰："金丹就，仙可冀。"言必成仙也。

若念想尘缘，拟议习染，而后天之精因之以生，则纯是后天思虑之神所致。此源浊者之不可用，以其真炁不足，不产黄芽，而有生必有死之决然者也。

世人口称学道，而妄想凡情爱欲者多矣。情欲有动，则精必化于浊，是生不以静而内生[3]，惟于身外偶生，故静笃之真炁不足，而源浊不可用以内修者，故广成子云"毋摇汝精"。精摇则少而渐竭，无以还丹。故陈真人云"精少则还丹不成"是也。若此者皆因尘缘习染，淫欲未断，皆凡夫事。犹在欲界最下处，与有死生之凡夫同类，故与凡夫同必死者。

或有水虽至静而动，而源亦清矣。其元神灵觉，虽觉而不能真觉，依然堕于尘缘习染，转为后天思虑之神所摄，则不复为清真，而妄用其采取烹炼，亦无成圣果之理。

南岳魏夫人云："若抱淫欲之心，行上真之道者，清宫落名生籍，被考于

---

① 汞，底本作"水"，据《参同契发挥》、抄本、辑要本改。

② 阴，抄本作"真"。

③ "则精……内生"，抄本、辑要本作"则精必生，此精之生不以静而内生"。

三官也。宗道者贵无邪，栖真者贵恬愉。”〇白玉蟾曰：“学仙非为难，出尘离欲为甚难。”〇王玉阳真人云：“随情流转，定落空亡。更道难成，功难就，孽难当。”

于此辨得‘源’字真，药斯真矣。”

水源即是药源，清真是药清真。源浊不清真，是药浊不清真。长生仙道，必分别“源”字为要。

又问曰：“水之清浊，何由知神之清浊？”

答曰：“静定之中，神炁如一，皆静也。如是静亦神炁一，动亦神炁一。古云‘时至神知’，即神炁同动是也。

学者不知神清是不着妄念，随水源皆清，是圣种；神浊是着妄念，随水源皆浊，是凡夫轮回种。故仙圣教人辨此为至急。〇《灵宝大乘妙法莲华真经》云：“性者，静也；炁者，动也。动静如一，非至人安能措心于此？”〇广成子云：“静则静于神意，动则动于神机。”

动而外驰，逐妄则为二；动而不外驰，犹然合一。非其①清之同而何？元神一驰炁一驰，元神一染精炁亦耗，非其浊之同而何？

动而为二者，神固有不知摄炁归根者，为二者也；或有不遇本根之对境散漫，驰于六根之别境，亦为二也。俞玉吾云：“金火要同炉，在人一念返还耳。”此清同合一者皆如是，是仙道之当然。反是，则根尘相触，而不能返还，此浊同合一者亦如是。

即《元始天尊得道了身经》云‘意定神全水源清，意动神行水源浊’之说也。陈虚白云：‘心动则神不入炁，身动则炁不入神。’故我邱祖真人亦有‘心地上用工，全抛世事’之旨在也。《楞严经》亦云‘尘既不缘，根无所偶，反流全一，六用不行’是也。”

此四条，皆结证上文神炁静动合一、不合一之旨，仙佛同然者。而禅宗

---

① 其，抄本、辑要作“真”。

人又言“动念即乖”者，亦是此意。按邱祖教人“心地上用工”，即“照而寂，寂而照”之意，明心见性也。禅心无想，禅性无生，正与世人①大相反者，法尚应舍，而世事必抛也。抛至无生，便是性地。按《楞严》所示：尘者，是外来六尘之事与物也；缘者，相依着之想；根者，眼、耳、鼻、舌、身、意六根也；偶者，根与尘相对也。言心不着于外尘，则不使眼根用于见，与色尘对偶；不使耳根用于闻，与声尘对偶之类。反流者，逆流之水，故洞山和尚言“洞水逆流”，即仙家“返还真一之水”也。真一之流得返，则六根②断，性独灵明。六根之用皆不行，则心地之工成而得证。

又问曰：“辨清何为？”

答曰：“清炁者，天之本体。欲为天仙，必以清炁同于天之本体，而后能与天合德；

此所以纯阳祖云：“炼药方可升仙。”谭长真仙翁《水云集》云：“今生若要登云路，不合虚无不得仙。”此言得同天之清炁，即可必证天仙。

若着有一毫，形不能妙，则同于重浊之地体，而只合于地德，止证得地仙而已矣。

地仙不能离于地，故名地仙。所以纯阳祖云：炼形止于住世，可百千万亿岁寿，不能升于天者。

有志于修天仙者，不得不辨之，寻向上去。”

太和三问曰：“古云‘炼精者，炼元精，非交感之精’。未审元精未及炼者，亦成形似交感之精否？抑止于元精，而不至似交感之精否？请详之。”

答曰：“精一也，有元精、淫精之异名者，是有主宰，主者而致有异也，岂自异哉！然元精在身中静笃时，无形之精也，即元炁，即先天炁。

---

① 人，抄本、辑要本作“事”。

② 六根，抄本、辑要本作“命根”。

广成子答黄帝云"至道之精,杳杳冥冥"是也。

虽能生诸后天有形,不得神宰,亦止于先天无形,而不自为后天生有形。虽久而不采不炼,亦止成先天之散炁而已。世人皆言成有形之精,谓采之迟者,及不采者,皆老而成形。此言大非也!

彼是妄谈房术淫媾之精,必至如是,而不可以喻仙道元精也,毕竟仙道不同于世说。

有神宰为交感之用,而后变化成后天,非自成后天也。当其隐于寂静之中,静极而自动,曰生精,是天地人自然循环之生理,当如是也。故修丹者,由极静而生之精,名曰精,而实非精,故曰元精。未妄动,而炁本自足,炁足则能成丹,转运而胎仙出神也。

所谓以精补精,因精以淫耗,而炁为之不足。仙圣教人以身中发出之元精,不令再耗,返还而补未发动之炁,令足。所以补者,补之令足也。精炁足,如十六岁童子,即是长生不死根本。若不能补足炁,而炁不得补足,终非长生不死之仙道。○《玉清上妙功德经》云:"不善修持,而失法本,不能长生。"《大还心鉴》云:"至阳生,不能修行益生①,何得长生乎?"

然炼丹必不用交感之精者,是何故?以其或偶触目触耳而生,或妄念而生。

触目者,是眼根偶见淫色;触耳者,是耳根偶闻淫声;妄念者,是心中偶起淫念。皆所以生淫精者。

生不由静,而炁不足。炁不足者,原非丹本,即不能成丹以长生不死。彼又以将见精为幸,不知及将见精,其势即为后天之败精而已。

昔广成于答黄帝曰:"毋摇尔精,乃可长生。"陈泥丸云:"树根已朽叶徒青,炁海波翻死如箭。"焉得有已败之形枯叶②尽者,而能更返为先天,入于无形之炁乎?故仙道与邪门之所以异,必不用淫精也。王重阳真人云:"回首

① "不能修行益生"六字,底本作"不修行",据抄本、辑要本补。

② 叶,抄本、辑要本作"炁"。

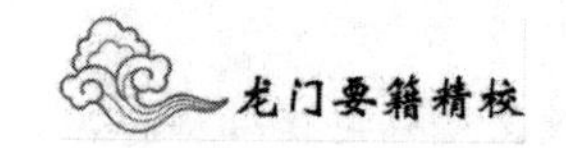

处,便要识希夷,煅炼须将情①灭尽,修行紧与世相违。”

故紫阳真人云:‘幻丹者,由未静心田,遽采一阳。阳非真阳,神非元神,以欲念而交会以生,此幻丹所以有。直采之升至脐,又无安顿处,后天的败精荡然而去,先天又无所主,此非长生之丹,乃促命之法。’②此深示人,以后天有形者,必有坏也。

《黄庭经注》云:“学仙之人,一交接则倾一年之药势;二交接,即倾二年之药势。已往之药,都亡于身,所以真仙常慎于此。”③伍子又申明前注,既学仙,则精炁常聚而多,倘一交媾,把所聚精炁亦倾多。说“倾一年之药势”,大约言也,我谓更多倾者也有。精炁甚难成药,万幸得成药,岂忍媾倾?最宜谨保精也。张翁所言先天主者,是先天所由生之根本意也。后天精不耗散,则先天精亦不耗散。后天盛,则生先天亦盛。淫媾用精竭者,则先天之精炁亦无所生,而有阳绝之病,故云“先天无所主”。张紫阳自家又云:“大药不离精炁神。”要识药材,又精炁神之所产也,非便用精炁神也。

总之,知炼之④精,必先要知个精生有时,知其真生时,及当采之真时者,则得元精而炼;若不知真生时、采时者,而元精犹不能得,何以虚浮用炼?予有一诗,子其悟之。诗曰:

‘元精何故号先天,非象非形未判乾。

乾者,天也。言未分判天地之时,无形无象,惟虚无之炁耳;判为天时,

---

① 情,底本作“精”,据《重阳全真集》、抄本、辑要本改。

② 《道书全集·玉清金笥青华秘文金宝内炼丹诀》卷上:“幻丹者,未静心田,遽采一阳,故斯时也,一阳奕生,非其阳也。气非元气,乃呼吸之气也;精亦非元精,乃淫泆之精也;神亦非元神,乃情欲之念也。夫人方学道,更欲为仙,得非欲念乎?以欲念而交会阳生,此幻丹之所以有也。精在肾府,而若采之升至于脐上,又无安顿处,故逐气而息于气穴之右。脐生于肾之缕,与气交结而止,即自曰丹。既自曰丹矣,而精、气、神用著,便是后天底物。先天之物果安在哉?谓之黄庭、内炉、外炉、泥丸等窍,皆先天立之后始见。当此时在何处?实未之有也。傍风起影,入海寻蟾,守株待兔,缘木求鱼,一旦败露,精荡然而去,先天又无所主。呜呼,非长生之丹,乃促命之法也。”

③ 梁丘子《上清黄庭内景经注》云:“学生之人,一交接则倾一年之药势,二交接则倾二年之药势,过此以往,则不止之药都倾于身。是以真仙常慎于此,以为生生之大忌也。”

④ 之,抄本、辑要本作“元”。

则有形有象。元精是未有天已先之名号,故云未有象、未有形。

太极静纯如有动,仙机灵窍在无前。

太极者,虚极静笃之极至,总包含阴阳动静。每静笃时而自动,故曰静纯有动。如者,动无拘定之时,如或速或缓,活动而生之意。然曰如有动者,初动之机,未判天之时,喻人①之生,先天精似有不有,即当用我似有不有之妙用。若动而成动则判天,动极则所生皆后天矣,非仙佛之所用。必其仙机有动之灵窍,虽然如动,犹自在天无之前,必不可至天有形象之后取元炁也。

梦回妙觉还须觉,识到真玄便是玄。

妙觉者,如如②动之妙也。觉在外境,世人每妄猜而言之;觉在内境,惟天仙知之行之。惟由天仙传之故也。世人不知,皆由无传,此仙道所以与世之凡夫异也。修仙者,必要知内之妙觉始得。故我显言之曰还须觉真玄者,再申前言,妙觉之③动也。

说与后来修道者,斯言不悟妄④谈仙。'"

此诗将仙机泄尽,指示后学圣真、仙佛天人,必当于此参悟而修真,不然无下手处。虽欲空谈,无下口处。

太和四问曰:"如何是药生采取?如何是运火炼丹?如何是得丹服食?如何是成仙了道?"

答曰:"阳炁生来尘梦醒,

阳炁生,是真阳之精炁生,而为药物也,吕祖所谓"一阳初动"便是;尘梦者,是百日关中,欲界凡夫初修时,未绝尘、未绝睡魔而有尘有梦者也。尘,即六尘中之声尘、色尘是也。夫修行,凡有尘,即当如佛言背尘;有梦,即当醒觉。梦与醒原来循环无端者也。梦亦静里将动之一机,所以夏云峰亦曰:

---

① 人,辑要本作"天",误。
② 如如,抄本、辑要本作"知如"。
③ 之,抄本、辑要本作"如"。
④ 妄,抄本、辑要本作"枉"。

"自然时节，梦里也教知。"梦醒者，喻有妙觉在。此句答药生之问者。

摄情①合性归金鼎。

以神驭炁，凝神归入炁穴也。白玉蟾云："以端坐习静②为采取。"此句答采取之问者。

运符三百足周天，伏炁四时归静定。

符者，周天之火候③也。周天本三百六十五度四分度之一，此言三百则足矣。内有卯酉二时沐浴，用无数之候也。陈泥丸亦云"但守火爻三百刻，产成一颗夜明珠"是也。

伏炁者，如古人所言"长生须伏炁"也；四时者，四正之时也，又顺四季之时，故《参同契》云"顺时须谨节"是也；静定者，是火候至微妙处。此二句，答运火炼丹之问。

七日天心阳来复④，

百日关初下工时，只有微小阳炁来复。及百日之工用足，则筑基已成金丹，乃采之于七日之间，则阳炁满足之大药，随采而至，此正阳炁来复也。若于此阳不来复，即是药不真，不合当采之时；火不真，不合周天之当行当住。此句答得丹⑤之问者。

五龙捧圣⑥昆仑顶。

既炼成丹，得大药，则用五龙之仙机，捧过三关上顶，转降而服食之也。此答服食⑦之问者。

---

① 情，抄本作"精"，误。
② 静，抄本、辑要本作"定"。
③ 火候，抄本、辑要本作"火符"。
④ 阳来复，抄本、辑要本作"阳复来"。
⑤ 得丹，抄本、辑要本作"运火"。
⑥ 捧圣，抄本、辑要本作"捧上"。
⑦ 服食，抄本、辑要本作"得丹服食"。

黄庭十月产灵童，驾鹤凌①霄任游骋。”

服丹后，而伏二炁于黄庭，养胎十月而成神。神全而产阳神之灵童，出壳超凡，驾鹤上升，玉京金阙，无不可游之处，正是通天彻地，知古、知今、知来者之能事毕矣。此二句答成仙了道之问。

太和五问曰：“世人学道，各立一门户。有言必调息者，执呼吸而不已，障于道而无所成；

此是不知从有入无者。

有言不必调息者，纵呼吸而不顾，背于道而无所事。

此是不知从无入有者。

一无所修，则与凡夫原来不别。

上文执者，与佛说事障与法缚同；下文纵者，与佛祖所说无记②空同。

我屡习为，不惟无功，而且有太害。始知彼凡夫外道，偏执断见常见，拟议作知见者耳，未审必当如何是天仙大道调息？”

答曰：“调息之义，难言也。

难言者，难以一言而尽也，彻始彻终也。凡对初机之言，必由于粗而浅以进悟。既悟粗浅明了，而后可言精深。真修实悟，学者未有不悟浅入深、悟粗入精者。

汝自悟来，而后可言。”

曰：“参悟到不知旨处，故详问之。”

答曰：“调息者，初机小周天火候之用，本具有进火退符、沐浴温养之义

① 凌，抄本作“云”，辑要本作“龙”。

② 无记，底本作“无计”，据抄本、辑要本改。

也。一呼一吸固为息，

仙家谓之太极之一①也，佛并诸祖谓之圆相之一也。

不呼不吸亦为息。

仙真谓之太极中无极之一②也，佛并诸祖禅谓之圆相中之一也，所以有"水牯牛"之喻。

当呼吸之息，心与息不相依，则不调；

是神不能驭炁也，神炁不能配合而相离矣。间隔不调，惟交并则调。《黄庭经注》云："出为呼炁，入为吸炁，呼吸之间，心当存之。"又佛言随顺，是随息而顺其③自然之妙也。皆言心息要相依，若相依而强制执着呼吸，而不随顺自然，则亦不调。

心息依矣，荡然漫行，而不由真息之道，则不调。

心息相依时，行则同行，住则同住。行所当行之路，住所当住之处。无不是相依，方可曰调真息。道者，即黄赤二道也，神炁同行必由之道。若能由此道，采取而能得炁，烹炼而能成丹，胎息而能成大道。④ 不能由此，则不能得炁成丹而定神也。

古仙所谓'行之不精'是也。

门人问丹阳真人："弟子行道数年，道眼不明，是何故？"真人曰："行之不精。"

能由真息之道矣，行之太速，则近荡而不调；

行贵速，而忌太速，恐太速之似浮而不就息道。若浮而不就路者，则神炁皆似散漫而不凝聚，心息相依而不成相依之功。

---

① 一，抄本、辑要本作"〇"，后同。
② 一，抄本、辑要本作"·"，后同。
③ 其，底本作"炁"，据抄本、辑要本改。
④ 成大道，抄本、辑要本作"冲和大定"。

行之缓则滞,有相之呼吸炁,而必成大病。

缓则神炁滞而不行,或欲有行而不见有神炁之行,或欲行必资于呼吸有相之炁,然呼吸全不宜执着者,呼吸之气一着,便起邪火而为疾病。

古仙所谓'非炼呼吸之炁'者是也,亦不调。《华严经》云'为践如来所行之道,不迟不速,审谛经行'是也。"

又问曰:"必如何而后可言调乎?"

答曰:"速而不荡,缓而不滞,
纯阳祖云:"绕电奔雷飞日月,驱龙走虎出乾坤。"

自然能由真息之道者是也。
俞玉吾曰:"火候之进退,不可毫发差殊,然后九转之间,可保无咎。"

不见其有,谓之勿助;
真息似有而不有,若见为有息,则助长邪见。

不见其无,谓之勿忘。
真息本无而似不无,若起见无息,则不成真息。

非有非无,非见非不见。
见有见无,皆是偏见。即是断见常见,皆有害于真息,故皆非。

合乎自然,同乎大道。
见有见无,同是执着偏着[1];不见有无,亦有用意执着。而不免有偏执之为害,何以成丹而得大药?必合乎自然者,而后可得通大道也。

此有一呼一吸者,不得不如是也。"

---

① "同是执着偏着",抄本、辑要本作"固是邪见执着偏着"。

若不如是，则火候差失不合天机，必不成丹而证道。

又问曰："不呼不吸之息何如？"

答曰："更有自然之妙用在焉，

丹阳马祖云："调息者，不得着于口鼻。调是作用，息是自然定息。"①

非强而闭炁也。

刘海蟾祖云"莫将闭炁为真息②，数息按图俱未是"是也。

闭极，则失于急而不调。

闭息是外道邪术之强制，闭必至于极者，而非自然真息之能无极，故不调。

禅家云：'转得身，吐得炁。'亦是此意，而后可称为'禅那拄杖子'。

禅者，静也；那者，息也。言佛③定之息也。拄杖子，亦言息也。人手执拄杖，相依而行路，喻人修佛，心必依息而后能离尘境，解脱而见性。欲大修行，心不依息而禅定，则止于凡夫外道口头禅而已矣。

非纵气也，

刘云："专气致柔神久留，往来真息自悠悠。"言不可纵放如凡夫。上句闭气，即前所问执呼吸者；此句纵气，即前所问纵呼吸者。

纵则失于无知而不调。

既纵放不照管，则念不在息，便似不知有息，而息何得调？

禅家故云：'未到水穷山尽处，且将作伴过时光。'亦是此意，而后可摄心

---

① 《晋真人语录·答马师父十四问》第八问："如何是调息？答曰：非有作也。若得心中无事，炁息自调，但知调息，便是有着。调息者，只可不知见，不可着于口鼻。"

② 真息，抄本、辑要本作"真炁"。

③ 佛，抄本、辑要本作"静"。

寂灭。”

又问曰:“如何是此大用?”

答曰:“古云:‘自有天然真火候,何须柴炭及吹嘘。’

《生天得道经》云:“心目内观,真炁所以,清净光明,杳杳冥冥,昏昏默默,正达无为。安寂六根,净照八识,空其五蕴,证妙三元。得道成真,自然修度。”①佛经所言佛②,与此同。

如此便是自然之定静,定静不已,百尺竿头,犹进一步,至于久而安。

佛言“轻安”是也。

安者,和也。

佛曰“法喜”、曰“禅悦”。

和而能冲,冲而无极,冲和之理得矣。

冲和理,即《入药镜》所云“先天炁,后天气,得之者,常似醉”也。《灵光集》云:“颠倒循环似醉人。”翠虚云:“骨肉融和都不知。”王重阳祖云:“寻自然③,觅逍遥,渐渐归禅定。”皆同此义④者。

即《华严经》所云‘以定伏心,究竟无余’者。

《梵网经》云:“如如一谛,而行于无生空。一切佛圣贤,皆同无生空。”⑤无生至空,是寂灭至极处,正所谓穷空又能穷尽空理,既无余涅槃,亦同于仙

---

① 按《道藏·元始天尊说生天得道真经》云:“即引太和真炁,注润身田,五脏六腑,心目内观,真炁所有,清净光明,虚白朗耀。杳杳冥冥,内外无事,昏昏默默,正达无为。古今常存,总持净念,从兹解悟。道力资扶,法药相助,仍节饮食,驱遣鬼尸。安寂六根,静照八识,空其五蕴,证妙三元。得道成真,自然升度。”

② 佛,抄本、辑要本作“佛理”。

③ 自然,抄本、辑要本作“自在”。按:王重阳《重阳全真集》也作“自在”。

④ 义,底本作“炁”,据抄本、辑要本改。

⑤ 《梵网经》云:“一切结业,三世法,如如一谛。而行于无生空,自知得成佛,一切佛是我等师,一切贤圣是我同学,皆同无生空,故名无相心。”

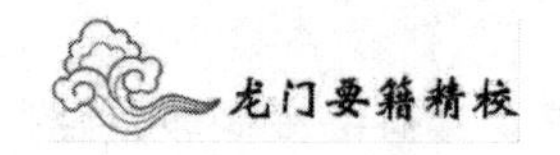

之和而冲、冲无极。

然真息在内，本有息之实相，而若空空无息，非果无息而实有①也。

既曰真息，则与凡息不同。言真息在内，则有真息之实相。实相者，似空空而无息，始可能入定到真无息真空地位。若不能空空而逼塞，不似无息而浩浩然，乃是凡息，而非真息。故《中和集》云："守似有却如无。"深言真息在内之妙用也。盖真息者，是入涅槃寂灭必由之路也；凡息者，是堕凡夫不脱生死轮回之事也。学者当知之。此节文义，皆言初习入定时之旨也。

不息则无相，无相则实不见有，而亦若不见无也。

上文言初习定，虽欲无息，乃习为无而未得无也。曰实有，及于不息②之久而得定于无③，全无凡息之相。既无息相，则入无息为大定，而证圣证性地。若起一见、有见、无之见，则不可，起见则非定旨。故总不见有无，如此方为得真定，而后可以还虚。

所以空而不空，不空而空，而独④不见空，不见不空，方是空而真空，即重阳祖云所谓'虚空返照虚空景，照出真空空不空'，即世尊之'空不空如来藏'者皆是。

当不空之时，而只知乎不空者，此堕常见矣。故不空而又落⑤空，正是照而常寂也。当空之时，而顽乎空者，此堕断见矣。故空而又若不空，正是寂而常照也。佛宗乃有"分明不受燃灯记，自有灵光耀古今"之说，故云"空不空是真如来藏"。予云⑥："毕竟在寂照双修，寂照双亡而已矣。"凡仙佛二宗，言空言寂，言有言无，皆言心息相依之定也。言心性，则有息在其中；言息，则心性在其中。若非心非性，则不能定息；非息，则不能定性定心。学者

---

① 有，底本无，据抄本、辑要本补。

② 不息，底本作"不习"，据抄本、辑要本改。

③ 此句抄本作"上文言初习定，虽欲无息，乃习无为而未得无，故曰实有，及今不息之久而得定于无"。辑要本"乃习无为"作"乃习为无"。

④ 独，抄本、辑要本作"犹"。

⑤ 落，抄本、辑要本作"若"。

⑥ "予云"二字底本无，据抄本、辑要本补。

不可执文偏悟，便落空亡，而无证果。能悟之者，仙佛合宗①之旨见矣。

悟得真空②实性者，方能调此真息。息不能调，终难大定。

本是以心主宰而定息，息不定即是心性不定，何以至于合道？傅大士云：“六年雪岭为何因？入定调和炁与神。一百刻中都一息，方知大道显三乘。”

人能即此息而离此息，斯可入灭尽定矣。

即息而离息，是万法归一、一归无之说同旨。灭尽者，心无生灭，息无出入，得真大定也。

咦，

警醒后学仙佛圣真之辞也。

灭尽定而后能出定，

未入到灭尽定而妄出，仙宗谓之“走丹”，佛宗谓之“入魔”，皆非所出定之谓，而亦无神通可显，正有退堕之危险，宜防虑。

神通境界，正有向上还虚合道之旨在。”

灭尽生灭出入之定，是所当出。出而神能通达无障碍，不为六尘所障碍而不通，此真神通。方能上天入地，六通十通，百千万亿，无所不通，此证还虚合道之至极处。

太和六问曰：“药火之说纷纷，不知所以信受。一云，神是火，炁是药，以神驭炁，即是以火炼药，此言神言炁二也；一云，火即是药，药即是火，此言火药不分，神炁一也；一云，采时谓之药，炼时谓之火，意若神炁皆可言药，皆可言火。三说何不同耶？”

① “合宗”二字底本无，据抄本、辑要本补。

② “空”字底本无，据抄本、辑要本补。

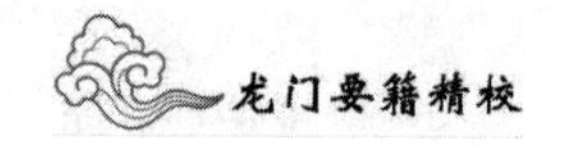

答曰:“同。”

又问曰:“言句似异,而理何同?”

答曰:“皆以神驭炁也。采时炁向①神中,神炁合一而同升同降,得药矣,即谓之药也可。即得汞之物,而名真铅者是也。

凡言真铅、言真汞、言真息,皆然是三者之合而言真,是三者不合,不可言真,只是凡息②、凡铅、凡汞而已。

炼时神归炁穴,神炁混融而同行同住,有火矣,即谓之火也可。即得铅之物,而名真汞者是也。

真铅者,即身中所采取归根之精炁也;真汞者,即身③中配合精炁而为采取烹炼之神也。盖言汞中有铅,则曰真铅;铅中有汞,则曰真汞。如是妙义,世所不知。故邱真人云:“白日同行,晚来同卧。”正言神炁不相离也。

总是二物交并归一矣。

玉溪云:“以神驭炁为采药,以炁合符为行火。”皆言神炁合一,同行同住之说。

谓药谓火,为一为二,何所不可?

《灵宝度人经》元始天尊云:“令此炁妙合太空,空体自然,不属阴阳,自然无生死,升入无形,克证道位,方名得道。”

我有一诗,子其悟之。诗曰:‘言铅言汞总言非④,

非火药,而强喻名火药者,乃圣真示人神炁之妙用而发明之。二者本宜合一,故圣真每并一而言之。

---

① 向,抄本、辑要本作“回”。

② 息,底本作“胎”,据抄本、辑要本改。

③ 身,抄本、辑要本作“心”。

④ 此句抄本作“汞铅火药总言非”,辑要本作“汞言火药总皆非”。按:冲虚此诗后有“古圣强名为火药”,首句似不应再有“火药”一词,当从底本为是。

日月齐轮御炁飞。

凡日喻神，月喻炁，日月有同度而行之时，神炁有相随而行、相依而住之理。然神本无，在有之时而似有；炁本有，在无相时即似无。有无不同者不相合，必用呼吸之炁而合之。故仙圣皆喻以火炼药，非此必不能使神炁合，亦不能行住如法也。邱祖云："运行周回，自有径路，不得中气斡旋则不转。"故曰"御气飞"。

子并后升天上去，午同前降地中回。

纯阳祖曰："子后午前定息坐，夹脊双关昆仑过。"即此。所言子时神炁相并，从后升上；午时神炁同于前，降下而循环。

历神①十二皆留伏，

十二者，身中之时也；皆者，言神炁当火候之时，行则皆行，当火候留伏而住之时，住则皆住。

灌顶三双默转移。

灌顶者，取元精真一之水，并回升而灌注之于顶也，此即采药之说。佛宗诸菩萨修行，每处说法谈经，必先以水灌顶，皆同此妙喻。奈何僧总不知不究，使佛教为虚设矣。盖由不除淫，扫去欲界，离欲梵行，虽见其说，竟置之无用之地故也。三双者，尾闾、玉枕、夹脊三关，及脊骨两旁皆一窍，谓黄赤二道，三关皆有双窍，故曰"三双"。默转移者，神炁从三关双窍中，默转循环也。

古圣强名为火药，不离神炁自相随。'"

即"凝神入炁穴"一句，了却仙佛大修行事。

太和七问曰："请问古喻'如猫捕鼠'之义？"

---

① 神，抄本、辑要本作"辰"。

答曰:“以性摄情,以神召炁之喻为然也。彼猫捕鼠时,四足踞地,寂然存不动之势,

此心专意诚,即吕祖所谓“斋戒等候一阳生”之旨。

两眼熟视,凝然竢擒鼠之专。

“谨防当面错过”之义。

故《阴符经》云:‘机在目。’

即《楞严经》云:佛与阿难所云,若不知心目所在,则不能降伏尘劳。①

又云‘长生久视’,佛所云‘正法眼藏’,皆此义也。

皆言“机在目”之义,此言正合仙佛之所同者。

究此所云,寂然不动者以待通,可不似知白守黑、知雄守雌于百日关中者乎?

此仙家之语,谓知金之白者,出于水之黑者之中,则待黑中发生白时而采白也。雄是阳,即肾水中之元精炁。雄是阴,喻肾水也。下句重言上句之义也。

可不似昼夜静思以除六贼者乎?

此佛世尊自修之案,在雪山六年,昼夜静思以除六贼。六贼者,是眼、耳、鼻、舌、身、意六根,所妄起色、声、香、味、触、法之贼也。静思者,静极而守正定正念,于二六时不间断,若生一欲念,则大为心害,堕欲界下矣,急持正念除之。

究此之熟视无二,则知用志不分,凝神于十月关中者乎?

此仙家之语,谓炼炁化神之中关者。

---

① 《楞严经》:“佛告阿难:如汝所说,真所爱乐,因于心目。若不识知,心目所在。则不能得。降伏尘劳。”

亦可知佛说‘偃坐静室，恒作是念’者乎？

此佛说之《圆觉经》也。可知仙佛二家之说，皆以猫捕鼠同喻。

故以猫喻主人，以鼠喻真阳药物。但捕鼠喻采药，乃初关有为之事耳。过此则必忘猫忘鼠，非采非捕，而后可称了道。我今又为子原其始，当知鼠来有候，即药生有机。若不能辨真阳生机，将何能认当其真机，则谓之如猫守空窟。若有知真阳生真机，而不知当采时真机，不能得归根复命，徒然空坐顽空，则亦谓之如猫守空窟，

虽有身心自然生机，总成一个当面错过。

此所以又当防为痴猫也。”

太和八问曰：“何谓‘冲和’？”

答曰：“冲和者，言不息之息中妙义也。

《咏玄集》云：“冲和者，乃其二炁混同，最玄之理也。”①

充塞天地，薰蒸一身，

天地并一身之间，全是氤氲②充满，无空隙处。若有空隙不足，不名冲和。钟离祖云：“运周天，则火起焚身。”焚身之义即充塞薰蒸处。

不为呼吸之所障，亦不为升降之所囿。

有呼吸则无冲和。若吸升呼降之不已，不能与冲和迭为循环，亦囿于升降障冲和。必离囿离障，方行得宜冲和之妙处。

沐浴固曰当然，守中亦称密法。

当百日关中小周天之用者，曰沐浴；当十月关中大周天之用者，曰守中。

---

① 此注底本无，据抄本、辑要本补。

② “天地……氤氲”底本残，据抄本、辑要本补。

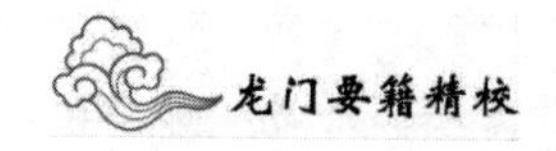

守中者，不偏着有堕常法，不徒然着空堕断法，以有入无①，合乎中道之必然者而自然，故曰"守中"，正言所以冲和之妙用。后来之圣真仙佛，得师降授之后，方能印证解悟于此。刘长生真人云："冲和炁养神。"

世人不知调息之谓何，我则曰：调其息之和而可冲也；

王重阳祖云："能全呼吸，定喘息，实非难；会养炁神②，调冲和，应甚易。"又云："神炁冲和成大药。"

世人不知于此当防危虑险之谓何，我则曰：防其不和而不可冲之危险也。

不和，则堕于强制之旁门邪法，非不空而空之旨，焉能得冲？

惟和故可冲，不和故不能冲。

此二句重申明，总上文四句之义。

采药以是，炼药以是，野战以是，

此即仙机佛法之行所当行者。

守城以是，

此即仙机佛法之住所当住者。

结胎以是，养胎亦以是也。"

此言百日十月、小大周天之火候中，当不外于冲和也。昔刘长生真人云"冲和结坎离"，言百日关也；又云"冲和炁养神"，言十月关也。

又问曰："是何景象为冲和？"

答曰："不偏不倚，

---

① 以有入无，抄本作"似有若无"。

② 神，底本作"谓"，据抄本、辑要本及《重阳全真集》改。

偏倚者是拘执，着有象而非中。

无过不及。

勿用意太急而过，勿用意太缓而不及。

不疾不徐，

不疾速而忽为浮荡，不徐缓而失为停滞。

非有非无。”

不纵放为无而实似有，不强执似有而实似无。即是空而不空，不空而空。除此八病，方和而可冲；有此八病，则不能冲。

又问曰：“是何作用以冲和？”

答曰：“夫妻并肩，

心息相依也。

阴阳合一。

二五之精，妙合而凝也。

昼则同行，不前不后。

心随息定①也。前则堕于旁门之导引，后则不足为宰运。皆非和合之实义。此处最有危险之必当防虑者，故佛亦言“随顺”。

夜则同住，不逼不离。

息随心止也。逼则太过于中②即不和，离则不及于中而不和。不和即是此之危险。

---

① 定，抄本、辑要本作“动”。

② 中，抄本、辑要本作“冲”，后同。

如斯了悟，便是冲和作用真三昧。”

若着前后逼离，皆差于冲和。冲和者，禅定妙义；三昧者，《华严经》云“正定中真三昧”。①

太和九问曰：“何处当防危虑险？”

答曰：“自始至终，事事皆有危险，今且略言之。

除不敢轻泄者，遵天律重禁而不言，但以粗迹之可言者而略言之。

如药生有时，不知其真时而当面错过，此危险也；采药有候，失其当采之候而不得其真精真炁，此危险也；

仙道之药生有真时，与世俗人造言诳人者不同。时不真，虽曰采药而无药可得，所自虚称为得者，非真药不能成丹，空劳而无益。生之真时，即当采之真候，于此急采，而后可得真精真炁。

火候之行周天，泛然于黄赤二道之外，茫然不见其循由，此危险也。

火之行于子后午前，有黄赤二道，乃周天火子后逆运之所必由者。若泛然于道外而行，渺渺茫茫，不见循道而自行此火，必不就炉鼎而炼丹者，甚是危险之当防处。

进火不至于进之所当止之地，亦不至进之所当添者之分数；退火不知退所当抽减者之程限，亦不合于多寡之仙机，此危险也。

当止者，《黄庭经注》云：“出入呼吸，俱入丹田。”程限者，非不及而火小，不成长旺之功而变化；非太过而火大，火轮不能转运而烈焰无所制。陈泥丸云：“采取有法，运用有度，斤两有则，水火有等，与夫抽添进退之妙，沐浴交结之奥，无不防危虑险。”白真人云：“温养之时，用心不专，不防其危，不觉汞走铅飞。”

火足而不知止火者，有伤丹之危险；

---

① 三昧，抄本、辑要本作“受用”。

《入药镜》崔真人云:“火候足,莫伤丹。”钟离祖云:“丹熟不须行火候,更行火候必伤丹。”张紫阳云:“炼了还须知止足,若也持盈未已心,不免一朝遭殆辱。”

得药真冲关,而窍不能真通,有药败之危险。

此正由前知药生而不合当采之真候,虽似丹而药力微弱,不能长生者,亦不能冲关,而药复败而同凡夫。

关窍初通,而不能升三关①,聚者而或倏退散,是危险。

聚,由神以主之,或不精进勇猛,以一箭透三关。一怠,则火即退散,正当同行而不能同行者。

三关过矣,而危险在鹊桥。

鹊桥本无路可通,借桥以通之。鹊桥以喻南离心神之朱雀义也。全凭心神领炁渡过此处,故喻鹊桥,渡之少有不合仙机,则有危险矣。

鹊桥渡矣,而危险在服食归黄庭。步步向竿头进一步,无着脚处虚空着脚,大有危险者。

重阳真人②云:“尖竿尖上细搜寻。”

炼阳神而杂③阴未绝,神胎就而魔障百出,大有危险者。天花乱坠,乃不能出其阳神,即不能无危险者也。④

神无出景而妄出,固为危险;有出景至而不能出其当出,亦不能无危险。

及乎出定而入定,危险之最甚者,岂能尽述耶!如是诸多危险,俱究竟勘尽无余,过得了去,仅仅超脱得一个生死轮回,实证长生不死,方为有分,与道相应,向后证到虚空,始无危险,所谓‘万般有坏,虚空不坏’是也。”

---

① 三关,底本作“关”,据上下文义及抄本、辑要本改。

② 重阳真人,底本误作“《参同契》魏伯阳”,据抄本、辑要本及《重阳全真集》改。

③ 杂,抄本、辑要本作“微”。

④ 抄本、辑要本无“天花乱坠……无危险者也”一句。

太和十问曰:“何为沐浴?何名沐浴?”

答曰:“沐浴者,炼精炼炁之要法,火候之秘机。机之秘,法之要,故不能直言以轻泄,而托喻为沐浴也。

沐浴者,本卯酉之[1]位,所寓生死之说也。时当卯酉,乃借以喻之,而详于下文。世尊行神说法之时,亦以沐浴为喻,可见仙佛宜有相合同之要法也。在小周天时,又名曰“阴符”,乃不行有数之火,而用无数以合于有数者,所以《三皇玉诀》云:“阴者,暗也;符者,合也。[2] 究合天地之机,操运长生之体[3],故曰‘阴符’。”在大周天者,又曰“焚身三昧火”。

喻意云何?夫五行在世道中,别有所谓生死之理,即长生一、沐浴二、冠带三、临官四、帝旺五、衰六、病七、死八、墓九、绝十、胎十一、养十二之十二位是也。

此属子、丑、寅等十二支辰位者。其说曰:火生在寅,金生在巳,水土二者生在申,木生在亥。五行干支之阳者,即生于此四位。阳之死位,即五阴之生位;阴之死位,即五阳之生位。亦以喻彼处死而我此处生,死于此处而即生于彼处。

圣真以人生死大事之机在沐浴法,故借以为喻也。生处有死,死处有生。

言天地阴阳与人同,未有生而不死,未有死而不生者也。

仙家以炼丹之法比之,谓其所云火之长生在寅,第二之沐浴在卯位,故借卯位[4]沐浴之名,而称卯时所当用之机,以阴符其火候者也;又云水之长生在申,第二之沐浴在酉位,故借酉位沐浴之名,而称酉时所当用之机,亦阴符

---

① 之,抄本、辑要本作“二”。

② “阴者,暗也;符者,合也”,底本原作“阴符者,暗合也”,据抄本、辑要本、《道书全集·阴符经三皇玉诀》改。

③ 体,底本原作“本”,据抄本、辑要本、《道书全集·阴符经三皇玉诀》改。

④ “卯位”二字底本无,据抄本、辑要本补。

其火候者也。

此正见阴符即是沐浴，而黄帝、骊山老姥、李筌等阴符之说皆大明矣。

卯酉在四正之位内，

卯在正东，酉在正西，子在正北，午在正南。《入药镜》亦云“四正”。

而金木二行，宁无长生沐浴之理在子午乎？

如金之长生在巳，则沐浴在午位；木之长生在亥，则沐浴在子位也。

故崔真人《入药镜》云‘看四正’是也。”

崔真人泄万古不泄之机于三字。王重阳祖云：“子午冲和连卯酉，春冬秋夏相携。”达摩所云：“一时用六候，二候采牟尼，四候别有妙用。”即此之言是也。

又问曰：“人皆言卯酉沐浴不行火候，今乃谓之要法，谓之秘机，得毋有火候而与众言相违乎？”

世人皆执言不行火是全无火候，由不遇仙传，故不知古云不行火候所以然之理，俱学凡夫之知见，所闻者曰不行，所见者曰不行，及己之对人言亦曰不行。流结妄局，绝无一人直信有法有机。惟伍子独言法言机，于是彼皆学法口谈者，竟不知众言或是或非，伍子抑非抑是，莫不以相违而相疑，殊不知真仙之言，已有可证。

答曰：“圣真言此时[①]之火，以不行有数之候者为候也。此隐言也，

魏伯阳真人云：“耳目口三宝，闭塞勿发通。离气内营卫，坎乃不用聪。兑合不以谈，希言顺鸿濛。”陈泥丸真人云：“沐浴交结之奥。”陆子野注《悟真篇》云“卯酉不进火，但以真炁薰蒸而为沐浴”者。此发明隐言，而已为真泄之说者矣。

非全无火候为不行也。我得闻于圣师而知真，

① 时，抄本、辑要本作“四时”。

圣师者，虎皮座张真人、李虚庵真人、曹还阳真人，三圣自证之真而传之真。

印之仙书而同是。

即魏、陈、陆等诸书。

实不违于众也，而众自违之。彼众人依傍仙圣之隐言，而呕吐其愚迷之臆见，遂言卯酉二时之沐浴，为全然不行之火候，而妄夸为己之知见，谬造假书，妖言惑世，而是①皆后学浅见，安敢置一辨言，以为自信而救世哉？我则咏之曰：'世称沐浴不行火，且道呼嘘寄向谁？要将四正融抽补，才得金丹一粒归。'亦以此语为未来际圣真辨明之也。更精言不行之候、有数之候，为沐浴要法秘机也。后学圣真真修实悟者，必当取证于此欤。有谓二八卯酉之月不行火候，而为沐浴者，可显知其非也。且论知非之法安在？以其有重阳真人云：'子午俱无，何须卯酉？'白玉蟾真人云：'无去无来无进退，不增不减不抽添。'钟离祖之言曰：'一年沐浴防危险。'薛紫贤祖亦云：'一年沐浴更防危。'俱可证也。以此证知十月怀胎，皆沐浴为真传，非止执于二八两月为沐浴而妄言之者，皆非也。"

既说一年皆沐浴，则知二八月在年内者皆然。有《真元通仙道经》云："得之大者，冲和而久视。"此亦定非此二时之沐浴要久视也。既皆诫人防危，则必有沐浴之候，而防其不能沐浴。若彼谓不行火者，更有何危可防？我今又诫后圣，甚宜体究仙言。

又问曰："古人何故言二八月，而岂无因者乎？"

答曰："古言二八月，固属卯酉矣。火之沐浴工，卯酉时虚比。借谓大周天，欲似其名理。勿执其幻称，误人千万纪。

借言发明沐浴之机，如佛所谓善巧方便而说，岂可强执为实不行火，而败坏将成之大丹哉！更误害千万世信心学者哉！

---

① 是，抄本、辑要本作"世"。

又观紫阳祖云：'火候不用时。'

火候之用，小周天有十二时，时完则有间断。行大周天之火，不用时[①]则无间断。时且不用不间，又岂可以二八两月为间断乎？

又云：'及其沐浴法，卯酉时虚比。'"

石杏林云："冬至不在子时，沐浴非卯酉。"[②]

皆言小周天且不用时，而虚比沐浴，而谓大周天可实用月为沐浴乎？我说既云'莫向天边寻子午'，又岂'于历数中寻卯酉'耶？若使养胎而废二八两月之工，则神炁散而背道矣。

十月关中，乃大周天养胎息之工，为转神入定也。若不行火，即是不转神、不入定，则炁不化神，何以得成阳神而出身外？

抑岂可使妇人怀孕，而二八两月不怀乎？

即妇人无两月不怀胎之理，次言修仙养胎亦无两月不养胎之说，断然无惑！

今此破万古之疑，泄万古之秘。同我《天仙正理直论》之所特书者，而发明大用。后之圣真仙佛，遇天人仙师授道，嗣我邱祖长春真人嫡派者，必当从斯印证过，而后可谓之真知仙道沐浴。"

张紫阳祖云："地狱不囚传道者，教存经籍度三师。"[③]

伍太初六问[④]

堂弟伍太初，法名也，号见初，叔父之第四子[⑤]，真阳子之亲弟也。

---

① "火候之用……不用时"底本无，据抄本、辑要本补。

② "沐浴非卯酉"，底本作"沐浴亦非卯时酉时"，据抄本、辑要、石杏林《还源篇》改。

③ 按：辑要本十问后有"附录吉王朱太和诗二首"，底本收录在卷末"卷余杂语"内。

④ 此题底本无，据辑要本补。

⑤ 此句原作"第四叔父之子"，据《伍氏谱族》改。

太初一问曰："真修工夫，如何起首？"

答曰："仙道不过炼阳精，以化炁为首者也。

仙家必先以元精返还于身中，而复于元炁。佛家则从言戒淫欲以出欲界，俱是除淫之义。起首若不如是，则落空亡。若有一死，便有万生万死，轮回不断，六道难离矣。若人能修如是离欲之行，谓之清净梵行，成得离欲之果，谓之清净梵德，为转行①入定之真机②也。究之佛门，惟浙僧间有谈及除淫离欲者，出天台智顗和尚之遗教。智顗者，凡名陈针，出于张果真人之故也。③

第少壮之人神炁盛，动静循环之机速，

言铅汞不少，故药生亦速。

阳炁生而后采取烹炼，所谓'一阳生是兴工日'，又谓'一阳初动，中宵漏永'是也，乃有药而后行火也。

钟离祖云："难得者是少年，少年修行，根元完固，易为见功，止于千日，而可大成；又难得中年，中年者，先补之完备，次下手进工，始也返老还童，后乃超凡入圣。"

老迈之人神炁衰，谓之'老来铅汞少'者，

纯阳六十四岁遇钟离，白玉蟾六十四岁遇陈泥丸，马自然六十四岁遇刘海蟾，朗然子六十四岁遇刘宽。宽于汉灵帝时，弃司徒太尉而学道，年七十三④，受青谷先生传道而道成。《翠虚篇》云："老少殊途有易难。"马丹阳云："有心入道当回首，况流年六九，性命宜乎早救，莫直待身枯朽。"

---

① 行，抄本、辑要本作"神"。

② 机，抄本、辑要本作"基"。

③ "智顗者……故也"一段，抄本、辑要本作"智之兄名陈针，出于张果老真人之门故也"。

④ 七十三，底本作"七十二"，据抄本、辑要本及陶弘景《真诰》改。

动静循环之机迟，则敲竹鼓琴，为唤龟招凤之权法，而后阴极阳回，而为应采之珍。

此《悟真篇》之旨。

又云：'不定而药不生。'

此《玉清金笥秘文》之旨也。

王重阳真人曰'纯阴之下，须要用火煅炼，方得阳炁发生，神明自来'是也。

神明者，即真精元阳之妙觉。

龙眉子亦谓'风轮激动产真铅，都因静极还生动'者之说，皆是也。乃有机先一着，而后生药，以行火也。

《灵宝毕法》钟离云："晚年修持，须论救护补益，自小成积功至中成，中成积至返老还童，炼形住世也。"

此起首之玄妙天机，而世人不得知者，有如此。今举世但言衰老者不可修，盖不闻此理也。

重阳祖云："若还悟此，目下便回头。蓬莱路，彩云端，有分相随入。"

我则曰：有此一口气在，皆可为之。

凡有一口呼吸之气，皆有①元炁之所化生。一口气在，即元炁之犹有在，是长生之根本在，故可为修仙之事。马丹阳云："气不断，神可固，先把马猿，用工擒住，自然得性命停住。"

盍亦观之《黄庭经》云：'百二十岁犹可还。'

我祖师重阳真人云："便如百世未为迟，只在心中换过时。"陈泥丸云："若欲延年救老残，断除淫欲弃旁门。"

① 有，抄本、辑要本作"由"。

又云：‘古人八十尚还丹。’

陈泥丸云：“果欲留形永住世，除非运火炼神丹。”

老子自言：‘头尚白。’

老子者，李老君也。即太清太赤天太上老君，分造化现，下降于世。盖由元始天尊初开辟为成劫，而至劫坏，次开为成劫，分神化生大道君。及劫坏，已历四劫，次开为第五成劫，而初又分神化生老君，以主太清。因其已历五劫，而称老故也，头亦示以白故。及老君分神降于李下，亦示人以头白。其曰“头尚白”，自言修之迟者。指人虽将死者，犹可修成，惟要精进，以求成也。马丹阳赞勉人云：“六旬有九，才方修补，众人言，晚了时光，马风道未暮。”又答人云：“八旬有四，因甚发心修，勿言老，休寿相，炁不断，亦可修持，速澄心为上。”白玉蟾云：“今已九旬来地，尚且是童颜。”此皆言虽老，犹可修也。葛仙翁云：“吾今六十，忧赴三涂。”王重阳祖自叙云：“五十二年光阴急，活到七十有几日？前头路险是轮回，一失人身万劫休，如何能得此中修。”刘朗然云：“莫待老之将至，宁知身后如何？”丹阳云：“寻思最紧是修持，急急修持尚嫌迟。这性命，于身紧，一息不来，身为土粪。愿省悟，疾速修持①，固炁精神仙准。”

衰老者，又安可以老自诿，而不决志速修之哉？少壮者见斯，毋谓老既可修，而纵心自怠，以至于老。钟离祖云：‘过了一年无一年，过了一日少一日。’丹阳云：‘七十光阴能几日，大都二万五千日。过了一日无一日，大都身似西山日。’又云：‘寿数休言百岁，从今古，人生七十难得。’张紫阳云：‘休教烛被风吹灭，六道轮回莫怨天。’有缘遇此，当知为万古仙真，催人早修之特旨也。”

太初二问曰：“甚时候是初用工之时？”

答曰：“凡人之炁与神，皆日主动而夜主静。由天道以日为生，动生阳于

① “愿省悟，疾速修持”，底本作“愿悟者，急速修持”，据抄本、辑要本及马丹阳《洞玄金玉集》改。

静后，至夜则环为静也。人受天生，亦顺受其日动夜静者。

动作休息，是人所以顺天者。

求修行之静，莫不以惟夜为然也。

俞玉吾曰："修炼日久，更无梦觉之异。虽当寝寐，神亦不昧①，精生之时，不待唤醒，亦自觉悟。"夏云峰云："自然时节，梦里也教知。"

静而复动，则用工也。

此纯阳祖所谓"动则施工静则眠"之训也。

我于万历壬寅春，初试百日关于家，而炼精以化炁。首一月调息②，次一月精进。时至神知，运一周天，斡旋斗柄，默悟世尊见明星而悟道之说，契我妙用。

古仙所谓"北斗望南看"，禅宗所谓"北斗里藏身"之说皆同。

自是以来，一夕行过三五周天，至七八周天，又至十余周天，则功将彻夜无间歇矣，精尽化炁矣，火候斯足矣，遂得止火之景而止之法。

丹阳云所谓"当下手，暗修完，功行不许人知"。

约两月之余，总三月之季，而成大药。古言百日筑基者，信哉！

重阳祖云："睡则擒猿捉马，醒来复采琼芝。每依时，这工夫百日，只许心知。"

昔曹还阳老师下功时，年方三十，神清炁盈，夜静功勤，

无世缘之累。

不五十日而火足，采其大药，五日而得。

此行功之精，而得大药之易者。

---

① 昧，底本作"寐"，据抄本、辑要本、《参同契发挥》改。

② 调息，抄本、辑要本作"调习"。

眼有金光，鼻有气搐，耳后有风生，脑后有鹫鸣，

鹫为水鸟，即白鹭也。鬓后空中①，若有鹭鸟之声，乱噪不住，则大药将至之先兆也。故世尊示人曰“鹫岭”，又曰“鹊巢灌顶”是也。

身有踊动，丹田有火珠驰骤，上冲下突。如是六种见验也，

六种者，六根有所证果之验也。俞玉吾作《参同契注》，亦有六种应验之说同此；《华严经》世尊亦有六种震动之说同义。

则火珠有自然投关之妙，

火珠者，元精元炁炼成金丹大药，如火珠也；投关者，欲自冲过三关。顾与弢问：“如何得自然冲关？”答曰：“昔曹老师云：‘马行熟路。’陈泥丸云：‘其次膀胱如火热，内中两肾如汤煎，时乎跳动冲心源。’皆言得金丹大药之景也。”

始知天仙金丹大道，独异于世，而同于佛。吾师独早成之于身，是为知修，能修②仙道之伟丈夫欤。是亦起首得真时，还阳精、阳炁、阳神而出者欤。

若所证不得阳精、阳炁、阳神，便堕在外道阴神之类者，是不知起首之真时者。

后来吾门学道者，可不以起首时而切切早究之哉？”

末句勉之戒之也。

太初三问曰：“止火之候，何为至要？”

答曰：“药熟丹成，则必止火；

顾与弢问曰：“止火者，是止而不行乎？是止而复行，行而复止乎？”伍子答曰：“炼丹之法，以火炼药，用小周天火也；药已熟，丹已成，则不用火而止，

---

① “鬓后空中”，抄本、辑要本作“脑后虚空中”。

② 修，底本作“循”，据抄本、辑要本改。

是止小周天之火,弃却有为之功,行采大药之功。则药渐见,不生向外。既不生向外驰,何必强用火?故必止火。若得大药,则将大周天无候无为之火,以炼炁化神。小与大,有与无,不同功者,故必先止此火,而全然不用。”

丹药未成熟,则火无止景。

有火足之候见,于是当止而止之,得其宜矣;丹未成熟止景,不当止火,又益精进,火必炼至于成丹而后止。

若已熟而不知景止火,纵经多劫,而温养大丹乎?①

住阳精阳炁于丹田,能暂得长生不死。葛仙翁云:“固形保神,莫大于精。”

毕竟未脱凡胎凡质,犹有死生在,非证圣也。

药物真、火候真、炼法真而成大药者,固是出世之圣真,如何又不知止火?盖由学者前生之积修功行浅,今生之志愿且于长生不死,欲长于短寿者,而享富贵安乐而已。故仙师亦止以长生与之,遂其志耳。故精炁住于丹田者,必不死,陈希夷所谓“留得阳精,决定长生”之说也。凡夫精之泄者,皆由丹田中元炁所发而化,即此仙凡而观,则丹田乃可守可泄之地,亦可生可死之基。若留精守于此,久之而复泄之,同于凡夫之常见,犹不脱凡夫之生死,故暂守者,必求化神。

所有超脱服食、转神入定、出神之事,皆在止火之后。是止火,为超凡入圣关头第一玄机也,安得不为至要?夫火既止,当采金丹大药于混沌七日。

前百日关中,问②言采药乃初阳之微炁。采之易者,止用片饷之候,一瞬息之功,而可得药。故达摩云“二候采牟尼”,言此也。及烹炼薰蒸,补得元炁已足,则阳盛而可见形。然炁何以有形?非形质也,乃有似火热之形也,故古云“丹田火炽”、曰“两肾汤煎”、曰“火珠”是也。惟有此形,而后能出

① 此句抄本、辑要本作“若已熟而不知景止火,纵经多劫,而温火养丹,守住阳精阳炁于丹田,能暂得长生不死”。

② 问,抄本作“关”,辑要本作“固”。

神，变化有形，为身外身，此是无中生有，采之而后生者，故采之难。必用采工于七日，方有得。不如是，则不得。

除一日、二日、三日之前，日少而不能得丹之外，于四日、五日、六日、七日之间，其中或有一日，见丹田火炽、两肾汤煎、

火炽者，内景也；汤煎者，外景也。

风呼耳后、

呼者，似风之声也。

鹫噪京山。

玉枕关上名玉京山，即脑后之处。仙家有"雀声啧啧"之喻，言其似有也；佛家有"鹫岭"之喻，亦言其似有鹫鸣，非实有鹫鸟所鸣之岭。

斯时也，眼底金光，

眼光圆满如金光，阳炁复还，圆满之征也。仙家有《金光咒》，佛家有《金光明经》，皆类此。

丹田中大药，一粒至矣。

丹田中有火珠之说，即此谓"一粒刀圭"，即此谓"一粒复一粒，从微而至著"者。

正世尊所谓'火化以后，收取舍利'者，此也。

火化后，同仙家小周天之后也；收取舍利，同仙家采大药、得玄珠者。

有名曰'水里玄珠'，

黄帝以罔象得玄珠。罔象，如言无象，即是以无为之功，无象之火，以求玄珠之意。

有因以青龙姹女采取而来，故略言之曰'龙女献珠'。得此者，获无漏果，证无量寿。

初证长生，次超劫运，皆由得此而成正果。

岂可忽之，而不知究之哉！”

所以《直论》直示人曰“止火景”。

太初四问曰：“世人不知止火法者最多，其后所证如何？”

仙圣不言止火者亦多，虽见仙书遗言，亦不知有此为要，间或见有言者，亦不知泄秘密之要。既不知仙机，不能证仙果，我不知彼还可证甚果？①

答曰：“只可长生不死，为欲界初成之果，人仙是也。能守一日，则一日长生之人仙。

阳精盛满，是长生之根本，由其归于丹田而后可得满。满而守于中，则不亏而得长生。暂守暂得，久守久得。故纯阳祖云：“世间甲子管不得，壶里乾坤只自由。”

百千万亿岁劫不死之人仙，即百千万亿岁劫久守之功也。”

王果斋云：“一日十二时，时时不绝；一年十二月，月月长存。”《海客论》云：“汝能远离房室，元炁不散，可以长生。”

又问曰：“用如何法守？”

答曰：“阳精凝聚，已结丹者，谓之不死之基，守在下田，当不离小周天薰蒸之候而温养之。

《胎息经》云：“知神炁可以长生，固守虚无以养神炁。”又云：“若欲长生，神炁相注。”②《太上九③要心印经》云：“存其神而守其炁，又象伏龟，故名

---

① “既不……甚果”一段，底本残缺不全，据抄本、辑要本补。

② 注，抄本、辑要本作“住”。

③ 九，底本、辑要本作“久”，据抄本改。

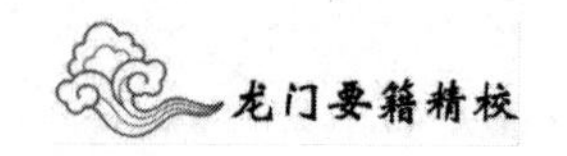

神龟。龟含水中,有炁曰神炁,人之根蒂俱在于此。"①

不复泄漏,则真炁常住,所以不死,有真炁足,则无可死之理。

钟离祖云:"真水真火,合一炼成大药,永镇丹田,浩劫不死,寿齐天地。"《胎息经》云:"炁入身来谓之生。"天真皇人云:"炁不散则命不亡,命不亡则形不灭也。"仙经云:"还精胎息,延寿无极。"重阳祖云:"先天真炁在丹田,其人不死。"

若不久守,以镇下田,其真炁犹可散于欲境,而基亦可坏。

萧紫虚云:"为报近来修道者,炼精不住亦徒然。"

是必要知火所当止而止之。止了之后,方可采大药而超脱向上,斯时即得六通之一,为漏尽通也。

漏尽通者,阳精无漏,成神通也,为六通之根本。

男根如童子矣,即《华严经》所谓'具丈夫形,成就如来马阴藏相'是也。

既老者返为童子说。精有泄窍者,修成无泄窍;精已枯竭者,修成满足。大人之身根,如童子之小根。昔世尊修如来时,成三十二相,其一曰阴藏如马蝗②,能短缩,小便缩短似之,故以喻,即此说也。此与真仙修证同。若假称佛宗而为外道者,不能有此。

不知止火者,则不能别用采工,以求大药而超脱,何以得成真了道哉!知止者,采而得药,力足以通关窍,由得清源之水,炼到火足而得止候,不差之力也。

此五句是言修之真、证之实者,成仙必矣。

---

① 《道藏·九还一气总要》:"存守者,存其神而守其气。其气在坎离夹中,圆如杵臼,又象伏龟,故曰神龟。龟含黑水,水中有气,名曰神气,又曰碧眼胡僧,号曰真人。人之根蒂,俱在此焉。"

② 按:佛典有"马阴藏"、"阴马藏"、"阴藏"、"阴藏如马"、"阴藏隐密",皆指佛三十二相之一,谓佛之生殖器官隐藏于腹部中,如马阴部一样,外面不得见。此处冲虚以马蝗释佛典"阴藏",似为曲解。

若药不应，采而不来，即邱祖所云‘火少则金精不飞’之故也。

修士不知火有止候之景，亦不知无景之不当止，乃妄止之，而致火少。则真炁未满足，大药未成，虽采而大①药不来。此正教诫学者，要知当止之景也。

或得药来，而力不足以通关，是知水源之初，未知调药，不及于当采之时，而炁微微而②病。虽药来，犹是炁微力弱，不能冲关而成大道。

药生时采之太早，则不真而生炁微，正谓“初九勿用”。若误用微炁，决无大药之功。③

以此久守于丹田，亦可谓长生人仙。如炁足者，亦如‘留得阳精，决定长生’之小效。

此即次于炁足者，愈于凡夫不妄泄者。

所有八百岁，如篯铿者；

此款何举篯铿为证也？由其从来只见称其寿，不见称其神通者，盖以采补小术小效而已。不知自然先天之足炁，乃不得先天足炁之功，可以延年止于八百，不可逃生死以超劫运。即此之类，故足以证此。

有七百年老古锥，如佛弟子迦叶者；

老古锥，是言其端坐，卓然如宝塔。昔世尊言其不能不生死如阿罗汉。若如阿罗汉无生死，则向上可超劫运。不能无生死，终有生死不能免，故只见当时称其七百年。

有一千七十二岁，如宝台和尚者。

一云宝台④和尚，亦西土人来东者，遇达摩于东度。

---

① 大，抄本、辑要本作“无”。

② 而，抄本、辑要本作“之。

③ “决无大药之功”，抄本作“决无成功之理”，辑要本作“决无大成之功”。

④ 台，抄本、辑要本作“掌”。

皆是此类。但不能至年劫，多求其寿齐天地。而更能超劫运，惟知止火得药，而通关服食、入定出神者能之。故《灵宝经》云：‘道言道寿无极，天寿有穷，人寿无定。真与道通，寿则无数。’所谓‘长生久视，寿历无极’。吕祖云：‘一点元阳，以炼形化炁，使形化炁，超凡躯入圣品，以三万六千年为一岁，三万六千岁为一劫，三万六千劫为一浩劫，浩浩之劫不知岁月几何，而与天地久长。’①仙经云：‘服丹守一，与天相毕。’所以知止后有大异者如此。钟离祖云：‘丹熟不须行火候，更行火候必伤丹。’张紫阳祖云：‘未炼还丹须速炼，炼了还须知止足。若也持盈未已心，不免一朝遭殆辱。’又弥勒佛云：‘饶经八万劫，终是落空亡。’后圣可不知急于止火之候哉！”

太初五问曰：“何谓周天火候？”

答曰：“周天者，如日月行天，一昼一夜，一周天是也。”②

又问曰：“日月火候以何相如应喻一周？”

答曰：“天体周圆③三百六十度有余者，而火候亦三百六十有余者，以此为相如也。借以太阳日理言之，初自地之下而上升，转逆上于天之上，复下于地之下，所行完过三百六十度矣，谓之一周。

许旌阳云：“神运炁化，上则经天，下则纬地。”

一日一周，而明日又一周，积三百六十周而为一年，故炼金丹时之火候实似之。当神炁逆④行之初，亦从地之下逆升于天之上。

---

① 《钟吕传道集·论炼形》吕曰：“形，阴象也。阴则有体以有为无，使形化气而超凡躯以入圣品，乃炼形之上法。因形留气，以气养形，小则安乐延年，大则留形住世。既老者返老还童，未老者定颜长寿。以三百六十年为一岁，三万六千岁为一劫，三万六千劫为一浩劫。浩浩之劫，不知岁月之几何，而与天地长久，乃炼形验证也。”

② “一周天是也”，抄本、辑要本作“行天一周是也”。

③ 圆，辑要本作“围”。

④ 逆，抄本、辑要本作“并”。

天上,乾之首也;地下,坤之腹也。

古人谓之‘黄河水逆流’,一谓之‘曹溪水逆流’,一谓之‘洞庭水逆流’者,而亦复降于地之下,如一周于天之理,故以喻一周于身者。又三百六十周为一年之日,喻三百六十周亦为一炼之火候也。

此发明了①周天,又收结前章。俞玉吾云:“若能回天关,转地轴,上下相应,则一息一周天也。”又云:“上升下降,一起一伏,徘徊于子午。”韩逍遥云:“法轮要转常须转,只在身中人不见。”又云:“法轮转得莫停留,念念不离轮自转。”此言详于《内指通玄秘诀》者。

然言三百六十周之度,兼言三百六十日之一年,即此身中有一年之象,便能还复身中一年所损之炁,故古来圣真,皆以之取喻也。”

又问曰:“身中造化,如何有三百六十,去合天上之周数三百六十?”

答曰:“许旌阳祖云‘二百一十六,用在阳时’者,言阳时依阳之策数用九,

《易·系辞》云:“乾之策二百一十有六,坤之策一百十有四。”

子至巳为六阳时,若②四九三十六为度也;又云‘一百四十四,行于阴候’者,言阴时依阴之策数用六,午至亥为六阴时,若四六二十四为度也。合之得三百六十,正天同度之周数,故取喻,其宜也。”

又问曰:“古仙皆分小周天、大周天之说,果何所用而分别大小?意或非三百六十周数而可分别异名?”

答曰:“旌阳之说,即小周天之所用;

有三百六十数者。

---

① 了,抄本作“小”,辑要本与底本同。

② 若,抄本作“各”,后同。

钟离祖云‘一年沐浴防危险’，即大周天之所用也。

无三百六十数者。

张紫阳云：‘只此大周天一场，大有危险者，不可以平日火候例视之也。’其言平日火候者，即从前百日关中所用之小周天也；言不可例视者，正分别小周天之有象数，大周天不限度数之各异用也。小周天用于化炁时，

百日关中，炼精化炁也。

其中玄妙，有子午十二时之阳火阴符，

古云：“子巳六阳时，进阳火；午亥六阴时，退阴符。”及伍子受曹真人秘旨，又若十二时中，时时皆有阳火阴符。凡进则曰进阳火，凡退则曰退阴符。亦以阳用者曰火，阴用者曰符。重承真人嘱又加嘱，而不啻伍子意，疑问真人，曰：“咄，信受者，天命不可违。”①

卯酉二时之沐浴也。故《华严经》云‘诸佛定能应时转妙法轮’是也。

皇甫履道云：“十二时中，无令间断。”俞玉吾云：“天道无一息不运，丹道无一息间断。”

大周天用于化神时，

十月关中，炼炁化神也。

其中玄妙，有不息，即有无息，从不息而无息者也。

旌阳祖云：“有火随爻变，无火遂无生。”

如是而言火候之周天，少有仿佛其大略者，今再并以《直论》中之《火候经》，与《语》中之众问答，而后始得全火候之粗迹。而玄妙之妙，合于天机者，犹在真参实悟，坐据蒲团，较勘处自有真知。而口头语言，终不能以一途

---

① “重承……不可违”，抄本、辑要本作“重承真人嘱又加嘱而不替。伍子意疑问，真人咄曰：“信受者，天命不可违。” 辑要本“者”作“著”。

而尽。”

参悟则实有心得，若徒求之①于口耳问闻，恐后用心悟时，又生大疑病。

太初六问曰：“蒙谕精虽真，而不得为真精用，是何故？”

此疑既知精之真，或必能用其精之真，若反不得用者，无乃犹有天机未真而然也？

答曰：“未调药之故也。”

药必先调，调其生之时，合于当生时之调。定其机，而后用当采之功。调者，当未采未炼之先工。非若火，为行火时用调者。

又问曰：“从古以来，但言调息为火候，未言调药，而今又何始有此？”

答曰：“此万圣万真至秘之天机也。只为前圣高真，奉持天尊科禁，秘之不敢轻言者。后之圣真成道者，皆必由于得此。世俗小根不得此者，即不能成道者。我辈金莲法眷，也从旷劫修来，必因未得此句，则不得真可长生不死之元炁，不能成仙了道。直至今生有幸，得闻老师曹还阳真人‘忙里偷闲调外药，无中生有采先天’之句，是李虚庵真人口授来，天仙金丹之秘脉也。正不敢独善一身，又恐后来人不知有此一机所必当知者，而为请求，乃至不得所以证了，只得吐露一句消息与后来圣真，好向此句寻真实入头，方有金丹成道分。若不向此句请求，终无缘于丹道，正所谓‘说尽万般差别法，总与金丹事不同’。陈泥丸祖云：‘若非金液还丹诀，不必空自劳精神。’调药者，正谓调金液也。”

又问曰：“如何用调法？”

答曰：“药生时用调，调其合于当采之时。然邪正两门，皆言药生有时，今世人所已知之时，乃邪说旁门之所谓时，非天仙正道之所谓时。

好邪淫之人，不信修仙另有真道，迷执淫事为道，故无用调药之时及法。

---

① 之，抄本、辑要本作“知”。

若天仙圣道，必调药之真时，而后合同于天上之事，故最辟邪淫之说，只恐门下法眷误犯，丧失现在性命，怨悔不及，欲改过者不及。

人若不信，便将他自身所已知、已行者勘过，

不合于仙道百日、十月有成之期。

空劳岁月，为何无成？再将他前代师家曾已行过者，皆无成而必死，即行见邪门虚假，便当知天仙之道，

言药有不同，调药更甚异。

惟天仙知之调之，应得成天仙者，得闻之调之。凡世人不得知，不能调也。不能调，则精生之时，老嫩不齐，则其补精之用，有可①不可。

白玉蟾云："药物不精，神丹不灵。"

必单单先如法用工调药，调其药生炁足，而可采炼补精，能至满足者为是。

药不调，则不得真足之元炁。不惟药有不生之时，或生有迟促之异，是其采取之假而无验，不证长生不死，便当知非改过。若不改过，便是自投地狱。若药不调其机而乱采，失于迟早之候，而徒采不足之炁，欲补而精不得其精②，欲满足而不得满足，便成盲修瞎炼。

得调者，凡药之生，皆如是时，皆可采补，方名真阳，方成真药生。生如是不差别，而后可谓之调，不然炁不足用，精不能补，则大药不能生也，不可谓之天仙大道。"

调得真觉，则得真炁；不得真觉，不得真炁。炁微嫩而急采之，故不足以成丹。必要得旺炁之精，方可用以补精，精到满足，即是炁到满足。精炁得满足，即是大药有炁之发生，则谓之大药生，能冲三关而成神仙天仙。不满

---

① 可，辑要本作"所"，抄本与底本同。

② 此句抄本、辑要本作"欲补而精不得其补"。

足者，不发生大药，不能冲过三关，此见调药为至秘要机关。①

又问曰：“若以辨时而调药，世人皆言有老嫩之分别，或是彼已知者，今何故言其俱不知不能？”

答曰：“天仙于药生之时候辨老嫩为调。凡世邪道，以药生之形质辨老嫩，而不用调。由此不同，所以不知不能。”

又问曰：“何为药生之时候用调？何为药生之形质？”

答曰：“辨时候者，辨之合于清真先之先天；辨形质者，辨于重浊后之后天。”

又问曰：“何为清真先、重浊后？”

答曰：“觉觉是真觉，调之皆得真觉。全无妄觉，即是清真之先；若以妄念贪淫事而求，至于浊质微露，即是重浊之后。信奉如是辨者，未有不得真精为用者也。”

按佛与祖言，淫事即尘境、魔境，淫念即妄识，觉而依尘，则入魔而为六道种。觉不依尘，背尘合觉，此六门先入一妙，亦佛法初机，时同于仙道初机者。

卷之二

伍太一十九问②

丘真人龙门仙派，法名太一，仕路宦名达行，字际可，予之堂侄。

---

① 此段注底本多有模糊不清处，故据抄本、辑要本录入。

② 从“伍太一十九问”至“所有进修”一大段，底本均脱，今据抄本、辑要本录入。

一问曰:“仙道至要,闻有三,药物、火候与鼎器。世有药物、鼎器失真者,妄用女人为鼎,交媾取精为药。已蒙指示为妖人淫心邪说,惑世诬人,不足论矣。

陈泥丸云:“身内夫妻实妙哉。”白玉蟾云:“薄福痴人不断淫,尾闾闭却采他阴。元阳摇撼无墙壁,错认黄泥唤作金。”○或问房术可致神仙,抑可信乎?抱朴子曰:“此妖妄之言,由好事者增加润色,致令失实。亦奸人造以欺世,隐藏端绪,以求奉养,以规世利耳。大抵彼言御女,而不知道而用之,虽一二女亦足以速死。”又云:“欲守交接之术,以规神仙,愚之甚也。”○《谷神篇》曰:“旁门多技巧,俱不免无常。”○《玉皇本行集经》云:“杂法开化,有三万六千种道,杂炁普消,吾真道乃行。”

今言精虽真,而不得为真精用者,愿闻何旨?”

答曰:“不得为真精用之,违于妙者,是言欲学清净仙道者,亦有已知、未知两端之不能用之故也。一是未闻生有真时,及其精真时至,毕竟失于灵觉,而神不配合为之主,而不能留;

精虽真者,是人无淫念淫事,而身心亦有虚极静笃景象。此时静极而动之精,甚真,所谓“人人本有”者。学者不得仙传真中辨真之机,乃不知我身中已有精生之真时,是神无觉知也。神既失于灵觉,则不用主宰于采取配合之工,以留此真而还于静,为长旺启动,渐采渐补之机。所以云“不得为真精用”者,有此。

一是闻知生精真时,亦不实求身中生精真时,

此即儒书所谓“思而不学则殆”矣。

是故不得以神配合采取所宜之时,所以不能得其精之真于当用不当用,则或过早炁嫩,过迟炁散,而不能结金丹、成大药也。

精生时,人人皆有自然之真,人皆可辨而用。若世俗愚人,学旁门小术,妄认为仙道者,其痴痴志满意得,不用此真,则真固不得用为真矣。也有谈清净天仙道者,亦信奉经书,以清为真,取其有信之言,但不得仙传,辨至真于清真之法,不能实求身中之清真,是何时为非嫩非老,而用其不嫩不老之

真，以行采炼，则真精亦错过而不得用。及至所用者又非真，必不能补精化炁，而成金丹大药。所以不得为真精用者，又有此。予谓无怪乎世人不知，不能得用也。盖仙道乃天上所有，而世间绝无。惟仙真所知所用，而世人无由得知得用之天机也。纵有虚闻，而不能实用。设或有一人知用，是必前生有苦修之根，今生自少至壮，皆苦志精修不怠，得天仙下降独传，且嘱之恳切者，而后能用。故我今嘱后圣，所以亦如是恳切也，后圣亦宜体究斯言。

故彼盲修者，俱已无成。”

此句总结上言二者。

又问：“古人只言‘时至神知’，然神知之，果又有知真时之妙乎？”

答曰：“然。”

真精生时，神固有知，其辨真①于可用不可用之妙，犹所当知。

又问：“真中辨真之秘妙，固不敢轻闻，我今愿闻，抑可得乎？”

答曰：“道以勤求而闻，以苦修而得。当知此精生真时之道，非世法中人所可知可有之道，乃遗世苦志，所有进修天仙圣真之道也。实在大罗天、三清、四种民天，三界外内三十六天尊帝圣真之所共秘，皆不轻泄者，

按《道藏》云：三界之内，有二十八天，乃欲界六天、色界十八天、无色界四天是也。此以上，有四种民天为之，四种民天在三界之外者。今其共三十二天也。再上则有三清之天，又名三洞。洞者，通也，通达无穷也。一曰太清大赤天，即洞神；一曰上清禹余天，即洞元；一曰玉清清微天，即洞真。上则有大罗天，言极高至大，包罗众天，共三十六天也。中各一帝。又《诸灵天书度命妙经》云：大罗天是五亿五万五千五百五十五天之上天也。又按佛藏经言三十二天，均各有号。或以《度人经》云三十二天帝主尚在三界之内者，

---

① “其辨真”，辑要本“其机真”。

非也。然则凡夫岂知之。① 所以天上天下、万古不轻泄之旨，正在于斯。

绝以与世间凡夫所谈者不同。

故不同，谁敢轻泄？不同，谁敢轻闻？玄科天律禁诫甚重，犯者有风刀之拷、三涂之苦。天仙有六通，固知自人善恶而不轻泄。即有仙缘，先得仙传者，亦不敢泄。无真心坚志学道者，固不敢容易轻闻，每有灾祸切身，功德浅小者，亦不能轻闻。何以验知？昔有勤苦之人，幸得轻闻师道，而即易与人以轻闻，遂至有得轻闻者，叶、莫、徐三人皆即以痢速死，而轻泄者亦屙血三年。以是而知有前修今修者，福缘所系最深重。

所以世无金丹之道，生不能长，劫不能超者，皆为无此清真之中，又有辨其至清至真、易修易成之仙机也。

陈泥丸云："修仙惟有金丹门，金丹亦无第二诀。"所以为第一难遇者。顾与弢问曰："至清至真，何以为易修易成之仙机？"伍子答曰："若不得至清至真，则是元炁不足，无金丹之本，任人费多岁月采炼，炁皆不足，所谓'犹将水火煮空铛'。原无饭本之米，如何煮得有饭出来？故为难修难成。若知得至清至真，则可采得元炁之足者，一采炼即一得，何其易修！每采炼皆得，炁

① 此注抄本、辑要本作：按《道藏·度人上品妙经》云：四种民天以上之三清大罗，在三界之外。自二十八天以下之无色界、色界、欲界，谓之三界内也。最下之界，六欲之六天，一曰黄曾天，二曰玉完天，三曰何童天，四曰平育天，五曰文举天，六曰魔夷天，此欲界之六天也；中之色界有十八天，第七曰越衡天，八曰濛翳天，九曰和阳天，十曰恭华天，十一曰宗飘天，十二曰皇笳天，十三曰堂曜天，十四曰端靖天，十五曰恭庆天，十六曰极瑶天，十七曰孔升天，十八曰皇崖天，十九曰极风天，二十曰孝芒天，二十一曰浮容天，二十二曰江由天，二十三曰阮乐天，二十四曰昙誓天，此色界之十八天也。并六欲界，共二十四天也。此以上之界无色界，有四天，故第二十五曰霄度天，二十六曰元洞天，二十七曰妙成天，二十八曰禁上天，此无色界之四天也，合三界共二十有八天也。三界之上，则有四种民天，第二十九曰常融天，三十曰腾胜天，三十一曰梵度天，三十二曰贾奕天，此四种民天之四天也。此以上则有三清，起下之太清大赤天也，即洞神；此上名曰上清禹余天也，即洞元；此上曰玉清清微天也，即洞真。故三清又名三洞。洞者，通也，通达无穷也。此以上则有大罗天，言极高至大，包罗众天，共三十六天也。各有一帝。又《诸天灵书度命妙经》云：大罗天是五亿五万五千五百五十五天之上天也。又按佛藏经言三十三天，皆在三界之内，而以外则无天之名。但佛经由阿难所集记，是凡夫学者之言，《道藏》则由天尊上帝所说者耳。校者按：此三十六天，可参《云笈七签》卷二十一"天地部"，其论诸天诸神甚详。

精渐补①而化炁足。百日之内，得至精无可采，无炁可化，何其易成！我故叮咛学者，必要辨至清至真。惟是至清真，真阳之真，生于虚极静笃之时，故曰清矣。惟清故真，既以清真，便是可用之机。若有仙传，能觉知者，当其觉初，觉其炁之未甚足，则不可必其急于用。必要真觉其炁之有真足，则真足之炁，方可补精化炁，而还足本根之炁。然炁精在禀赋，原本至足，只缘爱欲淫妄而耗亏，则有不足。故欲补足，所以必取此根本足处发生者，可为补足之用，以凑补为禀赋静体之至足。非至清至真之有足，何以补得至足？是以不得不觉求炁足者。此足炁，人人本有，欲取为用，人皆自有，不待外求。惟知足者，而后知得足，则以觉神便主之为配合，采取归根，而能留得足，而成金丹大药。所以于清真，必要辨至清至真之足也。得足炁，则得长生不死而仙矣。知足炁，亦知可必得仙矣。必长生不死，而不复投生矣。世人只浮慕仙名，虚称学道，亦终不知此理。惟自家此精补精，此炁补炁，不必别寻异术，何其易修！不过百日之工，采取烹炼，筑基成丹，何其易成！此所以谓真仙机也。若传不得于真仙，知不明于正理，行不合于仙机，焉能得真精为用？故我冒犯天谴，而轻语轻录于世，为现在未来圣真说。能因名言以求法，必得易修易成之实果。克日上升，朝谒三清大罗矣。"

我又嘱诸后圣，得句之后，必当真实②密悟。我虽出于多言，不过摹写其粗迹，指人以寻究之门，令人人咸入正道，易于修证，不致误归老死，效力于吕祖所谓'度尽众生之意'耳。每遇后学入道之浅，信道不笃，学道不专之人，虽能问为所以辨，我则犹是遵天科诫，而应之曰：别有辨法，非敢戏论，更不敢因其懵然泛问而遂轻言。

此所言者，是修行一定之理；不敢言者，是真修实悟之机。必后圣能勤苦参究，奉持禁戒，体天行道，有躬行不退怠者，奏告上界，而奉天传道可也。故马丹阳云："天机未敢轻吩咐，细细看贤悟不悟。遇有艰难不忆家，恁时指汝长生路。"薛道光云："休将大道作人情。"又云："堪怜自古神仙辈，特故如愚不作言。"禅宗和尚亦云："宁可将身付地狱，不将佛法作人情。"钟离祖云："三清秘密事，忘言忘象，无问无应，恐子之志不笃而学不专，心不宁而问不

① 补，抄本、辑要本作"满"。
② 真实，抄本、辑要本作"慎言"。

切，彼此各为无益。”①

此而若有轻言，言者闻者，皆有天责。

言者，犯漏泄天机之罪；闻者，犯无德无志，不足以载道。凡欲学道，必先持斋戒，精勤参悟，奏告上帝，帝命仙度而亦有成。未有不奏告而敢私相授受者，则泄道窃道之罪尤速矣。《三元品诫经》云：“或得仙经妙法妄传非人之罪。传授经法，不为宿奏诸天，盟告五帝三官，不合仪典之罪。或妄解经义，不合圣心，并属天官三十六度风刀之考。”又云：“泄漏神仙秘术、宝藏灵书之罪。或妄造经论，毁谤玄元圣道之罪，并属三官灵曹考之。”

前圣有犯，已获禁诫之报者，详传记久矣。

茅君曰：“华侨泄漏天文，妄说虚无，乃令父子被考于水官。”张紫阳祖云：“三传非人，三遭天谴罪。”李虚庵真人轻言于叶、莫、徐三人之非者，遂有大便屙血三年之罪，而叶、莫、徐皆以痢死。而可不知天律禁重哉？

然而后世有真心悟道者出，吾又恐其不知，所以为辨；有慈悲救世者出，吾又恐其无征，不能见信。故当必留此一语，以为纲目，以待后来圣真之愤悱者。”

太一二问曰：“古云：‘圣人传药不传火，从来火候少人知。’

此二句，薛道光之诗也。又方便真人云：“圣人传药不传火，神仙秘易不秘难。”

今更闻药有不传之秘，而闻之果不闻，其世人之有此闻。是闻之，信有前因主之也。

此言药之不传者，今得闻之，果以世人之所说所闻者不同。而我独得闻，亦是从前累劫积修有功之因而得闻也。不然，世之愿学者亦多，而亦皆不闻。

---

① “忘言忘象……彼此各为无益”，底本原作“忌言忌象……彼言者为无益”，据抄本、辑要本及《钟吕传道集·论朝元》改。

而火之不传，又何以言之？”

此正详问火候不传之秘。

答曰：“火候最要自悟，

自悟者，即不敢轻言之意，亦不徒口说耳闻而已。是必专心勤苦，实实用功，求必知其火候之精秘处，必行之合于精妙之机，必得其精妙之真，真火候之所证果。若不合于如此，则堕落在外道邪门行气之类矣。所以马自然遇张紫阳之后，有自悔辟邪之言，曰：“道人拜了千千个，尽是行气并咽唾。摇身摆骨至三更，使得浑身汗如水。也有生，也有死，也有世人皆如此。”有文举斋、长州南、徐武学秀才、胡茂见①，同在道隐斋中，问之曰：“行火候亦若行气，降重楼亦若咽唾，于此二者计，如何辨仙道邪门之所异？”答曰：“仙道借呼吸有形者为火候，以形先天元炁之无形者。而有形之火，亦同归于无形，方是精妙自然。若邪门单行呼吸，以有形为事，故必至有病。何以为病？升提太速重②，则提为邪火，其病头晕，病目赤肿翳障、痰咳嗽等病。③ 若降下而速重，则逼沉粗炁，贯于肾子，为疼病、偏坠病、腹胀等症。上下两病，皆致人速死，故异于仙道也。仙道降重楼者，是元炁返还而降归根，非咽唾也。唾者，口之精，有形之物，亦非无形无④炁者比。然元炁降归炁穴，则有补炁养神之果。唾津咽至脾肚，而归于浊溺，无证果者。此亦正邪之大异也。”

悟其顺时合则，

时者，子午卯酉之四时，春夏秋冬之四时。日中之四时⑤，有沐浴冲和之候，此则之宜顺而合者；年中之四时，有水火金木之和，法以和为冲，此亦则之宜顺而合者。故《参同契》云：“四时顺宜，与炁相得。”则者，是法则。⑥

---

① 此句抄本、辑要本作“有文学斋长周南余、武学秀才胡茂元”。

② 速重，抄本、辑要本作“迟重”，下同。

③ 此句抄本、辑要本作“病目赤肿翳障，病咳嗽痰等火，病瘫肿等症”。

④ 无，抄本、辑要本作“元”。

⑤ “日中之四时”五字底本无，据抄本、辑要本补。

⑥ 此句底本作“四时宜顺，宜与气相和，得则者是法”，据抄本、辑要本改。

非言之所可罄也，

言语出于口舌，必不能尽说心之妙悟，以口心本二故也。

亦非言之所能肖也。

肖者，相似之义。虽明言之，犹是属于口，而浮于外，终不似心悟，即是实得。

夫火何以不可罄也、不可肖也？且夫火所当起之候、随药生之候，固然矣。

火起之候名曰子，是合我身中之生机，当活用。以虚比为子者，以周十二时也。若天时夜半之子，非仙家金丹之用，乃旁门邪法之所用者。然火子固用活，亦不能自起，必因药生了，则起火采而炼，故云“随药生为起候”，亦所谓“有药方能造化生”也。故火必因有药而后可起，余无药时，起火不得。又必以起时称活子，故药生亦因火生之子，而皆称为活子，以药生而即火生之故也。

于其火药同用之机，有两情相知之微意，果同用不同用欤？果相知不相知欤？未可言其似也。

同用者，即以神驭炁也。神行则炁行，神住则炁住，神炁合一，而不能相离也。于此必要相知，方是真得不离。若神为徒用，不知有炁，是不能驭炁；若炁为徒用，不知有神为主，是不能随神。如是皆不相知，则悖同用之机。不同用，则金木间隔矣。如炁同神用，炁即可证长生不死之本；神同炁用，神即神通超劫之主。果同用，则必长生；果不同用，则不脱凡夫死亡轮回。同用而相知，是真同用；不相知，是不真同用。相知者，神知炁，合一而随之，即凝神归于炁穴；不相知者，神行而不知炁随行否，神住不知炁随住否。或炁行而神反往之为不知，或炁住而神反驰之为不知。如是则神炁二者，依旧为二，不成采取烹炼、筑基养胎化神之理。

文柔之候，用进而升；武刚之候，用退而降。

俞玉吾云：“丹法先以文升，次以武降。”

文不过柔，武不过刚。

文武法必当适中，合乎自然。过柔则似不及，过刚则似太过。

刚而变柔，柔而变刚。

文完则必用武，武完则必用文。当柔不变柔，则伤太过；当刚不变刚，伤不及矣。皆属勉强，必不可差毫发，循环变化，以完周天。[1]

升而不离二炁，降而能顺四时。

神当升时，则先天元炁及后天呼吸气，相随以升而不离，为采取也，即心息相依；神当降时，则二炁随时之凝而归于二炁之根，以日中四时，合于年中四时，随春夏秋冬四时之令，而和其冲融薰沐之妙于烹炼。

前此圣真之所已言者，抑曾已是为言乎？而谓胎息，又岂可易言乎？

古圣皆巧喻，并不知上文之真语神炁妙用。惟此语中一字一句，皆发前圣之未言，不似已言者之为喻上加喻，使后学于小周天且不能明。其大周天为科禁律诫之尤重者，上界仙真不肯易言。在世圣师，又岂敢轻忽而易言之乎？抑后学又岂得易闻乎？此固小周天之妙理也，中亦有合大周胎息理者。

何为胎息？其肇始也。[2] 结胎之息，从无入有而实若无，于不息中而或暂有，有无兼用之际也。

结胎者，随化神入胎之初也。神驭元炁及呼吸气，归于炁穴之根而为胎，得此住定，谓之结胎。然炁穴中自从元炁及呼吸气，皆发散于外，而为人生日用，直至于今，则此中本无了胎中之息，于斯时而归复幻化作有息，以凝神住炁，故曰“从无入有”。若执为实有息，而强制为息相，则堕外道邪说旁门之妄，舞弄后天者矣。真仙道则入有不见有息，故曰“若无”，即所谓“不有而有、不空而空”也。不息者，入于有息而为胎，虽入有，犹妙似于不息，故曰

---

① “文不过柔”至“柔而变刚”两段及注，底本文均残，故依抄本、辑要本录入。附底本文：“文不过柔，武不过刚。注：文完则必用武，当柔不变柔，则伤过矣；当刚不变刚，则伤不及矣。皆为勉强，必不可差毫发，循环变化，以完周天。”

② “其肇始也”，抄本、辑要本作“其肇也”，辑要本“肇”字下有夹注云：“音赵，始也。”

"不息"。此上天仙圣真,真胎息之妙相也。不同外道旁门之不息,由强制为不息者比。然极致时,亦暂有息,少循其屈伸之理,不至入旁门强制不息者之散漫,故此曰"真胎息",即道一禅师所谓"未有住而不行"者。然有而必无,无而必有,故曰"有无兼用"。

其既也,

末后之时。

脱胎之息,从有入无矣而实无。无息中而静定寂灭,此正所谓'无余涅槃'者也。

从有者,即从入为有息之胎,乃不息之定息为有息,是有定息也。非曰有呼吸之息,如凡夫浩浩然者,此即我上文所说"实若无"也。由若无而至实无,故曰"入无而实无",则灭尽矣,息而大得定,谓之灭尽定矣。然无息而或不能尽无息,犹是有余涅槃,言尚有余息未灭尽,及息无而至寂灭灭已至大定,而常在大定,方可阳神出现而出定,为无余涅槃之实证也。必至如是,为真成阳神,真出定,即《华严经》云"谓如来出现"者是也。

夫以不息之功而为胎,谓之万法[1]归一矣。有一在,则为目之所易见,心之所易知也,亦犹可易言、易传者也,即《金刚经》所谓'云何应住,佛言应如是住,菩萨但应[2]如所教住'者是也。

不息为胎者,是胎中之息为法,而求证无息也。昔人问胎息,萧紫虚真人答曰:"能守真一,则息不往来。"谓心归一息而住定。既定于一,往来自无。若有往来,是二非一,谓常见也。惟有一胎息在也,而目必见,心必知。此所谓归一者,万法归此也;所谓归依者,归此也,是为真胎息也。故《楞严经》佛云:"若不识知,心目所在,则不能得降伏尘劳。"故《金刚经》又云"应住",即言住心住息,为道胎觉胤也。即言悟佛知见,入佛知见,习学禅定者之必然者,故如是直言。心必依真息,三昧而定住,则不住于六尘而生迷惑,其六根应常住,如是正定,而成正觉也。由是佛得住定法而成佛,亦即以住

① 法,底本作"化",据抄本、辑要本改。

② 应,底本作"愿",据《金刚经》及抄本、辑要本改。

定法垂教于世。菩萨修佛时,《华严经》已云"菩萨住佛所住",故于《金刚经》又云:菩萨欲学修佛者,是应当所垂教而住,即能住佛所住,亦能成佛所证。

以无息大定而圆胎,则一又归于无矣。

此言灭尽定所证。陈泥丸云:"凝神得神,能俱定息。[①] 息不往来,谓之大定。"赵真人法语云:"真火本无候,时人休强猜。要知端的意,无去亦无来。"[②]

无者,无其先天后天之二炁也,

元炁及呼吸气二者俱得既无,是炁证大定矣。

无其心之生灭、动静之环也,

凡夫之心,有生复有灭,动而有静,相为循环不已。修行人既已得大定,全无生灭、动静循环,即性证寂灭矣。

无其六脉而性真寂灭尽定也。

陈泥丸云:"我昔功夫行一年,六脉已息炁归根。"正言十月关中之实证也。六脉者,两手寸关尺,共六部脉也。脉住,由于息能先住,息虽住,必至灭尽而后脉住。故《华严经》云:二禅息住,三禅脉住,四禅灭尽定矣。言息与脉俱灭尽定也。

故重阳祖云:'也无减,也无增,不生不灭没升腾。'[③]

没升腾者,住而不行,灭尽定后景象,即世尊不起于座之义。

《金刚经》亦云:'菩萨于法,应无所住,行于布施。'

了心必先于法而住,心既住矣。若不舍法而久住法,则法又缚心,同于

---

① 此句抄本、辑要本作"虚心凝神,得神炁俱定"。

② 此颂实为宋·周无所住《金丹直指》"火候颂"语。

③ 此段底本为注文且有窜夺,故依抄本、辑要本改。

六尘之缚心，俱为不了之心，如何得常乐我净？故云必无住法而施舍其法。

《华严经》①亦云：‘恒以净念，住无上觉。’

净念者，不生不灭之念，不住尘妄所，不住法之念；无上觉者，佛觉极上，圆满之觉，再无可上，得住于此，则证最上上乘矣，即灵光耀古今之极证也。

又云‘安住寂静，诸禅定智，入不死道’者，皆是也。

安住寂静者，佛言大定而常定于无余涅槃，自然且常乐也；禅定智者，即定中之真觉也。安住禅定正觉，入于不死之道，故能不死。此世尊当时所实证者是如此。后世僧人竟不知佛证不死，不信佛证不死，扫去禅定而不修，皆甘心死亡，成空亡断见。

无之见，目有所妙其见；无之知，心有所妙其知。

此证入佛知见，为心目所在之极证。妙见者，不见色，不见空，离所见而若见；妙知者，无思议之所知，离所知而若知。证到于此无知见无佛之地，是为真归于无者矣。

而谓无之无知见也不可，何也？嫌于晦昧，非妙觉也。

无者，是无有为之法，无有见执之相，即真空也；知见者，是正觉之正知见，非世法及凡人执相之知见，非外道断空之知见也。当入无之时，用佛法正觉之正知见以定入，而后始能无。若无正之知见，则无入者之主宰，则是神不能凝，炁穴不能入，不能②圆满胎神而出定，则堕在晦昧无知之空亡，不成正觉。晦昧者，黑暗不明之义，喻人之无知；妙觉者，即正觉之精妙处，证于洞虚玄妙之境，于无天地时，觉犹独在，觉道圆满而超劫者是也。觉道圆满，即是妙觉，由觉本觉而至非别有所至。所以学道必由仙佛正知见，以入以成，故曰“无知见也不可”。故陈泥丸有云：“无心无念神已昏，安能凝聚成胎仙。”

---

① “《华严经》”，底本作“如藏经”，据抄本、辑要本及《华严经》改。

② 不能，底本作“于”，据抄本、辑要本改。

而谓无之不可知见也不可，何也？极①于不知，所以复性真之体也。

无者，心无生灭，以定息至无息，出入而俱无也。无生灭则无妄觉，而有正觉之所至；无出入则无妄动，而有禅定之真寂静，方是真无。无出入故有寂定，无生灭则有觉照。如是者，惟有佛知见者能知，故云不可说、不知见。若世之邪人，诳语自称知仙佛，妄言不可知见，只因不知寂而常照之义，是不住正觉。将何者名为仙、名为佛？盖正觉原是我性真之体，人人心中本所自有，人必由正觉知见而复见性体。性体即是仙佛，彼皆不知仙佛正理，反要无了正觉知见，便是堕顽空矣，何以复性真之体而成仙佛？所以彼皆不能超劫正果，为大错矣。《内秘真藏经》文云："大乘之道，一切相离，离②一切行，觉法空寂，觉无所觉，寂无所寂，无觉而觉，无寂而寂，名无上道。"

若此者，

总上文以知觉知见成正果之义。

皆妙悟深入，密修密证，而可致言者乎？

密修密证者，至精妙之大用，悟到至精密之地，故曰"妙悟"。《道藏》内《妙法莲华真经》云："不滞有无，永绝生灭，是名真人。"

予斯多言，犹是摹写粗迹之教言也，犹非心悟所到之万一也。

言语只能少言其似，心悟则能妙合其宜。

子勿执此传火，使自以闻为得，以知为得也。

传火，则言之必浅；心悟，则入之必深。闻言若止徒知，不若心悟之深入。

惟决烈精勤，以实悟修之，万幸，万幸！"

太一三问曰："《直论》中所云'当吸机之阖，我则转而至乾，以六升不降；

---

① 极，抄本、辑要本作"嫌"。

② "离"字底本无，据抄本、辑要本补。

当呼机之辟，我则转而至坤，以六降不升’。此旨玄深，实不能测，请愿直详之。”

言行火之候，当在吸之时，顺吸机而至乾。乾为天，为首，位在上，故曰升。不降，非全不降，以灭阖辟，乃不重于降而重于升，只见升，不见降也。当机在呼，则顺呼机而至坤。坤为地，为腹，位在下，故曰降。不升，非全不升，但轻其升若无而转重于降，只见有降，不见有升也。

答曰：“昔钟离祖度纯阳祖时，已言可升之时不可降，

此即吸机之妙用也。

可降之时不可升矣。

此即呼机之妙用也。

谓若一阳初动，

阳精生而喻活子时者是也。

元精流布而欲下。

元精之根在丹田，若将生精，则必欲下行于淫根，我不令往，而返归于根，非升不可，故必升之，曰采取。

故六阳时，从子而后升，

六阳者，子丑至巳，六时为阳也；子后者，纯阳祖曰“子后午前定息坐，夹脊双关昆仑过”者是也。

皆升以升之。升之，即采取也，

阳生随用火之子，亦曰子，此而采取，即子后升。六阳时，皆以升，故能药炁归于乾，即所谓还精补脑也。

即机中之〇也。[①] 〇之即无降之理，则不降也，升而转归于本根之穴矣。

---

① 此句底本作注语，据抄本、辑要本改。

一〇归于根，即神神归炁穴。

故六阴时，从午前当降而降，

凡采取烹炼，过身中午位而降，此旨由张紫阳《金丹四百字序》已露真机，故午当尊其言而降。

皆降以降之。

六阴时，皆重于用降。

降之，即烹炼也，

烹炼必用鼎器，即丹田之炁穴也。

即·之也。·之时①，无可升之理，则不升也。

不升者，虽有升降转运，如北斗天罡，犹若不升，取功在降炼故也。门人胡太真问曰："如何六阳皆用升，六阴皆用降？"答曰："凡用火必从子起，子乃六阳在先，因真精要往下，必全还于上，必升方还得。皆升者，取其功专②也。至午以后，阳炁则全还矣。只要薰蒸长旺，固其炁根月窟内用功③，所以既要补填炁火④满足，焉得不归下炁穴，此必然之理也。

所以妙于升降者，由颠倒用之，始得其妙。

升时有降而若无降，降时有升而实若无升，此其所以为妙也。颠倒者，是同升降之颠倒也。

此万古万真不泄之天机在是也，修士可不识之哉！"

又重阳祖云："子后看时知日短，午前坐处觉宵长。"此可证也。学者当以此证之。

---

① "即·也，·之时"句，底本作"〇，即〇生之时"，为注语，依抄本、辑要本改。

② 功专，辑要本作"上转"，抄本与底本同。

③ 此句抄本、辑要本作"因在炁根穴内用功"。

④ 火，抄本、辑要本作"穴"。

太一四问曰："《直论》中论鼎器，以为下丹田、中丹田也。今日教言，又闻有乾坤为鼎器之说，虽皆出于古言，不知是一说也，是二说也？"

答曰："非有二说也，用之时异也。

时异者，有用百日工之时，炼精化炁而筑基是也；有用十月工之时，炼炁化神，入定成胎，而出阳神是也。

今言鼎器是乾坤，是百日炼精化炁时之用。凡采下之炁，必向上至于天顶之上；

下之炁者，即肾中真精阳炁也。又为地之炁，本不是升上，故采取而升上。邱长春祖亦云"地炁本不升，因天炁降下，混合至极，复升引带而上，至于天顶极高之上"①是也。

取上之炁，必向下至于地腹之中。

上之炁者，即言天之炁，喻心中之神也。萧紫虚祖云"天上日头地下转，海底蟑娟天上飞，乾坤日月本不运，皆由斗柄转其机"是也。

斯有归着于用乾坤也。

白玉蟾云："上至天谷，下至阴端，二景相逢，打成一块。"与此义同。

古②云：'归根自有归根窍，复命焉无复命关。'

是此云"乾坤"，即所谓"关窍"。

虽欲舍乾坤而别指鼎器，不能也。"

又问曰："何故有向上向下之理？"

---

① 《大丹直指》："天气先动，降下以合地气，至极复升；地气本不升，因天气混合，引带而上，至极复降。上下相须不已，化生万物。"

② 古，抄本、辑要本作"故"。

答曰:“纯阳祖云‘坎离颠倒,金木浮沉’是也。

此节详言鼎器所用之颠倒,兼发药物所用之颠倒。

盖由在肾之元精属水,

肾有坎水之象,元精虽是炁,亦名曰真一之水。

本性下流,易用于淫根。

精之本体曰元精,着于用则曰淫精。每依附淫根为用者,故静藏于炁穴,动则依于淫根。

而五脏皆有精炁,皆由系管而行于脊后二十四椎之间。

五脏有管,皆系连于脊椎间之窍,以通行五脏之气。凡淫姤时,一身内外,惟脊腰独用气力。故五脏之炁,随通身之气,皆聚于此,皆化成精之形,由此过而泄。故人劳气力于淫事者,皆腰疼。是故仙机要旨,皆必由此逆行上以返还。

欲逆之而回,故必由之以向上。能向上,则离习气,而得真炁矣,

习气者,定言淫姤之事也。

佛经云‘以海水灌太子顶’是也。

仙机以元精之炁升至上田,谓之运转①补脑,又谓之醍醐灌顶,诸菩萨佛法亦谓之醍醐灌顶。仙佛起首,同此妙喻。

在上之元神发动,皆依念虑为用。本似火而炎上,易出入于眼耳鼻舌,欲逆之而返还,故向下依于精炁,而同返还入于炁穴。既向下炁穴,则离外境,而尽脱四生矣。

念虑者,如眼之念虑为用视,耳之念虑用听之类。脱四生者,是眼不住色,不生色心之魔;耳不住声,不生声心之魔;鼻不住香,而心不生香魔;舌不住味,而心不生味魔。此言离了外境之色、声、香、味,而心脱四生,是眼耳鼻

① 运转,抄本、辑要本作“还精”。

舌无所住而生心。①

世尊于娑竭陀龙宫说法，
此即下丹田之说。

又于迦罗龙宫入定，经七日不起是也。”
此即中丹田之说。

又问曰：“中下二田，为鼎器之理如何？”

答曰：“下田即炼精②时之说也。
《三十六部尊经》云：“真精在肾，余精自还下丹田；真炁在心，余炁自朝中元。”③

而《华严经》亦云：‘一切诸佛脐④中皆放光明，名菩萨受生自在灯。’张紫阳云：‘黄庭为鼎，炁穴为炉，黄庭正在炁穴之上。’王重阳真人云：‘脐中丹田，内有黄庭宫。’古言‘一点落黄庭’，即此处方真。⑤
此上文一节，皆言下田之理毕矣；下文一节，皆言中田之用。

中田则炼炁化神也。重阳真人《全真集》云：‘姹娘嬉，婴子卧，搬上中田，总向明堂过。’又云：‘拾得真金坚又刚，放在绛宫封闭了，满宫明耀现霞光。’谭长生真人云：‘欲觅真空，只在南山尽静中。’《谷神篇》云：‘百朝沐浴忙移鼎。’吕祖云：‘一从提上中宫帐，万里群魔不敢当。’⑥亦有《本行经》世尊云‘若至恒河水南岸，安稳住定如须弥’之谓。又达摩祖师《胎息论》云：

① “而心脱……生心”，抄本、辑要本作“而心脱四者之识，皆得向下之所证也”。
② 炼精，抄本、辑要本作“炼精化炁”。
③ 此注底本无，据抄本、辑要本补。
④ 脐，底本、抄本作“斋”，据辑要本、《华严经》改。
⑤ “张紫阳……中田之用”一段底本无，抄本、辑要本补。
⑥ “重阳真人……不敢当”一段底本无，抄本、辑要本补。

‘炼胎息者，炼炁定心是也。当息炁于心轮，则不着万物，炁若不定，禅亦空也。’①

此一段，明中丹田之说，犹详在李生“三迁”之问，彼此相为互明者。真修实悟之人，必要先知用中丹田之真实处，而后可成阳神。

前之炼精以化炁，用上田之乾，下田之坤。

即紫阳真人所言“乾坤为鼎器”，如《易》所言“乾为首，坤为腹”是也。②

极至其上下二者，而虚其中田，故天皇真人云：‘以形为炉，首为鼎也。精满于脑，火炼成丹。’③白玉蟾亦云‘鼎用乾坤，药须乌兔’是也。化神时，用在中田。

马丹阳祖云：“保养下田无漏泄，方迁绛阙炼中丹。”绛阙者，心属火赤也。

常若旷中、下而为一，如世尊于欲、色天二界中间，化七宝坊；如三千大千世界，说甚深佛法，令法久住。即此时义，而上则其所经行之虚道耳。

言上田，亦我神炁所经行过之路道。盖三乘之工，皆有三田反复之理，以为行所当行者。若用初成时，住于下田；用中成时，住于中田；用大成时，住于上田。此我所谓“住所当住”是也。

炼神还虚时，惟虚寂于上田，

上丹田者，仙云“泥丸”，佛云“泥洹”。又云，佛事不周，终不取于泥洹。

不用中下二田者，炁已无而神已虚也。

到此地位，已无返还化炁化神之功，则不用返还化炁化神之地。

---

① “达摩《胎息论》”一段底本无，据抄本、辑要本补。

② 此注底本残缺脱漏，据抄本、辑要本录入。底本原注云：“即紫阳祖所言‘乾为首，坤为腹’是也。”

③ 《道书全集·阴符经三皇玉诀》：“以身为国，以心为君，以精为民，以形为炉。首者，鼎也。精满于脑，故用火煅炼成丹。”

是由三田，各有当用之时，故亦各为之说。有缘高士，闻此语者，当识之为定论。”

太一五问曰：“法中有五龙捧圣，前此未闻。果凡耳之不得闻乎？抑前此圣真无此法名之可闻乎？愿一明示。”

答曰：“有而且多，皆设为工法之喻名耳。

古圣仙佛，借喻言以说法者，心切于度人也。法不说，则人不知求、不知用，未来者何以得超凡入圣？欲直说之，天律冥科禁重，天机又不敢轻泄，以犯冥考。故以意义近似于道法者，而为喻以言，使后人因名以求实用，即所用而证圣果，故各皆立一喻名也。又或有名虽不同，而工则一也。

昔世尊佛喻之曰‘芦芽穿膝’，

王重阳祖亦云：“若人收定三宝，搬运穿归何处？先用芦芽穿膝之法运炁，然后七转返还丹。”①又曰：“芦芽穿膝，上下河车，搬运补脑，水火双行。”②此见我仙家，即同佛法，而后世凡愚，不知为喻，而疑为实有穿膝。

岂有所坐盘石之上，真能长芦芽③以穿膝乎？达摩喻之曰‘折芦度江’。

梁武帝建都于金陵。八年十一月朔，达摩度江往少林。其时江边已无芦可折矣，不知佛、达摩皆以芦为喻者。海与江，喻人之爱海欲河，流浪之苦。西江水、河水逆流，皆喻此。

岂有航海之胡僧，海不能以芦度，而江能以芦度者乎？

初达摩在南天竺国，欲东游震旦，谓此“东土有大乘炁”。由是国王以巨舟，实以重宝，与之度海。凡三周寒暑，而至广则登岸，事详在《传灯录》及

---

① 《重阳真人金关玉锁诀》：“问曰：‘若有人收定三宝，搬运归寄何处？’‘先用芦芽穿膝之法，烹气冲宝炉骨，运气直至涌泉，补于二足，然后七返还丹之法。’”

② 《重阳真人金关玉锁诀》：“诀曰：芦芽穿膝，上下河车。安炉灶是紫河车，搬精补脑之上车，进火时水暖，进水时火凉。水火双行者，是温温铅鼎。鼎中入气起休，交上随车火时，散入百脉，皮肤滋润，身体光泽，此是修养之法。”

③ 芦芽，底本作“芦”，据抄本、辑要本改。

《五灯会元》，皆有此妙喻。

而浊恶愚夫执为世境之言，妄以诳世，似亦可羞也夫。"

又问曰："此五龙捧圣之喻，亦喻出于古人乎？抑今日之为新喻乎？"

答曰："前于佛而有。《玄帝经》云：劫初太古修来，证道于轩辕黄帝五十七年之甲子岁。当其超凡质以养神胎之际，用此法矣。后留法象于武当山，曰舍身崖，脱凡胎也；曰五龙捧圣，入圣位也。喻此以示后人，度人之心，何殷殷也。故修仙之士，得遇真仙传道者得闻，而浊恶世皆凡夫，无闻也。

《元始天尊说真武玄经》云：净乐国王与善胜夫人，梦吞日光而有娠，怀胎十四个月。于第五劫名开皇，劫初元年甲辰，三月初三日午时，一云甲寅日也，生于王宫。神灵勇猛，不统王位，惟务修行。摄离坎真精，归根伏位，得玉清圣祖紫虚元君之传。道成后，于黄帝五十七年甲子，九月七日，白日升天。又按净乐国在奎娄宿之下，海外国也；武当山炼真之所，在翼轸之下者。又《启圣录》云：前历八十二化而后成道，乃太上之第八十二化也。浊恶世无闻者，盖浊恶世人，皆行浊恶之事，无志修真，何以有闻？无缘遇仙，仙亦不屑与之语，何以有闻？故终于无闻也。捧圣者，非别有所为，乃仙佛超凡入圣所同用而必闻者，即冲透三关之秘法，非凡夫所言之比。及后人遇有此言出后，闻此皆茫然，不知何用。殊不知即三关秘法，陈泥丸祖云"最隐无过九曲湾"是也。

昔我祖师虎皮座张真人，

真人，姓张，静虚其法名。宣德壬子年生于邳州，为北宗邱祖龙门"静"字仙派也。得道于蜀之碧阳洞，受仙师旨，以广开教门。周行四大部洲，历西番，转北番、中华，有大名。大明嘉靖圣帝遍求请，而不肯出以复命。常以虎皮为座具，故当时十方皆曰"虎皮张"。

尝幽栖于武当山。

坐于武当山之虎耳崖石穹中，不与世人相接，惟显示学人，知当避世。深得此名理，以吐露秘机。

其后口授于庐江县之李虚庵,

姓李,号虚庵,法派名真元。嘉靖乙酉年,生于庐江县城西。初以医济世,乃结庵于城外,延访仙师。自十九岁至五十五年,万历己卯也,始得张真人尽传内外金丹,天仙大道,捧圣超凡,功成显圣。

虚庵真人口授于南昌县南武阳里之曹还阳。

还阳为号,常化为法名,曹为姓。于嘉靖壬戌年元旦前三日二十八为生辰。废尽千金家而学道,甘受清苦为精修,得五龙棒圣,转神入定为怀胎。至天启壬戌六月十三①为出阳神,入新建县西之西山面壁还虚,为大隐。

还阳真人来,口授于我及汝父真阳,登仙派名守虚也,皆得闻此者。

凡修仙道者,知此而行,得此而证,则得长生不死而永无生死,神通无极,是为证仙矣。若不知此,则必不能了脱生死,不免六道轮回,此圣凡分路,至秘天机。

得与闻者,有熊秀庵,亦名守虚;邓绍元,名守空。二者新建之西山仙种也。并曹老师之子号虚还②,名守玄者数人。虚庵得闻此以证道,大显神通,济世救民,

一日大旱,无以治农事,诸祈祷者皆无应。众官民哀求李真人,祷以救民。真人乃以墨涂掌心,向日默言数句,即有黑云遮日,遂致弥天。不数刻,而大雨如倾,邻封六邑,皆得有秋。一手举五六千斤之石,如弄丸之轻,竟不知其力之能举多少。其神通最多,此不暇述也。

仙隐于万历乙卯岁。

时县宰贪酷无度,求见真人,欲求服食点化,真人不屑与之。遂以违命怀仇,连及姻家被禁,誓必追捕,辱之以泄忿。此亦可笑、可鄙也。视黄帝屈膝下风者之必得,刘海蟾即弃宰相者之必得,视吕纯阳即弃德化令者之必

---

① 三,抄本、辑要本作“二”。

② 虚还,抄本、辑要本作“希还”。

得，如此挟势位捕师者之必不得，为孰愈哉？与退步而求至行前者何异？有冠冕者，求道之禁诫也。真人由是托尸解之状以避之。宰以为真死，遂解其忿，而真人似死入棺，七日棺即空矣，其形神俱妙如此。仍居于姻家，其子名李能培，充生员，竟不丁忧。后继宰者，深羡其肉身菩萨，名遂播于十方，神遂炼其还虚。此亦有神通不以显之一案也。所以大修行者，安肯令世人知之？

还阳得闻此以成仙，含光太虚，妙觉无极，

出阳神，入常定，寂灭于无极。

亦仙隐于天启壬戌夏。当此欲藏迹西山之时，已形其五龙之名于笔矣。

曹老师去之时，为其子索纸笔，留记于伍子云："五龙捧圣万金机，斋戒焚香盟受之。惟愿临期能照用，真真留此上天梯。"①从此始有五龙捧圣之名在纸笔矣。

我亦因之，以笔永其形，

我因师之笔形而再言之，以授诸梓，则流行于永久矣。吾弟真阳，初见《直论》有"五龙捧圣"之名，责我曰："古谓仙机必不书于纸笔。五龙秘机，秘而又秘，安敢出于纸笔乎？"予曰："师已肯形于笔，我何不肯其于笔乎？为有五龙虚名，似亦不妨也。"

代为口授，普开后学。而凡夫修行仙佛最上上乘妙道者，只此是圣凡分路。他如纵说能修有证，非此一法，无以透关而脱凡证圣也。惟其为至要至秘之机，不得不露一句，令后学圣真，有仙道福分者，知所参求，知所信奉。凡有志于仙佛者，俱不得轻忽此语。背此不修者，虽修万劫，终难逃其六道也，可不思之为急务也耶？"

又问曰："玄帝之喻五龙，有法象可证者，人皆易信。

---

① 此诗抄本、辑要本作："五龙捧圣万金机，斋戒焚盟已受之。切愿临期能妙用，真真皆此上天梯。"切，辑要本作"初"。

法象者，即武当之舍身崖，及五龙捧圣之说，便是有据。

今以芦芽穿膝为佛说五龙之喻，以折芦渡江为达摩说五龙之喻，但我尚似凡夫之见，同于信心不及，不知何所证据而可令人必信不疑乎？”

答曰：“昔王重阳祖云‘芦芽穿膝、上下河车、搬精补脑、水火双行’等语，先已指示，在世流通，亦详《道藏》中久矣。又西竺经目，有所谓《五龙经》，其曰无字经三十二卷、有字经二十卷，岂虚名哉？即三藏来东，五千四十八卷内，三十五部大经之一，观其名，则有义在。若无据而说，则为幻说；无授而言，则为妄说。既非幻妄，后学宁可疑而不知参究之哉？”

太一六问曰：“如何是养胎，如何是胎成？”

答曰：“养胎者，炼炁化神之喻，非实有胎也。”

《太上灵宝大乘妙法莲华真经》云清静之义，天尊言：“专精养神，不为物杂谓之清；返神伏炁，安而不动谓之静。”即此意也。

又问曰：“既无胎，何云养胎？”

答曰：“似胎之理，故借喻以言其似也。以炼炁之初，本要似胎中之无呼吸者，而又不能无呼吸。习入定而求，至无不定，顿然全定全无。此仙佛圣真初习禅定，自然必由之渐法也。若胎孕之将产时也，

人胎十月得足，将生之时，呼吸始有，故初习定似之。

生灭之相尚在，

心起一妄念，思想平日旧习，便是有了一生相；又起一念灭妄，便是有一灭相。如安国师读《楞严经》四句偈云“知见立见”之说，即所以为生灭。凡习定之初，求无相而不能顿无。云尚在者，生灭不能灭已尽之说。

出入之迹犹存者。

生灭者，心也；出入者，息也。心有生灭，则无以摄息，其息安得不浩浩

然为出入？怀胎者，必在神以摄炁，存气以留神，乃可得神在胎中。

名二乘，亦名曰如来。以有来，故名如来。又谓之如理而来，如理而去。

来去，即是出入之义，习定之理。

故《华严经》云：'如来天仙道，微妙难可知。'燃灯佛又言：'诸行无常，是生灭法。'皆谓此也。入涅槃而未实证，世尊谓之有余涅槃，由此而渐趋者也。犹称为渐法，即此法此理，而仙圣喻之曰养胎也。

《胎息法》云："心定则神凝炁住，而胎长矣。胎之长，由于息之住，无息则不胎，无胎则不息。"①即此是也。

其终成也，

《胎息论》云："动念则泄真炁。故胎息不成，如何得道？"

无呼吸，则言灭尽定矣。若世人男女始媾之时，只二炁合一，而未成胎，浑然无物也，生灭之相灭矣。

真实四禅，得多定力，而后得生灭灭已，即六祖卢能所谓"禅心无想，禅性无生"是也。

出入之迹寂灭，

鼻息无出入之迹，得证灭尽定矣。

心为不生不灭之心，身为不生不死之身。

此时神形已俱入妙，六相卢能亦谓"心是地，性是王，王居心地上，性在身心存，性去身心坏"是也。

从此一得，顿然直与虚空同。

张紫阳云："觉此身如在虚空，常至如此，则禅定也。"

---

① 《性命圭旨·许栖岩胎息诀》云："心定则神宁，神定则气住，气住则胎长矣。胎之长者，由于息之住也。无息不胎，无胎不息。"

故仙圣喻之曰胎成也，世尊佛谓之无余涅槃，

无余者，无有出入，寂灭之心与息也。

而后脱胎出神。

出神者，是定性成而出定也，世尊佛谓之“如来出现”。

所以《楞严经》云：‘既游道胎，

同仙家怀胎之喻。

亲奉觉胤。如胎已成，人相不缺。

喻定成相，神全而性灵觉。

身心合成，日益增长。’又曰‘形成出胎，亲为佛子’是也。

胎息养得神全而纯阳，仙家出阳神称曰神仙；佛言得大定而出定，称之曰佛。即此说之同者。

燃灯佛所谓‘生灭灭已，寂灭为乐’，正谓此也。过此向上，则为真圆顿门矣，不随天地同坏者。

史太素、胡太真问曰：“仙家人修到出阳神，佛家人修到出定，似亦圆成了矣。今乃曰‘过此向上，为真圆顿门’，我不知出神出定，神更有向上，我亦不知仙佛为如何圆顿。我闻自佛法入中国，至于今，上下千古，人人皆说凡夫发心修行时，便顿然了了为顿门。今言出神出定过了后方名顿，然彼众言皆非欤？”答曰：“果非也，犹可笑，彼凡愚有①且不知，诳言知顿，竟不知如何为顿，冒认为知顿能顿，以妄自尊大，实窃据衣食取利之实，而亦更不肯悟《华严经》所谓如来始成正觉，在寂灭场现卢舍那身，说圆满修多罗，名为顿教之说。今之一切凡夫俗子，皆未到寂灭场中，安可妄称我是顿教顿门？此是未得为得，入魔道而不醒悟者。又何不解《圆觉经》所云如来境界，渐进至于佛地，名顿教，大乘顿机从此开悟之说？所以不知七地菩萨，上至八地成

① 有，抄本、辑要本作“渐”。

佛，尚欲加修持。上至九地、十地、十一地等觉而后，觉道始圆满，正为真顿教也。盖初修行时，用功行以至七地，而功行止了矣。八地以上则无功行，尤不可言修言证。此时若强加功，则是同于退席者之知见；若未得到七地而误不用行功，则是断见空亡外道之知见。后学犯此，即堕入此魔坑矣。汝当自详之。能如是说，则同佛说；不如是说，则同魔说。不可顿为仙佛，但可顿入魔界狱矣。”

夫既喻之曰胎，宜若有似乎胎矣。虽曰似胎，而实非胎也。何也？生人之理，胎婴在腹；修仙之理，胎神在心。世人但闻胎之名，而遂谓腹中实有一婴儿，出而为身外身者。此又可笑，其愚痴之甚也。有志修仙佛者，不可不以此破疑，而自启其迷。”

又问曰：“古人皆言身外有身，伯师今日独言非身外有身，何也？”

答曰：“本①性至虚至灵，无形无体，无论动出静入，本然皆无形体，我今不过以得定之性，出定而为神通，亦只虚空无形体，

《洞玄灵宝诸天世界造化经》云：“得道者，与虚空合体，无尽者也。”

非拘拘于身外有身形也。若欲显身，令人见之，身外便能了身。一身多身，百千万亿身，皆能变化无穷。

初出定之神，现身亦少。乳哺神旺，方可变化百千万亿多身。

如此者，是因阳精阳炁，归元还虚所能也。古仙遂即所能然者，为鼓舞人趋向决烈之志。如佛之善巧方便化人，岂拘拘以身外身为言哉！昔《洞灵神鉴书》云：‘念动意动出神，念停意停归真。’②先我言之者亦如是。”

太一七问曰：“如何得成阳神？抑何以出？”

---

① 本，抄本、辑要本作“人”。

② 此句抄本、辑要本作“念动意动，处处出神；念停意停，处处归真”。

答曰:“先天元精,谓之真阳,得此真阳,而炼性通神,入定出定,谓之阳神。不得真阳之精,配合性真以入定、得定者,只名阴神。

阳神者,显然出现,变化莫测,世人所不能见知者而见知之,世人所不能为者而能为之,世所无者而能有之,有者而能无之,人人共见。此神通之能,显于阳世者,曰阳神。若不能以身形显现于阳世,则人不能为者亦不能为,世所无者不能使之有,有者不能使之无,无阳刚之炁故也。仅仅能先知先见,胜于人而已,亦只能阴暗现于世,故曰阴神。全与阳神相反,故不及于神通。所以得其阳神者,由元精真阳也。盖元精是无形质之阳炁,能化补其炁,能助胎养其神,乃成金丹,成仙道,显神通变化之真物,故曰真阳、曰阳神。若炁非真而又无形,便是阳不真,为阴浊,无虚灵之变化,纵神到空寂①,只是阴神。既无阳炁之因,故不成阳神之果。

所以王重阳祖门下孙不二元君云:‘偏执性为宗,如何出阳神?十个九个堕顽空。若得命基带了性,

命基者,即真阳元精也。

白面做烧饼有准。’又长春祖门下徐复阳真人云‘未炼还丹,切莫内观照,恐出阴神,投舍迷真道’是也。

还丹者,机有将动之元精,用返还之法,化炁成丹。则以②之养神入定,内观照之而化阳神。内观照者,观照此炁还之丹也。若未得还丹,内无所观照,强欲观照,乃无着,必堕空亡死境,故曰“恐出阴神”。阴神者,死而性灵之鬼也;投舍者,此身形炁已死,不能存住此性,故性又投胎生身为居舍;迷真道者,迷失长生不死之真阳神道也。

若只习枯禅,当下了得,

即行内观照之法,而万缘不挂。

息无出入,

① 纵神到空寂,抄本作“纵养神到空”,辑要本作“纵阳神到空”。
② 则以,抄本、辑要本作“丹成则以”。

息禅定而灭尽定矣。

心不生灭，

心禅定而灭尽定也。故《皇经集注》云："心生则地狱生，心灭则地狱灭。"

到真空境界，方能出得个阴神。

方能①心息俱到真空，方出得阴神。故长春祖云："未到真空，虽阴神亦出不得。"可见阴神亦非容易出的。

犹是有生死在，不免轮回者之小果耳。

有死则有生，不能长生则有死，有生死即是轮回。入地狱、饿鬼、畜生三恶道，同是轮回。虽生于天于人，亦是轮回，故曰"不免"。

所以四果之徒，有生天生人之阶者，以此天福尽而还堕。

《皇经集注》云："岂知积福生天，福尽犹不免复堕。"

故我祖虎皮座张真人谓之'谎花儿不结果者'，言不及阳神之实证果也。

初李虚庵真人得山东刘宝珠内观照之法，遂内观照至七日，即有慧光发现，隔城墙能见人，所为城墙如琉璃透彻明亮，自谓一心息相依而得此妙、证此果。及出静室，依旧是凡夫，无能见。张真人云"谎花儿不结果者"。

夫阴神出，而亦有慧光发现，洞见百千万里如在掌中，

此亦有天眼通之微意。

房舍墙壁不足为隔碍，山河城郭不足为拦阻。我形在此，而慧光亦在此。惺惺灵照，而洞见远视之为妙也，非离此如逐诸境也。不如是，即昏梦中之魔境，而诳语人为阴神者也。于此着之，即入魔道矣。

---

① 方能，抄本、辑要本作"必要"。

《楞严经》①云："若大妄语，即三摩地，不得清净，成爱见魔，失如来种。所谓未得谓得，未证谓证，如穷人妄号帝王。"

岂知真阴神者耶？又有一等人，似戏似诳，言曰'我是出阴神，明明行于街市而往返焉'，而人遂敬信之。

阴神之慧光，亦能普照，无所不见，无障不彻。岂但只见于街市而往返行之，街市两旁房舍便隔碍，而不能彻见耶？若果如此，是春梦，非阴神也。若再强夸得此阴神，便是诳语。有心以欺世者，非正人君子之言也。② 犯《洞玄灵宝》之所禁，《楞严经》四律仪之深诫，学者自慎之。犯在《洞玄》，则得女青律风刀之考；犯在《梵网》，则招酆都山拔舌之愆。学者不慎，则此罪有准。

彼见人敬信，而益夸其能出阴神，此又可耻，其无耻之甚也。若真阴神者，有神通矣，亦止有神境通、

神通变化无穷也。

宿命通、

知自身前世及后世事，及见他人过去未来事。

他心通、

知他人心上阴谋之事。

天耳通、

遍天之下人与物之声音言语，俱可远闻而知。

天眼通，

见天下人与物，有形无形，可尽一见而知，绝无有障碍者。

---

① "《楞严经》"，底本误作"《华严经》"，据抄本、辑要本及《楞严经》改。

② "得此阴神……之言也"句底本无，据抄本、辑要本补。

能六通之五耳。

仙佛阳神皆有六通，此偏于一性灵者，只有五通。

世称五通为鬼者，正此类也。

世间每有五通鬼侵淫女人者，盖由少此一通，不能除阳精之漏，不得漏尽通也。阳漏至枯竭则死，而至于为阴鬼，必然之理也。故生死者，皆非仙非佛。《太霄琅书》云："太极大法师曰，五通尚在三界，未为仙也。"夫仙道无不无，有不有，能觉有无之间，于其际而无际，乃能超三界。

今时自称诳人曰能出阳神者，果能五通欤？不知所少于阳神者，乃漏尽通不与也。

阳精无漏，则成漏尽通。此通一成，即得长生不死，为天仙真诸佛世尊之基。若精漏不住，不得此通，则不长生而必死。凡有死，则有生死不断，轮回六道相续。世之愚人，不知有死者必有轮回，尽信狂言欺哄，反求死者，正投入轮回之门路也，不得脱离，妄夸如是为证佛。当其现在之身，愚不知惧，不知求不死、不轮回，乃至横生异类，性愈迷惑，愈不知求不死、不轮回。不知释迦真佛，皆能漏尽通，而后能长生不死、不轮回者。虽曰愚不足教，我愿后来人见此一辨，少有所悟，而知求学不死不轮回，惟人自信自勉之可也。《无上内秘真藏经》云：法无二念，当知三界之中，有漏众生，无方便慧修，终无解悟。

佛教中言阿私陀仙、迦遮延①等，得四禅五神通，所少于佛者，即漏尽通。正言淫欲未净，而阳精之漏未除，只成阴神。

阴神者，无阳精之所证也。阳精无漏则无死，有漏则有死。死则为阴鬼，故儒者亦言"鬼者，阴之灵"。《元始九老真经》云"人不保生，神炁不全，死为下鬼"是也。

其天眼、天耳二通，能见能闻在天之下，不能见闻色界以上天者，即是无真精之阳炁，不合纯阳之天体，阴性不能达天之阳中故也。

① "迦遮延"抄本、辑要本作"迦旃延"。

《三皇玉诀》云："阳者天道，故神炁合道乃神仙。"

夫天仙之道，炼精阳精得，

阳精无得，则不长生。因长生无根，即天仙无基，故经中已说精为长生根。真得者，是知药生之时真，知药生之地亦真，知采药之时、炼药之时皆真。惟知如是皆真，故得真阳精，有一不真则不得。况邪法旁门之全不真者，与阴神门不求真知者，何异痴望修成仙佛耶？

炼炁阳炁化，

二炁炼到真寂定，则真化炁为神，无了生死。若炁不到化尽，犹是色界之众生。

顿悟真证阳神，

精尽化炁，炁尽化神，则炁极定、神极通，皆决烈精进，炼精炼炁，方能修到得此证者。

乃阴阳二者合一之道者也。

阴阳合一者，乃神炁合一，以为二①炁寂灭，而神静定，亦合一之为证果。

入而静，则神同太虚而为性体；

入者，入而住于常定也。神已同于太虚，即常静常定于太虚。此性体圆明之实相，无法界可拘，无世界可染，惟得成阳神、已出阳神之后者能如此。非若未成阳神者，之必依胎息法，而后能趋太虚。

出而显，则通天彻地而为神通。

出者，出神于身外而显神通。凡阳神出壳，则无重浊、无滞碍者，已完色界禅定之功，超出色界之上矣。此已前有功用行而有为之功，已归于无矣；

---

① 二，辑要本作"工"。

此已后是已成仙佛之正果，无功用行时无为而至于无无者也。通天者①，上通欲色二界二十四天之上，即世尊佛出白毫光，上照阿迦尼吒天是也。此即天眼通之所见。其天耳之通，亦能听至于此。通天彻地者，能见二十四地狱，及所谓十八地狱、八大地狱等处，皆能见之，而亦能闻彼之所语，即世尊佛出白毫光，下照十八地狱。是通与彻，言神能知、能见、能闻，无阻碍也。

千变万化，眼见宇宙，

上下四方曰宇，即前所言欲色二界天及地狱等处，神境通之所能见也；古往今来曰宙，即过去未来之事，此宿命通之所能见者也。

手斡乾坤，

斡者，移转之义。天地之形有不便于人者，能损益之；天地之化有不利于人者，能转移之。如汉栾巴在朝噀酒一口，化大雨而远救成都火灾；如唐一行禅师以袋囊七豕，而在天之北斗藏形，盖由斗姥者是豕形身也；如邱长春在燕京住天长观，值荧惑火星犯尾箕宿，属燕京之分野，将灾全城，文武百官请真人祷之，本夜星退数舍；如大明初，铁冠道人张景和助太祖皇帝平陈友谅，南风之天，舟后使北风送舟而逆上蕲黄也；如虎皮座张真人谓李虚庵曰：汝传道及于非人，汝大数及尽，但北斗中有本命星君注生死，我为汝指而救之，添寿一纪十二年，以便精修，见其星虽形如小豆，能化大如五尺圆，满如浪沸，白毫光灿烂，既而渐复小形，此仙家之掩身②法也；如李虚庵真人在庐江县家中，时苦旱，农不下种，应众请祷，涂墨于掌以蔽日，黑云随手掩日而澍雨，救本县及邻封六邑之灾。此皆斡乾坤之显案也。

是为真阳神也。真阳神，即真空性体也。

王玉阳真人云："一悟真空总了仙。"故重阳真人云"灵性分明作大仙"是也。

---

① "此已前……通天者"底本作"此已前有功用行而有为之功，已归于无矣，此已后成仙者"，今据抄本、辑要本录入。

② 掩身，抄本、辑要本作"演斗"。

不能见性，则不得真空，

见性者，性中原是寂静，绝无生灭的。人能修心到大定，而常在定，便见性体，此证到仙佛地位者。于①清风真人曰："不到真空，阳神难出。"谭真人《水云集》云："今生若要登云路，不合虚无不得仙。"

不成阳神。

见性真空，即六祖所谓"修不动时②，同无情不动"，方是成阳神。

不到见性真空实地，必不能出阳神也。"

修到见性，此性出定，即为阳神显神通。若未修到见性成佛，即是未成阳神，故不能出阳神。若性有妄出，乃是外驰之病，是无定力也。

又问曰："若如何是真空实地出阳神之时？"

答曰："性合虚空，而不神用，

《元始先天道德经》云："妙法无因，妙境无缘。"又禅宗六祖云："禅心无想，禅性无生。"

一缘不染，一尘不动，绝无出入生灭，

《先天道德经》云："惟无生，然后为长生。"

正是真空实地。

心性中有念生染缘与尘者，则不住胎息，故息有出入；凡息有出入者，则是性不住定之凡夫外道而已。若灭却缘与尘，及灭却出入息，后还于胎息而常住定，方是无出入生灭。如此者，是仙佛禅定③必由之理也。真空者，性地能无妄，可生其心，真息定得绝无出入，故空为真。若心未定④而少有生灭，息未全灭而少有出入，则空不真，而生死亦未了。实地者，非似空而不能空

① 于，底本作"尹"，据抄本、辑要本改。

② 时，《坛经》作"行"。

③ "定"字据抄本、辑要本补。

④ 定，抄本、辑要本作"全定"。

者比，亦非暂能空而不能顿然全空者比，乃顿空而至，至无量劫，常常如是，始是真空实地。故重阳祖云："要见真空，元始虚无是祖宗。"

一见天花乱坠，神念涌出顶上，阳神超矣、脱矣；向上炼神还虚而合道，超劫运矣。"

《无上内秘真藏经》云："道行绝空，无心无意。无觉无观，是为真道。"又云："真道绝灭，灭无所灭。"

又问曰："古今圣真皆未言及天花乱坠，何也？"

答曰："天上所禁秘机，不肯轻泄道者有之；

仙佛正道真机，本天上科律重禁，不肯轻言泄漏于狂者愚者之共闻。悯此世人，未有不奉天命略露一句，贤者则能悟而成道。下愚迷惑不悟者，及造一句假言，煽惑善信。上天圣真，又为善信悯，又多语二三句、四五句以救世。而狂愚不悟，不弃邪归正，又造二三句、四五句假言误人。由是真言愈多，而假言亦愈多，即谚所谓"一法立，一弊生"之意同也。今悯世人被害者众，又露出此一法及五龙法，焉知后之棍恶又不造二假言以欺人乎？故以不肯轻泄者，而亦泄之。世尊、达摩、神光及重阳祖师、邱祖金口之先宣泄①，重详揭示于我之言也。后之学者，宁信此书之语，明者自明，显者亦显，若有不能悟明显者，犹待仙传，慎毋听棍恶之诳言也。

不知而后知之，不暇言者亦有之；根基浅薄之愚夫，不遇仙传者亦有之。昔蓝养素养胎于南岳，十月功成而不知此，久定不能出。刘海蟾以李玉溪十咏寄之，遂大笑而出。世尊说法，天花乱坠，而亦以此指示于人者。二祖神光说法，亦至天花乱坠，惧其未脱阎君之手，

天花坠，乃圣凡生死之分路。见天花而出定，离了生死②，超出凡胎之圣也；见天花而不出定，犹是有生死之凡夫。圣由自手握住生死，凡由阎君手握生死。

---

① 泄，抄本作"而"。

② "离了生死"至下文"而示即一"几大段，底本均脱，据抄本、辑要本补。

断臂达摩前，求于此向上事。钟离正阳真人云：'雷震天关鬼神惊，

天门开如雷震，言出阳神者。

掀翻宇宙飞白雪。'

将出阳神而未出先之景。见此而后出，不见此则不出。

吕祖云：'寒云散后留残月，

言胎息灭尽定也。

腊雪①来时向太虚。'

言见雪来，则离实有之幻体，而向太虚无。

王重阳真人云：'忽然间震动，天花遍坠，前面到有个真人。'又云：'空中早仙乐来迎，感天花遍坠。'丘长春真人云：'若到天庭，忽有天花飞，方出阳神，得初地果也。'

初得圣果、初证仙佛者，皆如此。

学者当知仙佛同一功夫，同一景象，同一阳神证果。

史太素、胡太真问曰："何谓同一功夫？古言佛教离宫修定，仙教水府求玄，何彼言之不同也？"答曰："彼言不同者，由于凡夫俗子之口，非圣真传道者之言也。我今再详言其所同者，盖仙言炼精化炁，又言留得阳精，决定长生，即同佛言戒淫修梵行，以出欲界者也；仙言转神入定，伏炁胎神，即佛言四禅定，息定心定而灭尽，以出色界者也；仙言炼神还虚，即佛言七地菩萨修上八地，如来出现，已成佛时，加持至九地、十地，更加持上至十一地等觉，以超出无色界之上者也。工夫之同也如是，亦有如是之证果。同入仙门学仙者，同此即成仙；同入佛门学佛者，同此即成佛。同若一切学人能见闻此，能信受此，能知悟此，犹可望成仙佛；若不闻此，不信此，不悟此，则是既不知修仙修佛，何以妄想成仙成佛耶？世之言当下就了者，是言临死时逢恶道魔

---

① 雪，辑要本作"尽"。

境，离之而能就了，实于仙佛大道不能就了也。有言当下回机者，是死于此而生于彼，时用躲轮回之机，虽入恶道，能速回其机，而不堕入也。此皆凡夫之所修，亦仙佛初修之前劫七生天上、七生人间者，一生天上、一生人间者之初果根基也。仙佛二宗，人亦当知。"

彼嘐嘐然强谈为二者，真下愚不移者欤。"

又问曰："世之从事仙佛者，皆分为二宗，各立门户以争高，今独言工夫一，景象一，证果一。然观仙佛之言若不一，

如世人浅见寡闻，只知仙言虚无，佛言寂灭，不知仙家《先天道德经》已先言寂灭矣。世人只知仙言性命双修，佛则单言见性，不知不见性者不成仙。惟其不知，是以讹传讹，而若不一。

我亦未识其为一，不能不同世人之分，

自六祖不传衣钵之后，则性学不真。皆言和尚禅①转劫之性，全不究竟如来佛超劫之性，以是而分仙佛为二宗矣。虽佛教五祖之下，犹分神秀为北渐法之教，以卢能为南顿法之宗。一佛学而同居中国，且分渐顿二途，况东土西方，仙佛而不至于分乎？世世人人，浮慕修行，妄称得悟者，而强为诳语以分之。不分之，则不得以己胜于人也。人人得不自夸而愈分乎？绝不闻一合一之言，何以识为一？且人全不见仙藏内典，或有略见佛藏，又无一言能解悟领受，所以终于不识一。虽有智者，无不在分不分之疑似间也。

即不能不疑今一之说，

太一自言曰："我之疑，非疑仙佛之不可一而当分，亦非疑可一而亦可分。只见古仙以来，皆言一以救世迷，而僧流皆分以惑众信。古来人何不救正妄分误人者？而直切指其一于仙佛诸经之自言者？又何不具一救世慈悲心，直言其若一者，而示即一，如今之所说？乃直待今说即一，是以未有不疑今古两说。"

---

① 禅，辑要本作"操"。

请再详之。”

答曰:“道修于有为,以至于无为;

仙宗平叔张祖《悟真篇》曰:“始于有作无人见,及至无为众始知。但言无为为要妙,孰知有作是根基。”佛宗中西来僧肇①曰:“有为虽伪,弃之则佛道难成;无为虽真,执之则慧性不朗。”东土宗镜②禅师云:“有为虽伪,弃之则功行不成;无为虽真,拟之则圣果难证。”此皆仙佛二宗若一之说,人人所见,奈何欺瞒而不令人共知。

道成于有证,以至于无证。

仙之养胎成神,而犹炼神还虚,虽已得道,不以为真得,皆无得是为真得。若以为有所得,则心被有相有妄系缚,不能得脱。故《无上内秘真藏经》云:“真道寂灭,灭无所灭。”佛教《圆觉》云:“若得如来寂灭随顺,实无寂灭及寂灭者。”此亦是仙佛合宗若一之说也。

仙佛皆然者也。

不但仙佛同然,虽沙门之四果所言“万法归一,一归于无”,亦有似于如是。

故吕祖云:‘不问神仙与佛,共同觉照。’

觉者,是佛是仙。当禅定时,则觉照在禅定;当无寂灭时,则觉照在虚无寂灭。所以仙佛自始至终皆同觉照。觉照者,心中之实悟也。若不觉照,乃是假说修行,而全无实悟,只为口头三昧是也。佛家人见吕祖言仙佛同一觉照,遂诳言曾参黄龙禅师。然我昔常究此,而见为谤仙之恶口,自知仙家③决可两从,亦欲与众商④之,令知为可两从。谨按:吕祖以唐德宗贞元十二年四月十四日生,于唐文宗开成二年丁巳举进士,时四十二岁也。为德化县令,出城游庐山遇真人,自言是钟离,共谈有契,吕祖弃职随之七八年而闻道,后

---

① 僧肇,抄本作“僧辈”。

② 宗镜,底本作“中镜”,据抄本、辑要本及宋·宗镜禅师《销释金刚科仪宝卷》改。

③ 仙家,抄本、辑要本作“仙佛”。

④ 商,抄本、辑要本作“谪”。

修成道于六十四岁。五月二十日，黄鹤楼前飞升虚境，超出天地五行之外，世人皆知，不可昧者。若黄龙者，在豫章南昌府宁州东乡黄龙山寺僧也，晦堂和尚一语，言俗僧耳。与黄庭坚居邻，为语言文学友，并其徒号死心者，皆宋季人也。岂有以大定出阳神而神通能历过五百余年不死者之吕祖，反问五百余年后之不能大定出阳神神通而有死者之僧以学死耶？况吕祖屡屡显圣度人，由已得定出定，不落空亡生死轮回者而后能之。若黄龙，则死后至于今，独不能显圣如世尊之度人，如吕祖之度人，反言能显圣之天仙而参不能显圣之凡僧乎？虽则毁谤仙真，黄何足荣？吕何足辱？细观黄在未死之时，不能神通如吕；已死后，又不能复出现于世如吕。此乃死后入轮回胎去久矣故，弥勒尊佛所谓"终是落空亡"是也。我今既得二宗合一之妙，见彼二宗学者，皆趋小路，妄分仙佛而争高，自误致死。我示之知一，便可不堕入轮回之途。纵惹僧狂，日后毁我，亦惟尽我度尽后际仙佛圣真之念耳。我又按：自东华帝君①传钟离祖，钟离传吕祖，钟、吕共传重阳、海蟾二真人，遂分为南北二宗之首。重阳祖又传之邱、刘、谭、马、郝、王、孙，为北宗七真。继下而王披云、尹清和、宋披云、徐复阳等法眷诸仙。又海蟾传之张紫阳，张传石，石传薛，薛传陈，陈而白，为南宗之五祖。下而彭鹤林、萧紫虚等法眷诸仙，皆传仙佛合一之道。所修者合一，所度人者皆同一法。其言之现在诸集、诸语录者有征。后之真修实悟者，要依样自修自悟，方有实得，而后可以不失人身耳。②

第仙宗详言其始，所以必详始者，是何故？盖以其炼真精之难得也。

凡遇真仙传辨药之真时，则炼之可得。不然，世法中所传之炼，终不能得也。

凡出言为丹经者，莫不章章句句，反复宣明，不过明小乘初果之要法。

初关百日，用炼精化炁之法。化炁而炁足，身如童子，便是得长生不死初成之小果，钟离祖三乘之说，谓之小成。

---

① 东华帝君，抄本、辑要本作"太上"。

② 按：此叙书仙派源流，底本与抄本、辑要本文字略有异同。

不如是，则不得真精，不能成其大道。

成大道者，即养胎化神于十月出阳神，为得中成神仙，九年面壁还虚，成天仙上真大成之大道。

人遂疑其止能乎此耳，故亦以小成视之，而不知其后之大，而不可复有加者也。释氏子乃借仙言为小者，而小之以为贬，并不自知其佛法亦如是也。佛但略言其始，其为言曰：‘若不除淫修禅定者，如蒸砂石，欲其成饭，经百千劫，只名熟砂，何以故？此非饭本。

此《楞严经》文也。饭以米为本，炊之成饭。喻修行必除淫离欲，成金刚宝座，此即仙家炼精，化成乾元白金之炁，同以此为神之所依。佛故以此为座，以此修禅定，证涅槃成佛，而得如来出现。即仙之十月凝神入炁，禅定寂灭，成仙而出阳神。是如以米炊饭，为仙佛二宗之所同也。若不除淫离欲，妄称修佛，必不成佛。盖淫欲失生身之根本，身心速坏而性无定位，故无以证涅槃、入泥洹者，即是砂石蒸饭，必不成饭。此我佛示人以决然不可易之词也。然佛言离欲者，小乘也；禅定者，中乘而大乘也。后人扫去离欲禅定，自称当下即佛合心，于往昔佛修，直以谤法谤佛，不但如蒸砂欲作饭，犹甚似无水无米无火而曰作饭。予戒智者，当思此义。

汝以淫身求佛妙果，纵得妙悟，皆是淫根，轮转三途，必不能出。如来涅槃，何路修证？

除淫者，是如来初修行之路；淫身，是凡夫行淫事之身。身既有淫漏，则漏尽通不能成。漏尽通成，则真无漏，精全炁全而长生；漏尽通不成，漏之不止，则精枯炁竭而必死，死必有堕三恶道中。轮回之苦，只因不行如来除淫之路，而以不能如来涅槃之果。淫性之根不除，渐长淫事，虽有偶知佛性当悟究，毕竟淫性多而间断[1]妙悟，亦无成也。当知六祖所说淫性即是净性，因除淫即是净性身，后人岂可不除淫，而诳人曰参禅悟道哉？

必使淫机身心俱断，断性亦无，

淫机而曰身心者，言淫机于身断淫事而不交媾，淫机于心断灭而不妄生

① 间断，抄本、辑要本作“间杂”。

淫念,故曰“身心俱断”。初由勉强断,而后得实证断。勉强断者是欲界六天,有妻妾可淫事者而执身不行淫事,戒淫而修梵行清净戒,身之机断矣,身根于世是亦断成自然,永不可行淫事,如世尊佛三十二相之马阴藏相。又云阴藏如马蝗,即仙真返老如童子之阴,是为实证身断。证到此,不可复行淫事,始可言断,超欲界之顶而出欲界矣。由此上升入色界,初入时,淫念亦未灭尽。然大修行人,有大志以超世,何故有念未尽?日惺惺然有真觉,此本是无念,及至昏沉时,有睡魔,未必无女色魔。定心力微者,或有随此念而妨害道力,正是念未灭尽之故;心有定力胜者,执心念归正觉,断绝尘事魔念。此亦初入定时勉强断念之说也。念念皆断,至于无念可断,此谓自然。真实断者,皆由禅定到念住,而得初果,如六祖所谓“禅心无想”,实证淫机心断也,方是自性戒定慧也。从此而大定而灭尽定者,方是断性亦无。

于佛菩提①,斯可希冀。’

将身心永断淫机,是修仙佛初发心地之正因。身断念住②,是证入仙佛地之正果。若能以此修,便可希望成佛;不如是修,而痴痴地言成佛,何异向大海水求火炽、洪炉里求冰坚。不过只为外道邪说之人依傍佛名,假借门户以诳世事,恨不向《楞严经》篇着此一句以醒心。

明淫欲之非佛本,必除淫宝精为清净梵行之佛本也。又曰,修禅定者,不除淫根,必入魔道。③

禅定者,安定其心于禅静。世尊在雪山六年,行四禅九定以入佛道是也。此言魔道即淫事也。魔王以魔女惑世尊而未为所惑,淫根已除,故不入魔。世人若为淫色所惑,所以遂入魔道,便不是佛道,要知魔与佛相反者。

又曰:‘其心不淫,则不随其生死相续。’

修行人或色界未证初禅,念犹不住定,心中想起一淫念,着于贪爱即堕入胎中矣。古人参禅入在定而投胎去者,皆因此也。或欲界人命终而死,此

---

① 菩提,底本作“菩萨”,据抄本、辑要本及《楞严经》改。

② 身断念住,底本作“身心念断念住”,据抄本、辑要本改。

③ 《楞严经》:“淫心不除,尘不可出。纵有多智,禅定现前。如不断淫,必落魔道。”

生而有死续者，生气绝而淫念未绝。故见人行淫，而亦生心欲与之行淫，即随此淫念、淫事入其胎中，此其死而生续者。及转生，而淫念又不绝，又至有死相续。当知如是生死，相续不了，由于心淫。心断淫，能见色不淫，以及有色不见，虽死亦不受生于后胎，已证天人矣。生亦不死者也，证不死生阿罗汉果矣。以证佛八千劫说一会法，证佛八万四千劫入一定，而长生不死也。昔世尊云：最不欲女人入我教中，虽不淫，坏人道行，亦有坏道之具。正防人之淫心，因彼而生①也，亦即生死轮回之机也，故云“动念即受生时”是也。又说沙门戒律，皆禁沙弥侍者②，绝其淫具也。亦防后人生恶行之因，后人可不遵戒之哉！又马丹阳祖戒门人云：真实修行，不许用少年童稚，只老成四五十岁者，一二人足矣，方是清净境界。

又云：‘淫心不除，尘不可出。’

淫心者，即六根之意识；心之淫，根识中之内尘。根中有尘而着之，不知舍去，即是合尘而背觉，故云“不可出”。

而谓作佛氏子、学佛宗者，可不信受佛言，而除淫根以脱魔道乎？

史太素问曰：“我亦尝闻佛教人说法，虽闻巧喻，似亦妙高，但不闻如何除淫脱魔道？”答曰：“此言人当遵奉佛法，戒除淫以脱魔道。为凡夫及伪学者言，非概言及圣者。智者有悟而圣者戒心严净，修真梵行，为佛种子，自愿志心修佛所修，行佛所行，岂可违佛至要之戒哉？”

昔迦旃延先学四禅，已得五通矣。

昔迦旃延在雪山修行禅观，得四禅五神通，为八百飞仙之首。五通者，天耳通、天眼通、神境通、他心通、宿命通也。

后又必学于佛，而修梵行，得漏尽通为六通。此是知除淫以脱魔道、出欲界、断生死者也。

---

① 生，底本作“死”，据抄本、辑要本改。

② “侍者”二字底本无，据抄本、辑要本补。

梵行清净则得戒力，便生定力、慧力，故五戒先于除淫。无淫则无尘、无魔①、无欲界、无生死，坎离法必以除淫为首也。②

彼世之滥名修佛，而亦不知佛道，因略言其始，

略言者，非佛不言，但言之为简略耳。

而遂谤佛，始之不以此为要也。

因佛只言除淫之名，未闻除淫之法，故皆谤佛不以除淫为要。

若可不以为要，佛何故屡屡重宣为至要？

即上文《楞严经》反复重言除淫之义，但不及仙宗炼精化炁之明言。

而反扫尽之者，竟不用其为要。

众僧流不说自不知究、自不能用，反言佛不用其法。

呜呼，可惜佛道由此一根灭绝，而无果证矣。

修六通之行，则得六通，得证佛果；不信受除淫，则无六通之行，无佛果证。故云："如来涅槃，何路修证。"

然仙宗又略言其终，所以可略终者，

非仙不言，乃有一言而总彻矣，故云"一言半句便通玄"。

以其炼神还虚而合道。斯时也，绝无所为③，至虚至无，

至虚则无相，至无则无法可说，何必多言？

无极至极，

至无之极也。

---

① "无魔"二字底本无，据抄本、辑要本补。

② "坎离法必以除淫为首也"，抄木、辑要木作"故万法必以除淫为首"。

③ 为，底本作"谓"，据抄本、辑要本改。

不可以言言者也，

无言之可言。

亦不必以言言者也。不得已于救度后圣，第曰：‘惟见于空，所空既无，无无亦无，湛然常寂。’

此四句是太上《清净经》之语。

后世愚夫不识，此一言已彻矣，与寂灭何异？

此皆即同冷灰无火者，亦有《无上内秘真藏经》元始天尊云：“真实寂灭，灭无所灭。”

只因其略，而遂谤为不如佛之涅槃寂灭，

《内秘真藏经》元始天尊云：“心性寂灭，谓之妙因；意根不动，故名妙果。”①

并亦不识佛之详言涅槃寂灭，只是息无出入，心无生灭，

《内秘真藏经》元始天尊云：“无生无灭，无因无果，而为真果。”

定而已矣。即同仙经既无、亦无、常寂之说也。千言万语，明性见心之旨，总不出仙宗炼炁、炼神、还虚后际半句之义。

此实二氏之同，言若异而理不异，佛门末法人强争为异，正所谓“矮人担板，只见得一边”。

奈何事佛氏者，竞争为自大，不知佛之何所由以成其大，而仙本同其大；

皆超劫运而至未有天地之先，此灵独耀，不随天地而成坏，同有此为大也。

事仙家者，贬佛为幻空，不知仙之何以异于佛幻而为真空，而佛本同其

---

① 《无上内秘真藏经》卷一云：“心性寂灭，无学无会，谓之妙因；意根不动，善恶俱丧，故名妙果。”

真空。

何为真空？即佛所说“空而不空，不空而空”是也。盖心性寂而有正觉，是为空中而不空也。寂而无正觉，则堕幻空而顽矣，不可也。心性住于定，似于不空之定相，妙于不拘定相，洞虚太空，不着一所，是为不空中而空也。若执相①为定，而为法所系缚不解脱，堕在二乘知见矣，非真空佛果也，故亦不可也。

茫茫二宗学者，徒曰学仙，而仙且不知，又焉能知佛法乎？枉称学佛，而佛法且不识，又焉能识仙道乎？妄相讥议，皆末法学者之愚也。

若不高夸自己，贬别他人，如何能争夺得衣食？

终亦不知二宗之道，皆以如是而了也，乃同理而异词者耳。

如是而了者，皆除淫欲以出欲界，皆禅定以出色界，皆证上四空定天以出无色界，此所同之理也。异词者，即上文两样之说也。

然而从此究其言之详，亦不为胜愈于略；言之略，亦不为负堕于详者也。

“负堕”二字，出《传灯录》，西土佛说“不胜”之义。

今而后，吾又为佛宗惜，而为仙宗幸。何也？事其道者，迷其始而执其终，

始者，离欲梵行也。徒只口谈《梵网经》，而身行世法事，不以为始，当精进之法，迷而不悟，一并扫去不用。执终者，似终之四空定，而始②无因得空定。扫却世尊习四禅而入定者，上五不还天、四空天定而八九天一定者，不遵世尊得如来出现时而为顿，自以凡夫之流，无修无证而为顿了，任其堕空而不肯悟，是为执妄成迷者也。能从此理，而回心实悟，于举步起而行以到家，彻上彻下，至大休歇而顿了，斯是为我佛门龙象矣。若只瞋我之代佛宣言，别其真伪，反诬③曰我谤，则佛法终于不能明，害却未来无量诸佛世尊，则

---

① 执相，底本作“绝相”、辑要本作“托相”，据抄本及上下文义改。

② 始，抄本、辑要本作“实”。

③ 诬，底本作“证”，据抄本、辑要本改。

四禅九定正法，终无有一人肯修取证而已矣。

弃其命而猖狂谈性，虽曰秉教普度众生，而实普陷众生者也。为其无可以入首，则无前修之根基，不知耕田博饭吃，终归于死亡之禅。

若不耕田地博饭吃，则如彼之画饼，必不充饥。昔有堕口头禅外道者，以人之必有死为开示，以一口真炁不来为实悟当机处，安然待其死，是空亡也，此背佛了生死之说矣。或有肯悟实禅定者，只知四禅五神通，而不能漏尽六通，以免死亡。皆背佛之四愿，曰不老、曰不死、曰恒少壮、曰恒无病。

按其滚芥，难以投针，

此亦禅宗人之所说者。曰：昔佛说法须弥山，以芥菜子一粒投之，滚以下山，其山下以一针竖立，使尖向上，芥子投遇针尖，焉能有遇？此事甚难者。喻人生于世，得人身甚难，得回心修行甚难，遇仙佛正法亦甚难。借曰万幸遇沙门四果之初，自求不死之法，以滚芥投针之难。甚言知死此生彼之难遇，则其死此生彼，到轮回不能逃者亦多。若能于今除却外来六尘轮回，除却内起六尘轮回，于修仙佛，正法相应，则于针芥相投处，方可望一遇。

而轮回有能逃者、不能逃者矣。

能逃者，能知达摩皈空十信，又知世尊自择父母之法，则能逃三恶道，而生于人中洪福；不能逃者①，不知十信择法，不知一线之有投奔，必不能逃三恶道，而堕入矣。故萧真人云："今生若不悟修真，未必来生得恁地。"

所以弥勒尊佛谓'饶经八万劫，终是落空亡'者，正为此辈醒也。

地不涌金莲，法华不能转；不坐金刚座，不能超劫运。所得必空亡。

事仙道者，泥其始而以少得为足，未能究其终者有之，

或有初学，以少得长生仙人小果，便自志得意满，而不进悟入定神通及出定神通者，则不成神仙。《内秘真藏经》云："学小乘行，终无得道。"又《玉清道德经》云"或有不明正性，未全大乘，不发智慧，亦能堕落"是也。

---

① 注文"能逃者……不能逃者"一段底本脱，据抄本、辑要本补。

究而未能了其终者亦有之。

此一节言始终者,是言修神仙之始终,非言天仙之更在后者。其或有在十月入定,养胎神之时,频有出入而不灭尽定,虽修内神通而不能有成。神炁不空,则不发智慧,不超生死也。未得成大定时,而频出入不绝,只成妄走,虽欲外显神通而亦不能,此即所谓"不能了其终者"。[1]

或有未到最上上乘,

上上乘,即炼神还虚,与道合真。

能住持于此,终处不退念,亦不失此形躯,暂可长生不死,而可久为参请之具,为其入首,少得实地。

实地者,言既得长生不死,则非落空亡之类。

得实地,便可进修,了末后句,于以证最上上乘,善于佛氏子者矣。求其混出[2]世法中,能以戒行为宝者,则佛氏子实有胜者焉。

僧流虽庸下之流,每有高明受戒者;道流每有高明之辈,同于庸下无戒。此便是道者不及僧者处。是何故?盖僧戒有经,颁行于遍世界,专习戒经者,名曰"律师",以讲明律义,大众便于闻戒,易于习学。及披戒衣求乞者,俗人不择真伪,曰戒僧也,概施之,以是借戒者多。至于仙戒,天律明科甚多,有全说之戒经,有诸经之内,皆有戒律戒语,俱在《道藏》内。尽因住持者秘藏,不令世界中学道者得知见,又无律师传戒,遂使遍世界人疑为仙真无戒,彼何由以发心受戒?抑从何处得以闻戒?及至求乞者,无戒衣可披,俗人亦不知以有戒之僧一样视之而施。故出家之人,以易化缘之故,入佛教多矣。故浙江有一谚云:"和尚化缘,如猫捕鼠,一开口便咬一个;尼姑化缘,如狗[3]捕鼠,或偶有咬得一个者;道士化缘,如马捕鼠,举一世定然不能咬得一个。"以此谚观之,则浙地不学仙。间有出谈仙道者,终不知谈真正仙道,可

---

① 此段注底本脱落处甚多,据抄本、辑要本补。

② 出,抄本、辑要本作"处"。

③ 狗,底本作"拒",据抄本、辑要本改。

知也。

后之高贤，当知人一类也，

其性命、精炁神等，仙佛二宗之人皆同。

身一生也，

皆由父母二炁所生。不如此者，便是卵生、湿生、化生之众生。

心一性也。

皆具纯真不昧之体，有所静①不动之理。

入佛宗者，幸毋废起首脚跟下所行，以自绝于佛道者也；

凡言“脚下所行”，起初必有所行之功也。从一步起行，直行到极处不可少者。诸佛诸菩萨未有不依修行法者，古人所谓“若少一法，不成佛法”是也。

亦毋二视其性，而并自绝于仙道者也。人一而性岂二耶？

人生来所具同一性，所修亦同一性，所以超劫运而不随劫坏者，亦同一性。我有性②，得深明此一性也。昔《华严经》云：“护持诸佛法，摄取大仙道。”③此世尊且取仙道而修，众凡可不取乎？又云：“大仙所有施戒法，忍辱精进禅智慧。及以方便慈悲道，佛清净行愿皆说。”此亦不二，示仙佛一性之道明矣。

遇有仙可学则学，仙即佛也；遇有佛可入则入，佛即仙也。

言仙佛本皆难遇，遇而不闻言，不见其神通，亦不知其为仙佛。言而不言及超世大道，则仙佛之道，尤为难遇。世人有何德何功之大、何修何证之力，而可轻易能得遇仙佛、遇仙佛之道耶？我故重示之曰：在佛宗之人，倘遇

---

① 所静，抄本、辑要本作“至静”。

② “我有性”，抄本、辑要本作“故我有幸”。

③ 此句底本作“护将诸佛，诸佛法相，取先天道”，依抄本、辑要本及《华严经》改。

仙,则学仙即是学佛,何碍①秃头秃嘴;在仙宗之人,倘遇佛,则学佛即是学仙,亦何嫌留发留须。本来了在一性,何必②差别分于外相为哉!后学能听之者否也?

惟真修正觉以顿了,而各自努力精进可矣。

言仙佛性固同,道固同,则所修者当有同证,惟精勤修者则证同。有不同者,是各人勤惰之不同,真修惟堕伪说之不同,故所证亦不同,而又分别门户为不同。今重示正觉者,为禅定中,寂而常觉。二宗之由小乘,趋大乘上乘,必须皆努力而后能得。

不然,必为无知顽空者之所害,二宗俱不得所利益,予故说不可以有为单说仙,亦不可以无为单说佛,以其皆有有为,皆有无为,不能分而不分也。

仙家言有为者,即炼精用小周天,炼炁用大周天是也;言无为者,即炁定神定,还虚合道是也。佛言有为者,即燃灯佛说法,常转法轮;言无为者,即龙宫天宫③,入定静室中,入八万四千劫定是也。又沙门禅师言有为者,即万法归一;言无为者,即一归无是也。又西来肇师云:“弃有为,则佛道难成;执无为者,则慧性不朗。”当知皆由戒而得定慧,皆以有为而精进无为。若不如是,堕空亡矣,岂谬言哉?

昔见《佛藏》有《正法念处经》云:先世三十三天帝释,

《佛藏》中三十三天者,即指欲界六天之第二天,忉利天也,又名净居天。言有三十三天,同为此帝释。《华严经》内云:如来于四天下中,或名释迦牟尼,或名第七仙,或名帝释,此世尊之自名仙、自名为帝释也。非可指为仙家之人,而其贬之也。

以天福尽,故退生下世。佛释迦出世,为其说法,得不退失。既云帝释是仙家天帝,因佛说法而得道,仙道即佛法道也,有可稽也。又可分仙佛为

---

① 碍,底本作“得”,据抄本、辑要本改。
② 必,抄本作“心”。
③ “天宫”二字底本无,据抄本、辑要本补。

二耶？又可诳语修仙者不参禅耶？惟大圣智，而后知同悟于极也。亦惟后圣心自信之，以图自究自悟，慎勿向浊恶愚夫言，徒然致其一笑，所谓‘不笑不足以为道’也。

彼笑而争人我者何人？从地狱畜生二道来者。原无自修自证，而又无见无闻，又见不信见、闻不信闻，必不足以知此。虽然，予为忧世，有余说焉，即此仙佛正宗修证而观之，试审二教末学，果有谁知、一悟于此乎？抑亦有闻而信受于此乎？皆为根浅福薄，邪见所障也。

是以仙教末学，不学仙道，以按导却病为多能，以房术采战为乐计，以烹铅炼汞为服食，猖狂行教于世，索谢利①于却病之途，纵淫媾为采战之局，挟骗机于烹炼之场。

《元始报恩成道经》元始天尊言："世人生入②邪道，颠狂惑乱，自制一法，败黩道要，以求利用。赃满罪积，生身被考，种种苦恼，死入地狱，遍遭汤炭，永无出期。"正同此类。

举世皆然，可有一人不如是乎？不如是者，则真志于真仙者也。

有学真仙之志，乃前劫有真修正道之根，不入旁门，不学邪法，不行骗局，务于修德，惟恐不及，岂肯丧德？

奈何浊世凡夫中，绝无真仙真道，而世何由以学？

世间因无仙道，只有采战淫术，只学此而闻此，被其迷惑，虽至于耗精神，丧性命，而亦不知改过也。

只闻仙自天降而度人者，

邱祖云："了悟仙地、出神登仙者，悉是虚空点化，非凡师所度。"

内有神炁成真，外有铅汞点化，心口秘授而已。不意凡夫棍党，夸能内

---

① 利，辑要本作"礼"，抄本与底本同。

② 入，底本作"于"，据抄本、辑要本及《道藏·元始洞真慈善孝子报恩成道经》改。

外,而遂以诳人,则世世被其害者几多人耶?[1] 又见佛教未学,不学佛法,

予以所闻佛经法旨而宣示之,彼若视为刀加其颈,忿若仇雠。《无上内秘真藏经》云:"闻大乘法而生不信,此人从无量劫来受六畜[2]身,故生我慢,不信三宝。"

徒以劝修功德而自窃此[3]为遇缘,以化人布施而自享利为护法,以打人一棒而得胜机为超宗。

陈真人云:"饶他悬河之辩,反为入道之魔。"《内秘真藏经》云:"系业不住,业业相牵,云何解脱?"

皆凡夫外道空亡事耳,全与佛法不生不灭而涅槃者不相干涉。而公然骇俗惊僧,不以求真佛法为志愿,不以不求诸佛法为愧耻,为释迦三十三祖之罪人,为哄诱善信堕轮回之鬼魔,

《楞严经》佛言:"如不断淫,必落魔道。彼等魔众自谓成无上道。我灭后,多此魔民,广行贪淫为善知识,令诸众生堕爱见坑,失菩萨路。"

害人宁有已哉?

以若所为,争相冒认曰会佛法,何异说真方卖假药者乎?其不如劝人行善之有补于世道也远矣。

咦,有志于仙佛者,幸勿陷入此二种外道局中,斯有可向上之望。不然这般种子,蟠结心田,何生识得灭却,而真修实悟、阳神出而还于虚耶?"

太一八问曰:"乳哺何为?"

答曰:"还丹[4]以后之喻也。神炁定而为一神,

神炁定,是在胎中养成之阳神也。

---

① "内有神炁"至"几多人耶",原作注语,据抄本、辑要本改。

② 畜,底本作"害",据抄本、辑要本及《无上内秘真藏经》改。

③ 此,抄本、辑要本作"庇"。

④ 还丹,抄本、辑要本作"炼神"。

神出矣，所为常定者，正当在是也。

一大定而至常常大定，一定而永定，喻之为“乳哺”。

不常定，则失已定者矣。即神仙与菩萨，有‘退堕’之谓也。

不定息，则有呼吸如凡夫，则亦可同凡夫之生死。

夫乳之养孩，养脏腑而令具足，养形躯而令成人，乳哺之功至大矣，乳哺之用至要矣！盖初定之神易摇，

易摇者，或定中起①一调神出念，虽不遇境，但入之迟而出之久则摇，或出遇境而少着之则摇。所以云初出定时，必倏出而倏入，正要防危虑险也。

必定而久定，而后了其大成。

初定灭尽出入息，而证一日之灭尽定。久定者，一七、二七、七七，若年若劫，悉住定中，而灭尽定久也，方是寂灭为乐之实地。此正到天仙、佛世尊之圆满觉道。

以炼神还虚之义明之，乳者，即炼之义也。炼而又炼，至合于自然真虚，即取喻乳而又乳，成其全体者也。

初出阳神之②力小，则神通小；依定久久而为乳哺，则定力大，而神通亦大。如人初生，只一小孩，乳养长大成人，气力大，才能亦大。

倘不常定，

只得初定小力，则不能千变万化。

则上上乘而非上上，

从初定成时，而乳至常定还虚，便是上上乘。如造宝塔尖完矣。③ 若不

---

① 起，底本作“取”，据抄本、辑要本改。

② 之，抄本、辑要本作“定”。

③ “尖完矣”抄本作“合尖顶完矣”，辑要本作“合顶尖完矣”。

常定,虽已在上上之路,亦不能到上上矣。

顿而非顿,

顿者,即是不二法,绝无生灭往来出入,不似渐之炼了精又炼炁,化了炁又化神,一定直到常定之极处,方谓之顿。若不入为常常大定,至圆满之义①,则非顿也。

神而不神。

初成神仙,得大定,必乳哺而常定,则神之通十方而普现,分神万变,所谓“百千万亿化身”也可,此神之所以神也。不神者,不能大显神通也。若初得定而出神,定力微而不可离定。若离定,则与凡夫不入定者等耳。离定略久,则有危险之当防虑。以其离定之故,使内失神通,而外不能有神通。必常大定,则内常通而外亦通。我故曰:“不常定,则不神通。”

或退滞于小果者有之,

大定而出阳神后,能常常大定,即佛之加持向上事也,则佛之觉道可圆满,仙之神可还虚,而了却最上上乘矣。若不常定,则退于出入生灭,所以佛言《大涅槃经》云“一切法,真如中,为有三乘差别相,谓有退住声闻乘者,必有退除独觉乘者,或有证得无上乘者”②是也。仙家所言三界有众生者,亦言不常定,则生死或有至于不能尽绝者故也。所以寒山、拾得、达摩、傅大士,皆由菩萨身而退滞,转劫复为此身。惟持守前念具在,则此身不堕,犹是菩萨身,尚能修证向佛。若有前念迷者,则堕凡夫逐情爱,轮回无出期矣。后之伪学者,妄谈仙道佛法,自夸顿了,不信如此,乃无前修福力之下愚。我劝诸人,宜慎之。

则难免于移居夺舍。

移居者,夺舍也;投胎者,旧住也。仙家谓之“四果”。张祖《悟真篇》遵

① 圆满之义,抄本、辑要本作“圆觉之义”。

② 《大般若波罗蜜多经》卷第四百四十七:“舍利子,于意云何,一切法真如中,为有三种住菩萨乘补特伽罗差别相不?谓有退住声闻乘者,或有退住独觉乘者,或有证得无上乘者。”

大藏，已明标其目于世间。而诸家注，未详其由。盖以旧住者，住旧房舍，即长生不死人仙之身，能旧住是亦或能常定，而或亦有不入定，此四者中之最上正果，即不死而不生之阿罗汉果，可趋佛地，可超小果而向上者。以上守住小果，不再退而下，曰旧住，故于退小果之类不言。惟投胎、夺舍、移居三者，是小果时之所堕，亦向上大修行宜防虑之危险。移居者，言此身无可居，彼身亦可居，移神于彼身中而居也。盖有不常定，乃妄出而迷，犹似十月内，有余之涅槃。或偶遇刀兵劫灾坏身，而不可居神；或遇火劫①灾焚毁坏身躯，水劫灾漂溺坏身，而不可居神。则移神于他人新死之身未坏者而居，此小果之所不能逃三灾者之所当知。故退小果者，遇灾劫不能保，身亦如之不能免也。此由世之参方者传言如此，不必深信。予谓人之此身老坏，或曾经大厄废疾，而不可还丹者，未免不再生，复有少壮之身，亦谓之移居，弃旧居而移新居也，亦兼有投胎夺舍之类在其中。昔张紫阳真人谓其入室外护之徒刘永年曰：吾去赴瑶池宴，七日不来，焚吾蜕。未及六日，刘以母死，焚张蜕而去。张回则见蜕焚，已无可居而移之。此亦初出定不常定，而危险当防虑之一案也。此亦虽出《仙传》之言，有无不能辨，亦可备存一端之理也。夺舍者，父母已成胎，性命隐然可修，则有可为神居之舍，勿令他人得而居，而我争先夺而居之，可得富贵之洪福，或得修行之清福。不堕恶道，亦小果有生死者之必至，而得定之当防退以至者。即佛教中三阴认景，投胎中阴之一机也。投胎者有三，曰初阴、中阴、后阴也。有死之时与胎产之时相遇，则相投入，此不住胎中者；有死之时在先，胎未满足，产期在后，则安身于胎息而后投入者；有入胎而俟产者，或起于父母媾之先，因见媾而起淫念，投入为胎，随十月满足而产。凡人欲认景而投者，亦当知此。然此事在凡夫，则死而投胎转劫生后，在果位则起淫媾之妄念，即乘淫事而投入。如《化书》梓潼帝君前劫飞空，见汉高帝与戚夫人媾，遂犯淫事投入胎中，为如意太子是也；又如世尊在兜率陀天宫，天寿尽，下降自择父母，投入摩耶夫人胎中，为须达多太子是也。此二案也，在奋志精修，必欲即成仙佛者，皆当防此为危险也。若不幸而转一胎，则迟一劫矣。不肯堕下者，敢不认洪福清福，保护来世决定修仙佛耶？然初大定而出神，未可②遽离形。若不定而久离之，必有移、夺、

① “劫”字底本无，据抄本、辑要本补。

② 可，底本作“定”，据抄本、辑要本改。

投三者之危；若常定后乃可离形，是神已合天德之虚矣。凡初定能出而能常定，即永在十月之外，而向上还虚极矣；不常定而少有未定，只退似十月内，则果小矣。我故曰："出定之初，即为大定之始。"言当常常在大定也。

或堕陷于异趣者有之。

异趣者，是六道中之三恶道，为畜生道、饿鬼道、地狱道也，以及魔道，亦与天道、人道之正趣不同者。堕陷者，念邪之所至也，如六根迷其六识，入于六尘，然尘识即异趣之境也。既迷入其境，虽曰不为，不可得也，况贪着者乎？故我邱祖授法以来，皆有斩退无常一法。凡精修百日、十月之间，倘见无常儿使一到，即用法斩退，不随以去，则正异两趣俱无。故令大修行者，当死而不死，亦谓之我命在我也。

固不宜逐景而定迟，

心逐六尘外，而未及回境，则炁亦随之驰外而不定，俱住六尘异趣矣。故虚静天师云："神一出便收来，神返身中炁自回。"此正示人速常定之正理也。

所谓无色界尚有生死者，此也。

此言失定者之堕生死，为其不复速定之似凡夫也，非言正定还虚有生死。盖定而虚，愈入玄妙，愈远生死矣。

古人云：'到此正要脚踏实地。'

叮咛得者最要常在定。

乳至还虚，同虚空体矣。出三界之外，生死不能缚，天地不能拘，又皆乳哺之力也。乳哺又岂可忽乎哉？自此以后，即释迦佛所谓'虚空界尽，我此修行，终无有尽'，

无尽之定，正是超劫运之修行。若劫运至，只在定中，故不随劫坏。

言定之无已也，

定有已，则限于虚空之不即尽，是不超劫运。

学者知之。"

太一九问曰:"李虚庵真人、曹还阳真人相传以来,言句以何为秘要,愿再言之?"

答曰:"皆以炼①先天阳精而炼金丹为秘要也。

上天明科之所重禁,不许轻妄漏泄仙机,历代仙真,莫不皆以此为秘也。

还阳真人每教人,辨②浅说真道之原,以究竟其先天;

人能知道之原,则知天之先,所以化生天地、化生成人、成仙佛者,而后真知返其本、归其根、复其命之有趋向。若世人无真知真闻者,不知所称③,如何为法?不知所证,如何为道?妄猜瞎想,欺诳众愚。故真人见古之说喻,遍后世皆执喻而愈迷,由不知所以然之道。乃重宣明示以提醒人,知要而已。

我已发明之,而揭于《天仙正理直论》之首矣。虚庵真人言句甚多,遗于庐江。今且指④二真人言初用功者一言之。虚庵仙祖有截句二章、律诗三首。

截之一曰:

'一阳初动漏迟迟,正是仙翁采药时。

速速用工依口诀,莫教错过这些儿。'

一阳初动者,阳精之炁于阴极,而复动之初也;迟迟者,阳炁渐生渐旺,而至炁足以成丹。凡修士用以还丹,亦当勿急迫,而失之炁嫩也。古人立喻,以朔旦首一月之令,必详审以三日,见庚方之月,为药生采药之候。速速者,言时当采则速采;不速,则望远不堪尝矣。月减光,则阳炁亦渐散,不能长生不死。故嘱之曰"莫错过"。真人因这些子是长生不死超劫之本,秘密

---

① 炼,抄本、辑要本作"采"。

② 辨,抄本、辑要本作"便"。

③ 称,抄本、作"修",辑要本作"备"。

④ 指,辑要本作"借",抄本与底本同。

天机,天上有,地下无,故叮咛之也。

截之二曰:

‘一阳初动即玄关,不必生疑不必难。

正好临炉依口诀,自然有路透[1]泥丸。’

一阳动者,即玄关之药炁生也。随而由此采炼,即玄关之火气生也。古人云:“识得玄关,金丹了却。”世人疑之,曰必有秘窍。及闻机关之玄妙,有猜这件也不是,有猜那件也不是,又问这样不是,那样不是,果以何为着落?故真人破其疑,曰“一阳初动”即是也。又何必疑其难知难行哉?依师仙机口诀,犹顺路而逆回,为采为炼,即灌顶之路也。泥丸,顶门乾也,所谓“夹脊双关透顶门,修行径路此为尊”[2]是也。又云“一孔玄关窍,乾坤共合成”,亦是。《谷神篇》云:“探[3]得玄关端的路,教君容易炼还丹。”

律之一曰:

‘识破乾坤颠倒颠,金丹一粒是天仙。

要寻不必深山里,所得无过在眼前。

忙里偷闲调外药,无中生有采先天。

信来认得生身处,下手工夫要口传。’

乾坤颠倒者,坤阴主静在下,乾阳主动在上。下之静者,不能自升,因动者下降和合,而后能同升。即此升降之机,便云“颠倒”。凡天地二炁升降,皆如是之颠倒,始能生生不已。故炼金液[4]还丹者,真炁妙合,其颠倒升降亦如是,成此金丹一粒服食,以证天仙也。若非金丹,必不是天仙也。不必深山者,内炼神炁之金丹,最要得仙传,而后知之真,行之真,不拘在山不在山,皆可为之。若无仙传,徒入深山也无益。故《悟真篇》云:“何必深山守静孤?”非若[5]以金石外物,炼神丹服食者,之必入深山福地而后可也。在眼前者,言长生久视之妙,非可泛然无见,则采取在眼前,配合在眼前,烹炼在眼

---

① 透,辑要本作“达”。
② 尊,抄本、辑要本作“真”。
③ 探,底本作“识”,辑要本作“采”,据抄本及《道藏·谷神篇》改。
④ 液,底本作“炁”,据抄本、辑要本改。
⑤ 非若,底本作“若非”,据抄本、辑要本改。

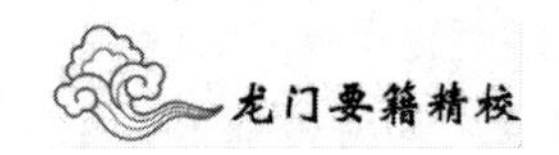

前。少有不见,则炼丹无机也,且违《阴符经》云“机在目”之说,而堕旁门之虚幻。调外药者,药有生时,有当采时,若不先调,则老嫩无分别,皆不成丹。必先究天机,如生之时采,如采之时生,生生采采皆如是,即谓之调。无中生有者,元炁自无而生药为有,火自无而生内呼吸为有,药火皆自无来,故合先天。采炼丹成,亦为生有也。生身处者,即先天炁也。无真仙口传者,则知先天不真,采炼工夫不真,故必要天上人口传。若世间诳语,虽传亦无用。

律之二曰:

‘若无火候道难成,说破根源汝信行。

要夺人间真造化,不离天上月亏盈。

抽添这等分铢两,进退如斯合圣经。

此是上天梯一把,凭他扶我上三清。’

此诗专言火候为要者。仙家以药炁为长生之本,以火候为长生之大用。昼则元炁运于一身,凡夫劳一日,则炁耗一日而身疲,故夜必昏睡,气不充也。静久复动,而犹渐微。及年老,炁将尽而必死。修仙者,使元炁不微弱,亦不尽。逆回复于命根存住,而且长养至于长生。非火候则炁不能自归于根,不能自存自长,真人开口便决定嘱人曰:“无火道难成。”根源者,即用火候所以然之理,夺造化所必由,非此则不能夺。用火候之必合月之盈亏。然一月盈亏,即是一日子午。前半月渐盈,象进阳火;后半月渐亏,象退阴符也。抽添以盈亏而分铢两,进退以盈亏而合圣经常法。始以有呼吸之候①,而炼丹服食;后以无呼吸之候,而定神证天仙。② 必以此③为上天梯子。

律之三曰:

‘偃月之炉在那方,娥眉现处是家乡。

色中无色尘先觉,身外有④身道自香。

先取元阳为黍米,久熏真炁酝黄粱。

其间酿就长生酒,一日翻来醉一场。’

偃月炉,喻心也;娥眉现,即三日庚方,现出一线光之月也。月现之初,

① 候,底本作“后”,抄本作“用”,据辑要本改。

② “而定神证天仙”抄本作“为转神入定”。

③ “必以此”抄本作“学人以此”。

④ 有,抄本、辑要本“生”。

喻阳炁复生之初，阳炁生则炉始用，故曰炉是家乡。以元炁又喻为米，熏蒸而酿成玉液，服之一日一醉。醉者，大周天熏蒸沉酣之喻也。以上五章，皆在南昌[①]授曹还阳真人而作者也。

曹还阳真人有截句三章。

截之一曰：

'一阳每动是其时，时时又至我还知。[②]

谨依师指临炉诀，自然擒住这些儿。'

阳炁每动，皆药生之机；是其时者，知为药初生之时；时时又至者，生而又生，生生之不一法而知[③]，知而配采，当切切慎此时，而不可错失也。正是指出《参同契》中"二分水有余"之秘语也。若不有师指，此事难知。谨依师指，采取烹炼，炁结成丹而住。若不得真仙秘指，则不知真时。不当采而采者，则炁之不足而或嫩；当采而不采者，则炁之过时而或散。故曰："当谨依师指。"则不难于擒住。这些儿者，即一阳动炁也。

截之二曰：

'一阳初动本无心，有心拨[④]动指南针。

得个牛眠藏炁穴，活墓莲开七朵金。'

无心者，心无自生，是为真生，而可以得长生；有心者，时至神已有知，而为采取之主。凡有知，即是神与炁遇，遇而不离，则配合矣，故必有心。指南针者，以小针浮于水面，针身在午，针尖指子。卜吉地者，因以定藏风聚气之穴也。牛眠地、藏炁穴，皆喻伏炁胎神也。盖牛之性在鼻，鼻则有息存焉，凡安神炁者喻之。仙家张果真人有牧牛图，佛家志公和尚有牧牛图，石巩和尚有答马祖牧牛之语，皆同此。活墓者，王重阳真人掘土穴为墓，自居三年，以养胎乳神，名之曰"活死人墓"也。大修行时，只知定心，不致有动念，活活的

---

① 南昌，底本作"南阳"，据抄本、辑要本改。

② 此二句底本作"一阳初动是其时，其时若至我还知"，抄本作"一阳初动是其时，其时若至我自知"，据辑要本及上下文义改。

③ "生而又生，生生之不一法而知"，抄本作"生生不息，时时当知"，辑要本作"生而又生，生生之不一生而知"。

④ 拨，底本作"播"，据抄本、辑要本改。

相似一个死人始得。不如是,必不到仙佛①地位。后之法眷,不可违悖了此意。莲开七朵金者,纯阳下降度重阳时,令举目东海边,见空中现出七朵金莲。纯阳又曰:“岂但七朵?还有万朵金莲。”及道成,至东方,乃度邱、刘、谭、马、郝、王、孙七真,而预为报兆。故门下后人,作《金莲正宗》书以记之。昔世尊地涌金莲,重阳真人虚空涌金莲,惟演说佛法,开立全真正教,至于浩浩无极劫者,自重阳真人始。后来法眷,故皆遵之,而仙佛二宗始能合一为真修矣。

截之三曰:

‘金丹大药不难求,日守中天夜守流。

水火自交无上下,一团生意在双眸。’

此章正言采大药之理,即《直论》所谓“内药采而后生”者也。按学金丹者遍世间,而知得其大药者绝少,到头尽归无有,而不能胎神。上仙每示人曰:世间绝无其事,天上始有此理。德不合天者难求,志不动天者难求。② 深戒人之妄求,及不知修德所以为求者。又谓大药不求则不至也,故曹真人又提醒之曰“不难求”。所谓不难者,盖守中天、守流而已。天固在上,流固在下。上下之间,皆有守时。守之,则已成之炁,聚而不散,求之即得也,故曰水火自交,无上下隔碍,神炁成一片矣,而丹岂不可求哉!有不可详言所守者,即天机至秘所难求者。守之机在双眸,释《阴符经》之教也。目神能运到彻下彻上,可专觉而常觉不昧也。《全录》中所解,皆昔闻仙佛说道③之说,故重发明为自注之说,非世之他人揣摩、猜度、幻注者比。后学见者,须当潜心体究,则思得其半矣。

二真人八诗之说,皆重宣火药者耳。夫金丹仙道,至难明者,真火真药也,

顾与弢问曰:“弟子久蒙尊教,近又得正一天师门授我以玉清仙士符箓,幸悟道之有基。敢再问世间人人自称知火知药,似觉不难明。按我所闻,命

---

① 仙佛,底本作“佛”,据抄本、辑要本补。

② “志不动天者难求”一句底本无,据抄本、辑要本补。

③ “仙佛说道”,抄本作“仙师论道”,辑要本作“仙佛论道”。

理①明者而觉实难明，愿请再示？”答曰：“难明，在调燮火药之真候。若药候之真，予《直论》、《语录》俱已详言之无余矣。但调真候于火者，则有两论：有呼吸之候一调法也、无呼吸之候又一调法也。若只混沌一言，不为分别，何由实悟？然有呼吸者，不宜见有，必似于无；无呼吸者，不使强无，强无则反着有。强无着有而不调者，我则斥之曰‘逼塞难容’；不强无而顺时令以调者，我则明之曰‘如空空无物’是也。此万古圣真之秘机，天庭之所重禁者，所以为难明也。学者当按此语，修德盟天，以寻仙师之度。”

而二真人不得不反复为言之详也。我于今再详于《语录》，不过当时刺血同盟之语耳。

顾与弢问“誓盟”之说。答曰：自古仙真授受真道，必清净斋醮。如科条具信贽，刺血盟誓于天，奏告上帝、三台北斗、南辰三官、四圣五帝司命各位下请命，降允而后可传。凡一传人，遍天地间圣神无不告知者。倘有恶类，妄自行财，及以诡诈私相授受，师弟子同受拷掠，可不重哉，可不戒哉？故《四极明科》略云：“度命回年之诀，遇真便传。依盟上金八两，五色之罗各九十尺，金环五双，师弟子对为九十日，告日月。传违科负盟，被左右二官所考。”又云：“金方丹方悉盟誓，上金白绢，以誓九天不泄之秘。”又云：“不盟而度，师与得者，同受三官所考。”又云：“无信而度，经谓之越天道；无盟而传，经谓之泄天宝。”又《太上科令》云：“传授弟子，当苦清斋，而相传授受。不审其人，无斋而传者，师当死，受者失两目；斋不苦切，师当病，受者失口焉。”《太上三一五炁真经》云：“天仙之真，有龙胎金液九转之丹；长生久视，有四十年一出之约。皆不得背科盟而妄泄也。无仙籍者，不得闻知也。”若信人斋②信金诚素，试无退，将法付之；若犹豫猜疑，秘而莫与。凡有愿学正一盟威者，上帝所司帝君等，授以符箓；愿学全真仙道金液还丹者，太上亲遣仙道玉帝紫微，授以符节。所以有符箓者，复可升授符节；有符节者，始得秘受火药。此所以难遇难明也。及道成飞升，验符箓，则归原职；验符节，则列仙班矣。

① 理，抄本、辑要本作“已”。
② 斋，辑要本作“赍”。

字字句句之理，皆出仙师法者，故并书此语，以为吾金莲正宗后人之可考证。”

卷之三

伍太一十九问[①]

太一十问曰：“钟离祖仙翁谓仙有五等，

详《传道集》中。

天仙、神仙、地仙、人仙、鬼仙之目，世人固皆知之。第犹未知何所修证之异，而不等也？愿闻之。”

答曰：“仙虽五等，而其种则二。二种者何？阴神、阳神之不同也。鬼仙者，阴灵之种类也；

人死由阳尽而纯阴，其阴性虽有灵，终是纯阴之鬼也。

天、神、地、人四仙者，阳神之种类也。

四仙得阳炁之全，为一根本之所修。由浅深不同，而证有大小之异。初证人仙，进至地仙，又进至神仙，极于天仙。

大修行人，

大修者，学仙佛正道，谈仙佛正理，持仙佛正戒，行仙佛正行者。

能采取肾中真精阳炁，配合心中本性元神，宰运呼吸，而为小周天之火。熏蒸补助，补得元炁充满，如十六岁童子纯阳之体者，所谓‘二八一斤’者便是，

铅半斤，汞八两。又云“上弦八两，下弦半斤”。

‘丈六金身’者亦是，

① 按：抄本今只存卷一、卷二，卷三、卷四据辑要本校勘。

二八亦是一丈六。上句是仙教人所说，此句是佛教人所说，两相同者也。

则一同天体之纯阳矣，此炼精已化成纯炁者也。

既还为纯炁，不复去化生为精。

炁足于下田，

下田者，乃初在母腹中成胎时，元炁所藏之处，亦生呼吸之根也，故脐与母相通。出胎时，元炁仍在此，呼吸之根亦是此，元炁化精由此，精返化炁亦在此。此理之一定不可妄说者也。人妄指人以无炁根之处，误人亦太甚矣。

虽不用超脱，离下而居上①，但能守在下田，即是长生不死之果，百千万亿岁，而名曰人仙。

人仙有三种。此所谓人仙者，内炼神炁，得金液还丹而成，为天仙之初功也；二者是金石之药炼神丹服食，得千万岁不死者也；或炼二十四品金石仙丹服食，至五七百岁不死者；三者是灵芝及诸般草木药物制成丹丸服食，延其身，此则人仙之最下者。

人仙者，不离于人者也。

不离人者，由未超出人形色之凡身也。有身在身②，尚可淫色，化形为精。惟内炼神炁而更不已，炁纯全不化精，精返化炁，守在下田，炁久固，而身亦得其久固，所以成人仙。不失人身，亦不能离人身。

此不过初机小乘③之果耳。

天仙之道，由于三成，即上关、中关、初关之所成。初关乃炼精化炁成者，故为小乘果。

---

① 上，辑要本作“中”。
② 身，辑要本作“凡”。
③ 小乘，辑要本作“小成”，下同。

守之则永保长年，

顾与弢问曰："用何保法？"答曰："炁欲动，则使之不动而还静，故化精使不化而仍为炁，即采取烹炼于下田，归其根，复其命，命常在，而载命之身亦长在也。"

若不守真炁，复泄真精，则与常人生死无异。为其不离于人，亦不异于人也。所以云：'神驰则炁散，

神外驰于目，则内炁亦散于目而用视；神外驰于耳，则内炁亦散于耳而用听；神外驰于淫根，则内炁随而散于淫根而用触。六根之尘，皆能令我炁散，最危险所当防者。

精竭则人亡。'

精由元炁化，而为精为髓，以护人身。精有生则炁根旺，精髓竭则炁根无，而不能生护人身者，亡矣。《道藏·妙法莲华经》云："形①劳神散，炁竭命终。"亦此意。

古云：'留得阳精，决定长生。'

陈希夷之言也。

人仙者已有焉。地仙者，从人仙而用工不已，进一阶级者也。精已化炁，则采此化炁之丹，更至于服食之。淫根除矣，

得成如来马阴藏相者，又云"淫根断"者。

出离欲界矣，无炁绝之生死，

身中炁绝而死，是分所当死者，故佛教人谓"分段生死"。

能仙行于陆地，犹有重浊凡质在，故不能离于地者也。

---

① 形，辑要本作"魂"。

《楞严经》云:"食地中百谷,足不离地,不服食,是真解脱者。"①

亦不能赦免三灾,

小三灾者,水、火、刀兵也。人世间偶遇,故小。大三灾者,水、火、风也。天地阳九六百之劫数灾,故大。

由有呼吸乃尔。何也?水灾之可以塞呼吸之窍也,

气以呼吸通而生,水随吸而入塞其窍,不能呼吸,气断而死,故水亦为灾。

火灾之可以毁呼吸之具也,

身具存则有喉鼻通呼吸,身具烧毁则气绝,不能为神之所依。

刀兵灾之可以解呼吸之形也。

或刀剑斩断其形,或枪戟扎穿为穴②而泄气,无以为神之依。

能使神炁离而为二,故皆谓之尸解。

尸解之说非一:或有气数而死,凡夫也;小灾形神分而尸解者,小果也;有大修行,而能超脱凡形,飞升冲举在天者,真人也。气数尽,及三灾解脱者,尸坏;超脱凡形者,尸不坏。当神离形之时,观其形如生人,此尸解也;足不青,皮不聚者,尸解也;目光不毁,无异生人者,尸解也。白日尸解者,是升仙去,非死亡尸解之例也。

若不尸解,与神炁一,终能久行于陆地,此地仙之名不虚也。

可地行千百岁,真实不虚。

---

① 《楞严经》云:"如人食其地中百谷,足不离地,必使身心于诸众生若身、身分、身心二途不服不食,我说是人真解脱者。"

② 穴,底本作"灾",据辑要本改。

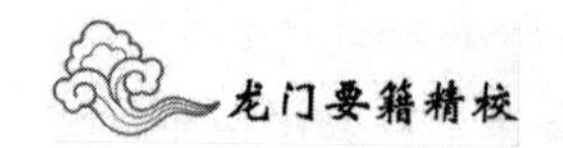

故《太上洞玄灵宝智慧本愿大戒①上品经》云：‘立三百善功，可得长存地仙。若一功不全，则更从一始，而都失前功矣。常有其念，在于心膂者，则是也。’

善功者，是大修行内炼精炁神之善功；三百者，是大概言之。有少壮之人，年寿相当，只消三百功，便得地仙者；有年大精炁神衰竭者，用功宜多于三百，或有宜倍于三百者。我伍子谓，凡合当用之功俱要全。不全者，或有魔诱妄念尘缘而间断其功，则精炁渐衰，而神乱其功，都失前功；或有得而自足，止或不复进修，不进则必退，亦致都失前功。及省悟前非而后修，更从新用功，方可再得。念在心膂者，心在前，肾衔背后②，即呼吸升降，"一孔玄关窍，乾坤共合成"者。当从一始，自起之时，念在于此中往来，而得地仙。及其功成，而地仙可得。亦当念念在于此，则常存不死，为陆地之仙而不得失。

从斯以进，自一月而至十个月，行大周天之火，以有息入无息，炼炁化神，炁住矣，神全矣，是名神仙；

白玉蟾云所谓"归性根之太始，返未生之已前"③是也。斯实系地仙向上进修，用十月大周天之火候，炁入定化神，定以趋神仙者也。我以不息而至息自无息，故二炁俱住而呼吸无，神全大觉而无昏睡。此所以无呼吸之神，方可作无形骸之神，出定为神通无碍之神仙。

无呼吸之气，而入水不溺，又名曰水仙。

有呼吸，水随气入而溺则尸解，非形神俱妙者；无呼吸者，谓之形妙；神全者，谓之神妙。④ 惟形神俱妙者，方得入水不溺水，故不能溺神。

但神仙者，亦不离于神者也。

神而知有神，离炁守定一个神，故曰"不离乎神"。若神不有其神，则神

---

① 大戒，有本作"大乘"，辑要本作"大成"，均误，据《道藏·太上洞玄灵宝智慧本意大戒上品经》改。

② "肾衔背后"，辑要本作"膂在背"。

③ 白玉蟾《玄关显秘论》："古经云：生我于虚，置我于无。是宜归性根之太始，反未生之已前。"

④ "谓之神妙"四字底本无，据辑要本补。

还虚合道。

由中田以证果，后天呼吸之炁已无，先天真阳之炁尽化，守久之于中，而不超于上田，即昔之蓝养素胎神十月已成，而不能出者之类是也。

不能出者，因不知出神之景，景到而不出，亦不知出神之仙机，故不令神出。

亦所谓‘寿同天地一愚夫’之类也。

愚夫带重浊之形为碍，不能神通变化如愚，但不死可寿同天地已矣。

于此火足神全，神炁大定，则出阳神。

顾与弢问曰：“神炁大定出阳神，愿闻所以然？”答曰：“神初不能定，依二炁以为定。炁定，则神随之定。炁定则无炁，神离所依而独立，乃能离定①舍其身，而出定显神通②，故出神必曰大定后。若不到大定，神正要依靠，不能离炁，又焉能离身形？故佛宗人心依息，以息喻拄杖子，乃依之以行者。”

出神矣，则为神通变化。

出神后，则神虚空无碍，故能变化；未出神，则身形为碍，不能变化。

炼其能变化之神，而还虚合道，则曰天仙。天仙者，体同天之清虚，德同天德空洞无极。

重阳祖云：“意同天心为天仙。”

不局命于西天、东天，

西天者，天之西一方；东天者，天之东一方。偏小功行所证，局促之意。

超越于三十二天，三界上之上，

仙家言二十八天为三界。更上有四种民天，共三十二天也。言欲界六

---

① 定，辑要本作“宅”。

② 神通，辑要本作“阳神”。

天,与佛说同;言色界十八天,与佛说同。而佛多五不还天,在色顶也。无色界四天,与佛说四空天同。佛于色界内顶多五不还天,仙①于无色界外多四种民天。仙名三十六,佛名三十三而止。此二教之经文大同小异也。

与天地齐其悠久,不可以年劫计。此世尊所以名为第七仙者,即此也。

世尊在第七佛中,成佛于贤劫之初,不曰七佛而曰七仙,见《华严经》。②

则仙亦同佛,佛亦同仙,超过阴阳天地。虽天地有形坏,这个性灵不坏,则仙佛之至矣,极矣,无以复加者也。此人仙、地仙、神仙、天仙,为一阳神之所证也。他如不知真精阳炁,亦不知真周天伏炼者,徒然只借喻⊙者之为用。

凡遇⊙者,实读作"圈点"二字;凡遇单〇者,即读作"圈"字;凡遇单·者,即读"点"字。《合宗佛语》同此,古仙古佛禅师皆同此。

所修者,一性之阴而已,所谓未炼还丹而内观照者是也。性虽寂静而不动于妄,当下真空,不起念作轮回种子,不随境入轮回窠臼,出得阴神。于此禀形炁尽,只此一死,不来人世,再受生死。又为灵鬼,一向沉空滞寂去,便为空③寂,禅宗之所极证,谓之得生净土,

净土谓心净而无染尘妄者也。

不受后有者,

后有者,后劫之有身。

不轮于六道,不隶于死生之籍,故曰鬼仙。

重阳祖亦云"不持戒,不杀生,不思善,为鬼仙之类"。又昔有灵鬼间④歌曰:"做鬼经今四十秋,无烦无恼也无愁。阎王劝我为人去,只恐为人不到头。"即此类也。卢能六祖曰"不思善,不思恶",亦是此。

---

① "仙"字底本无,据辑要本补。
② "见《华严经》"五字底本无,据辑要本补。
③ 空,辑要本作"真"。
④ 间,辑要本作"自"。

《楞严经》所谓十种仙之行外道者、四禅得五神通者，皆不出此类也。在地者，犹隶于五岳；能飞行近霄者，即同于生天。在天者，亦曰天人；天人者，犹称天上之民。①

无道行有生死，及死后生灵之性在天，由于行十善。十善全者、多者，生于欲界上半，第四五六天；十善不全者，生于欲界下半，第一二三天也。

虽隶于天曹，不能合天道，以行天道也。

天道者，梵行清静，道行精真，能炼精化炁，化神还虚，而合道者是也。不行天道，则无六通十通，止为凡民凡人而已。

即《楞严经》云彼天上，各各天人，是凡夫业果，

不知菩萨涅槃正法，但修十善，只得凡夫善业之果，非道行也。

天王即是菩萨提。②

天王者，一天之帝王，管辖天人及下世人者。有功德道行，得禅定之神者，由初在下世得禅定，以证天王。在天王又能常禅定，故能满天寿而不堕。③ 如世尊为兜率天王，称为护明菩萨是也。惟菩萨有大智慧，故得受天王之位。若凡人之愚，故不证天王也。

斯言之谓也。有时下生于人世，

言天人无道行，有人欲，倘淫念一起，即降生人道。

亦不能终天地于鬼者，

终天地者，有欲界六等之寿，有色界天十八等之寿，无色界有四等之寿。三界二十八等，多少寿数不同。惟天王有禅定，能以满其天寿。满寿则功德

① 底本从“之民”后至注语“不了心悟性”之间全缺，而混入于十一问“此佛自言得度于仙者也”至“夸能说会”，依辑要本改。

② “菩萨提”，辑要本作“菩提”，按《楞严经》云：“阿难，是诸天上，各各天人。则是凡夫业果酬答，答尽入轮。彼之天王，即是菩萨。”

③ 堕，底本作“颠”，据辑要本改。

渐高，渐升迁至上天，终天地同寿。天地劫坏则随坏，故终天地。

即教中之言，生天生人者之天人，由入门之不真正，无阳炁漏尽通①，不足以终天地者也。是其分量之所自限，

分量者，是其所修功德行，上能如此者耳。②

非造物之所能限也。此即释迦所师之阿私陀仙，及所参所见之跋伽仙、阿罗逻仙、迦兰仙者。

此三人者，皆世尊初出宫时，所参修生天人果者。世尊知其天福尽，而还可堕落六趣，故弃之而别参。

皆参四禅五神通之流，习外道定者，

外道种类有三：一者，是行邪淫，叛戒律，遍行世法中不善之事，自以为是，而不依正法，不顾生为魔民，死堕无间也；二者，是专行邪法，依傍正门为名，即所谓"阴为不善，阳欲掩之"，而小人窃取衣食，诳骗财物为志而已矣；三者，是正法中人，心愿行正，但着有为初基粗迹，便志得意满，夸能说会③，不了心悟性，寂灭真空，亦是依傍上乘为名也。今此三人，只修小因小果，为劫运中之受用而已矣。世尊已自天寿尽而复下生，欲学超劫运者，故亦弃此也。

命终生天，不足为仙者也。

命有终而生而死，则非仙矣。

又有一等在世之人，不争名利，

自知无财，故不争利；无有能，故不争名。

不事繁华，

---

① "无阳炁漏尽通"，辑要本作"无阳炁治漏尽道"。

② 此句辑要本作"是其所修功行，止能于如此"。

③ "夸能说会"之前到"此佛自言得度于仙者也"，原混入第十一问中。

自知无财，不可为悦；虽有小财，不知施为。

不群人世，

昧于伦理者不能群，懒于伦理者不能群，逆于伦理者不能群。狂愚者不能同世人，柔懦者不能任世事。

隐处深山穷谷，而亦自谓之仙，以所居为名山人也。‘人山’二字以为仙，乃五等之外之仙乎？犹有不能枚举者，而皆自谓之仙。如室罗城之迦昆罗仙、斫迦罗仙，为大幻师，

幻师者，乃设虚之术，而非仙佛之真修实证。

和太阴精、和幻药者。西方人虽谓之仙，乌可顺从而以仙混称之，妄谓最上仙亦止此乎？后之学者，幸勿见此不仙而名仙者，遂轻视天仙等焉。得个真知实辨，则亦可为羡慕而进者。否则多歧并列，将以何者为我当行之道乎？”

辨得真仙，则修行趋向始得真。

太一十一问曰：“今语仙佛所修，果同一法。未知古来曾如是说否？后世抑有知者否？”

答曰：“惟有仙佛能知仙佛。自非仙佛，则不知不说也。予略举世尊之所自言者，令汝征之。《法华经》云，昔者仙人授佛妙法，如来因之，遂致成佛，此佛自言得度于仙者也。① 又云，佛闻帝释说法，而悟最上乘妙道，此佛自言得悟于帝释。帝释者，释教人指为三十三天之天帝，又指为治世间分判善恶、救拔众生之玉帝也。

悟于闻法处，即师宝法宝也。佛自不判所闻处，存其所闻所名。而末学强分为二教不同，判仙判佛矣。

---

① 底本此后有“此佛自言得度于仙者也”至“夸能说会”句，应为十问内容，已移动。

《华严经》又云：‘如来大仙[1]道，微妙难可知。’

此《华严经》三十四卷之颂也。

此佛典自称为仙道者也。《华严经》又云，如来十名，或名释迦牟尼，

按《大般若经》云：阴根小如童子者，名释迦。[2] 注云：即东土名黄门宦官之义。世尊三十二相之阴藏相如马蝗，故名释迦[3]亦宜。[4]

或名第七仙，

世尊于三大劫修行至贤劫，成佛在第七，故自称“第七仙”，后人赞称“第七佛”。

或名毗卢遮那。又云，或称持众仙，或名大仙师。《梵网戒经》赞云：‘般若兼禅，果证大觉仙。’此皆如来佛自名为仙者也！三经之文，人人之所传读讲究，人人之所见知闻之。世尊既说佛是仙，而亦得悟于仙，予安敢谤佛非仙耶？”

又问曰：“佛既自称为仙，不知仙自言曾与佛是一否？”

答曰：“皆言是一。昔元始天尊为未生天地先有之灵，以始有之义，而强立名曰元始。化生天地，而化生人，乃分神化现十方无量世界，则佛亦从一分化现也无疑。又佛言从无始来，天地劫初，而化生为佛也，亦无疑。则仙佛原为一人故也。迦叶颂释迦云：‘观我天尊师，处世杂秽污。’[5]

此颂详《佛藏·处胎经》。

---

① 大仙，底本作“天仙”，据辑要本及《华严经》改。

② 释迦，底本作“释”，据辑要本及上下文义补。

③ 迦，底本作“家”，据辑要本改。

④ 校者按：查《大般若经》无“阴根小如童子者，名释迦”文，而所谓黄门，佛教有五种、六种黄门之说，皆指无男根之阉人，故与宦官同。但佛理谓黄门不能出家，此处以马阴藏等同黄门，实属误解。

⑤ 《菩萨处胎经·复本形品第三十六》：“况我天尊师，处世着秽污。”

则仙佛皆称天尊也。《玉皇本行集经》云:帝初为光严妙乐国王,弃位修行三千二百劫,始证金仙,号曰清净觉皇[1]如来教主菩萨,渐入虚无妙道。如是修行,又经亿劫,始证玉帝。是此帝也,诸佛之师,众圣之王。此见皆如来也。予按:近见西汉以前,中国无佛之名;

昔秦始皇二十七年癸未,有西方沙门室利房等一十八人,赍佛经来自西域,敕令囚禁。后遣室利房等,并经俱还西竺国。故汉前中国皆未分佛之名。

东汉之初,佛法始入。

光武之子明帝时,佛法始入中国,始有佛称。

北汉之后,

北汉者,在古赵地,其主刘渊,在晋朝正统之间末年。今言此者,正言仙宗人不分别佛也。

钟离真人

正阳真人。

《灵宝毕[2]法》云:'智士炼之金佛现。'[3]言明心而见性,金来归性,则金佛现。此仙自言为佛也。吕纯阳真人云:'行禅唱咏胭粉词。'言即色即是空,当体便是也。又云:'不问神仙与佛,共同觉照。'[4]白玉蟾真人《入室歌》云:'观音菩萨正定心,释迦如来大圆觉,亦名九转大还丹,谓之长生不死药。'此仙自言参禅见性为修道也。海蟾刘真人云:'真个佛法便是道,一个孩儿两个抱。'张紫阳真人云:'佛珠还与我珠同,我性即归佛性海。'此仙自言仙即佛也。仙佛同一性也,而自何尝分?予今据实言之:东土称曰仙,得成此道,而继其后者亦曰仙。西方称曰佛,来授此土人,得成道者亦曰佛。

---

① "清净觉皇",辑要本作"清净自然觉王",与《玉皇本行集经》同。

② 毕,底本作"秘",据辑要本改。

③ 元·王玠《还真集》:"智士炼之金佛现,迷人丧此玉山倾。岂知妄作终归幻,到底回头是太清。"

④ 元·彭致中《鸣鹤余音·曲江秋》云:"不问神仙与佛,共同觉照。"

如世法中称父母者，呼爹娘者，人一而二称之也。末世外道，以有发无发而类分之，不知仙佛性宗，何由以识其共一法也？虽不知，不足罪也。惟是历劫修来真仙佛种子，真性不昧，而后有真知。”

太一十二问曰：“请问神从何处出？阳神既不同于阴神，所出之法，或亦有异否？”

答曰：“然阳神出入于顶门，

顶门，即钟离真人所谓“天门”是也。

而居于泥丸，为其炼神还虚，在上丹田也。

上丹田，即是泥丸。

故世尊入灭时，谓之入泥洹，因名经曰《泥洹经》者，亦如是也。此天仙神仙及诸佛世尊，顶放毫光者皆然。阴神亦有能出入于顶门者，而但居于心地中田。惟其亦借修佛为言，依⊙而取明心见性为证，心性不外驰而入寂灭是也。此鬼仙即佛门所度四果位之人为然。

四果者，尚有生死，纵能寂定，只是五通阴神而已矣。

究而言之，阴神亦有二出。何也？惟证寂灭，一性真纯，命终时，与神从顶门出而生于天顶，后胁入而生于人，一也。性到真空寂灭，而未灭尽定，

未到灭尽定，则心有生灭，多出入。

有时六根引六念而驰，

六念者，六根中之六识，为念而外驰于声色等。

即从六根出，而亦入于母之六根以为胎，

以眼视女①，则性从眼根出；以耳听女，则性从耳根出；以身触女，则性从身根出矣。母之六根者，言女之身根生门也。众生之淫心淫事不除，每思行

---

① 女，底本作“一”，据辑要本改。

淫,则性入于女之身根。贪爱触情,迷恋触境,不肯舍去,久着根中遂成胎而不能离。凡众生无定力、慧心[①]、戒行者,虽入为胎而不知。修行人有定力、慧心、戒行者,偶生一触念,即举戒念以灭之,不犯淫,则不入胎。禅宗人所谓"末后当机",盖如此。

生于畜道,及生人道之下贱,

畜道者,生为畜生之类;人道者,生为人之类;下贱者,奴仆及贫穷残疾,边方夷狄[②]等共[③]多之类,皆曰下贱。何以分畜、人二道?凡畜生飞者走者,皆身后行淫,为人在身前行淫。人有一生立身于身后行淫者,及命终时,此念俱在,焉不于身后行淫而堕入畜生道,故后行事。而专行身前淫事者,命终念在,未必不因身前淫事而堕入人胎。故佛又言"我最不欲女人入我教中",为其有败道行之具也。[④]

二也。

此以上言阴神所出之论。

如此,则神出而证圣者、为凡者、趋恶道者,尽知之矣。"

予谓有志大修行者,淫事固当首戒,而身后淫事尤当戒。

太一十三问曰:"佛既同于仙,仙有五等,

即天、神、地、人、鬼五者。

佛门中有五目,

外道禅、凡夫禅、小乘禅、大乘禅、最上乘禅是也。

---

① 慧心,底本作"慧",据辑要本及前后文义改。

② "边方夷狄"四字底本脱,据辑要本补。

③ 共,辑要本作"苦"。

④ 注文"人有一生"至注末,辑要本作:人有一生喜于身后行淫者,大命终时,此念具在,焉不于身后行淫,而堕人畜道?故佛戒云"不近沙弥童子"者,至教也。人有一生厌恶身后淫事而专行身前淫事者,念终念在,未必不因身前淫事,而堕入人胎。故佛又言"我最不欲母人入我教中",为其有败道行之具也。

俱相同否?"

答曰:"五目皆同。"

最上乘禅,佛①同天仙;大乘禅,菩萨同神仙;小乘禅,同地仙;凡夫禅,同人仙;外道禅,同鬼仙。

又问曰:"仙宗下以长生为根基,佛宗下只谈凡夫死亡禅,命终而死,以轮回现而能躲逃为当机,以生天生人为转身出头,谓之沙门四果。

一是须弥洹果,能七生天上、能七生人间为证;二是须陀含果,能一生天上、一生人间为证;三是阿罗含果,能只生色界,不来欲界受生为证;四是阿罗汉果,能不死不生为证。至此方成沙门,方是了生死的菩萨。

仙家或不言此?"

答曰:"仙宗亦有四果,佛宗亦有长生。然上仙亦不知于长生,而极于还虚。而与仙之名者,亦不皆得长生,其外道鬼仙,亦有死生在,为四果之列者。考仙宗之言四果,有《玉帝本行集经功德品》云'九品之内,四果仙人,运应数合,下生人中尊贵'也。

凡下世帝王大臣,皆四果降生之。功行高者,生同色界;功行小者,生同欲界。一生天上,一生人间之果。如伏羲、神农、黄帝、帝喾、唐尧、夏禹②,皆生欲界,以其行淫而生子也。亦正一生人间,而返天上,升三界之上。如释迦佛,只生色界,为太子,不行淫生子而修行,竟超于三界之外。

张紫阳真人又目之曰投胎、曰夺舍、

王重阳真人云:"莫希夺舍学投胎,便向瑶池下手栽。"

曰移居、曰旧住,

平叔张祖《悟真篇》云:"投胎夺舍并移居,旧住名为四果徒。"

---

① "佛"字底本无,据辑要本补。

② "帝喾、唐尧、夏禹"六字底本无,据辑要本补。

正不免生死，而求不堕轮回者。昔陈显微云：‘遇物对境，当以一息摄之，而不复有相生相灭之机。’此不轮回，不受生之妙用也，正为此也。扫除得心中境魔净，躲却轮回路，令进修有根基。

世世生于人中，方有进修根基。

从此一往，生平日行十善，虽无修行功行，死后可能生于人中。此善因之本，果得六趣中之人道也。平日行十善，又有修行功行，得初禅念住者，

念住，是念住于定，所以执心不行淫欲，以求住念。得念住，则得初禅之果矣。

命终未终，

得初禅，则得住定于初禅而不变异。命若终而死，也住定于初禅；命若未终而不死，也住定于初禅。

犹然随念，亦住于初禅天，

随念者，随禅定正念，即所谓“禅悦为食，法喜充满”。

即《华严经》所云：‘佛子，如得初禅，虽未命终，见梵天处所有宫殿，而得受梵世安乐。

此上数句，言得初禅受用。

得诸禅者，悉亦如是。’

诸禅者，二禅三禅四禅，已得诸禅受用，皆因于得初禅是也。

得二禅息住者，命终未终，皆住二禅天；得三禅脉住者，命终未终，皆住三禅天；得四禅灭尽定者，命终未终皆住灭尽定四禅天，即《华严经》所谓‘随所入定，境界现前’是也，

随所入至处则住。入到二禅，则住于二，而不动退；入到三禅，则住于三；入到四禅，则住于四。

此得色界之果也。

灭尽定，言胎息灭尽，而息真无，谓之胎圆，可出阳神之时也。总此四禅界，以怀胎养神之十月，为生天之上品果也。

或有生于欲界六欲天者，淫事虽无，

由执身不行淫欲，故无事。

而淫念未灭尽，故但欲界虽名天，而多不离于地。若生无色界空处、识处①、无所有处、非想非非想等处天者，淫念灭尽，故谓之四空天。此终因之正果，得六趣中之天道也。或有隶于天曹，居下界卑职，掌人间村落小境事，如城隍、土地、社令、山主、水主、福地仙官，皆是《楞严经》所谓‘地行罗刹，

此是不除荤食之鬼。

游于四天’者，亦是佛言三界内之众生者，即此辈俱是也。能五通而不能六通，皆不知金丹大道之流，不得金液还丹之果，不能修证上仙故也。世人求证此果，而竟不能得者多矣。

不修还丹证仙者，只得下界卑职。然亦不易得，乃修十善至于为全，而可升仙者，上界始授以卑职，行代天治世之事。十善不全者，虽欲求卑职者，亦不能得。

吾辈志成仙成佛者，故不谈此。且其从人而生于人中者危，

今世为人，后世亦生为人，此固不堕恶道横生，皆善果也。危者，此时若不行善，则堕恶道，故危。

从人而生于天，

有善行多，则生天人；有道行，则生于天上仙官仙士等。

天而下生于人中者吉。

从天降生人世，如世尊从兜率陀天降生为人，善行、道行兼全，易修成

---

① “识处”底本无，据辑要本补。

佛，故曰吉。

是何故？原夫在欲界天者，

此下详言，自天而复①下生于人者。

虽淫欲未净尽，亦无淫欲事，有净行净性者，及生人中时，净性不昧，进修念专，易于证道，必于此生求成仙成佛。所谓一生天，一生人间，而顿成道者是也。如世尊自兜率陀天来，如弥勒菩萨从兜率陀天降神受生，所谓一来生，而不再来生者，故曰吉。又有在色界天②者，淫事淫欲俱净尽，及下生人中来，亦于此生求，必成仙佛。如初祖迦叶，如六祖弥迦遮，如十九祖鸠摩罗多，皆自梵天来。亦尽此一来不再来而成道者，故亦吉。是只生色界不生欲界之说，此即斯陀含一生天上，一生人间，上品之果。若生人中，而复转生于人者，善与恶相半，

半行利己事，半行利人事，以世法为尘劳。

淫与净相半。

半修子孙，半修梵德戒淫。

及至转生于人时，旧念依然相半。

旧念者，即上善恶、淫净相半者。

若善与净行长，则升为七生天、七生人者类也。是生欲界之说，此即须陀洹中品之果，故亦吉。如轩辕黄帝，久居天上，因议大行，

天寿天福满矣，时当议大行，升迁向上。谓天上功行难积，人间功行易积。③

故下生人间。一世为民，二世为臣，三世为君，乃成上仙。又王重阳祖

---

① 复，辑要本作“后”。

② “天”字底本无，据辑要本及前后文义补。

③ “人间功行易积”六字底本无，据辑要本补。又此注文底本作正文，据辑要本及上下文义改。

与马丹阳真人，连十世为道伴，皆遇正法而未迷。及此世为师徒，同证天仙。又如世尊，过去世不即成佛，必历三大阿僧祇劫，积修而后得道。又如三洲护法韦驮天尊，为十九世童真者。又如天台智者云，梁之祐律师转劫为唐初之律师道宣者。此由人转生于人，功行渐增而升者，故从危中而得吉也。若淫行与不善同长，则日趋于下，易堕于三恶道。同凡夫俗士之苦趣，故无吉而终危，如《华严经》所谓'耽着五欲，

五欲者，食欲、色欲、财欲、名欲、睡欲，此名五爱欲也；又色、声、香、味、触五者，为五尘欲也。

远离诸佛，障碍生天'者是也。人中志高者求生天，志卑者求生人。何以知生天生人之异？又何之所以异求也？其妙在于仙道佛法中之一⊙耳。

音"圈点"二字。此一○，丹家谓之野战；此一·，丹家谓之守城。

人能于平常绝淫欲，自少壮至老，昼夜皆不失此⊙功德，得至寂灭，谓之凡夫涅槃，则能生天。

得形如槁木，心似死灰，神识内守，一念不散，定中以出阴神，为清灵之鬼，亦曰鬼仙。命终而死者，即生天为天人。

故《华严经》云：'如此三昧，能令一切众出地狱故，免畜生故，闭诸难门故，开人天道故。'

涅槃由三昧正定而致。

涅槃而有生死，谓之凡夫涅槃，尚有六道而求脱轮回者；涅槃而永断生死，即是佛涅槃，而自无轮回者。学仙佛者，当知之为趋向。

此理详于《楞伽经》。

平常不行⊙之功，而失此功德，及临命终时，七日能如此⊙，即《华严经》所谓'于世界中，死此生彼，心无痴乱，入胎出胎，心无痴乱'者，则亦能生人中之洪福，如永禅师，转身生为房琯丞相是也。故《智度论》者云：

三藏中之论名。

‘欲界众生有[1]三种，以善根有上中下故也。上者六欲天，中者人中富贵，下者人中卑贱。’

言死后往生，有此三种。

又云：‘上分因缘，天道果报；中分因缘，人道果报。’[2]此生天生人之二者，必虽圣师度知，而后有所宗主。学仙佛二宗之末学，若不悟此⊙者，不遇真师传此⊙者，且不能生于天、生于人，又安能成道？此正于鬼仙，及禅师凡夫禅之同者如是。故《华严经》云‘奇哉众生，愚痴无智，于生死内，受无数身，不以不坚固身，求坚固身’者，正谓此辈也。有所谓声闻佛者，《华严经》云：‘声闻乘随他语解，智慧狭劣。’是因师传道之声而闻道，可自进修，亦可度人进修，知佛道而能成佛道，故亦曰佛。即仙宗中遇真师，得度正道，而未行道筑基之人也。若肯行，亦彻底有所证。有所谓缘觉佛者，于修行时，缘色便觉空，故曰缘觉。即仙宗中百日关中除淫根，以炼精化炁，空却色缘而得纯炁，长生不死之人仙也。葛抱朴所谓‘下士得道，长生世间’者。所以大毓禅师云：‘学佛之士，勿执无漏，便为了当。要超出阴阳之外，则佛事方毕。’有所谓二乘佛者，心有生灭，以生而趋灭，息有出入，以有而归无。以有无生灭二者循环，故曰二乘。自念住、息住、脉住，而趋至于如来寂灭海。即同仙宗十月关中，玉液还丹，关节相通，抽铅添汞，阴尽阳纯，炼炁至无，而得化神之神仙也，葛抱朴所谓‘中士得道，栖集昆仑’者。有所谓最上上乘佛者，不涉有为，不落言诠，无名无相，非佛非法，寂然妙明，天地阴阳不能死生之，寿命无量，过于天地。即同仙宗[3]九年面壁，炼神还虚之后，超出于天地之先，不坏于天地之后之天仙也。五等五目，皆同者如此。”

又问曰：“今说佛言长生不死，从何证据？”

答曰：“按《佛藏·因果经》云：‘悉达多太子启王父曰：我欲出家，为有四

---

① 有，底本作“欲”，据辑要本及《大智度论》改。

② 《大智度论》：“世间善有三品。上分因缘故天道果报，中分因缘故人道果报，下分因缘故阿修罗道果报。”

③ 宗，底本作“尊”，据辑要本改。

愿。一愿不老,二愿恒少壮,三愿无病,四愿恒不死。'①此便是世尊求长生不死之志。《法华经》云:'佛说是经,八千劫未曾休废。说经已,入静室,住于禅定八万四千劫。'②此便是世尊得长生不死之验。

世尊求长生,住禅定,以为道而求成佛,后僧不求不住而反辟。今人若许佛言为是,则僧言为非;若许僧言为是,则佛言或非。如是扫佛之言流于世,误杀半阎浮人矣。愚谓求其两是,必得长生禅定者。而忘其长生禅定,斯可言不求不住。徒然一凡夫,幻生妄念者,而称不求不住,即同田不耕、种不播,何以抟饭?而反曰无用食。如是说者,不堕空亡外道,吾不之许也。后之学者,能于求、住归一,一归于无,则同佛同仙之实语。③ 若言不求不住于一,不一而无,则同外道之诳语。其心自勘之哉。④

又曰:大通智胜佛,寿命五百四十万亿那由他劫⑤;舍利佛作佛,寿命十二小劫;迦叶成佛,寿命十二小劫;须菩提成佛,寿命十二小劫;大迦旃延作佛,寿命十二小劫;大目犍(音乾)连成佛,寿命二十四小劫;富楼那成佛,寿命无量阿僧祇劫;憍陈如成佛,寿命六万劫;阿难作佛,寿命无量千万亿阿僧祇劫;罗睺罗作佛,寿命无量千万亿阿僧祇劫;提菩达多成佛,住世二十中劫;威音王如来佛,寿命四十万亿那由他恒河沙劫;药王菩萨成佛,寿命四万二千劫。《华严经》十一卷云:'一切功德须弥胜⑥云佛,寿命五十亿岁。'又云:'虽经劫住,而身不离散,不羸瘦,不变异。'

此同仙家之形神俱妙。

又云:海云比邱于彼佛所,千二百岁,受持普眼法门。《地藏菩萨本愿经》云:'佛言觉华定自在王如来,寿命四百千万亿阿僧祇劫。'《净业障经》

---

① 《方广大庄严经》:"一愿不衰老,二愿恒少壮,三愿常无病,四愿恒不死。"

② 《妙法莲华经》:"佛说是经,于八千劫未曾休废。说此经已,即入静室,住于禅定八万四千劫。"

③ 语,辑要本作"悟"。

④ 此句辑要本作:"诸人其必自勘之哉。"

⑤ 此句后至本问结束底本缺,而杂入十一问内容,今依辑要本补改。

⑥ 胜,辑要本作"腾",据《华严经》改。

云：'世尊言无垢光如来佛，寿九十劫。'又《稽古略书》①云：宝掌和尚，西竺中印度人也，于汉献帝建安二十四年来此土。后扣达摩大士悟旨，住世一千七十二年而逝。又唐太宗时，天竺方僧娑婆寐者来此土，自言有长生术，太宗深信之。如《华严经》所云'得智藏身，于不死界，而得自在'，又云'具足修行，离老死法'，又云'得不老不病，常住命根'者，皆佛法门中长生不死之证，同世尊四愿无二也。后之修佛法者，安能悖佛愿而二之耶？"

后学必如此语等证，方为得佛法之真。

又问："何为小劫、中劫之年数？"

答曰："按《佛藏·娑婆论》云，中劫有增减算法。减者，从人寿八万岁起，以一百年减一岁，减至十岁，为一减；增者，从人寿十岁起，以一百年增一岁，增至八万岁，为一增。如是十八增减，为二十中劫，约一增减十分之九②，

每一减八万数，一增八万数，二八一十六万数，共一增减。十分之九者，八九七万二千为一中减，七万二千为一中增。二七十四万四千为一增减中劫之数。大约如此也。再详言之，百年减一岁，千年减十岁，万年减百岁，十万年减千岁，百万年减万岁。七百二十万年内，除去一千年为一减之实数。一增亦如之。并二七一千四百四十万年内，除二千年，完一增减中劫之年数。此比人间凡世之年数也。除二千年不算者，以其减劫之内因少十年，增劫内亦少十岁故也。

便是一中劫之年数。小劫未见定论。以八十中劫成一大劫推之，当是一中劫亦可折为八十小劫，大约即见其年数也。非不长生者，能超越如是劫数也。然又当知，以劫数计寿命者，数有尽，犹有坏劫在。如声闻缘觉四禅

① 《稽古略书》，疑即元·觉岸所著《释氏稽古略》一书，中也言宝掌和尚事。

② 《阿毗达磨大毗婆沙论》："劫有三种：一中间劫，二成坏劫，三大劫。中间劫复有三种：一减劫，二增劫，三增减劫。减者，从人寿无量岁减至十岁；增者从人寿十岁增至八万岁；增减者，从人寿十岁增至八万岁，复从八万岁减至十岁。此中一减一增，十八增减，有二十中间劫。经二十中劫，世间成。二十中劫，成已住。此合名成劫。经二十中劫，世间坏。二十中劫，坏已空。此合名坏劫。总八十中劫，合名大劫。成已住中二十中劫，初一惟减，后一惟增，中间十八，亦增亦减。"

菩萨二乘等，与天仙地仙人仙三等者同，也以劫数计一定者。当知定之，如是相续不已，劫劫如是，超越无穷无坏劫，直超天地阴阳，此世尊佛与最上乘天仙者，同长生之极致者耶！”①

太一十四问曰：“阳神出，非必执于身外有身，已承明命。但习闻旧说，犹不能释然。谓本是无身，若谓果无形相可见，不知何以谓之出，请再详以教我？”

答曰：“仙佛之种性，即本性之灵光，非有非无，亦无亦有，隐显形相，安可拘一？昔轩辕黄帝以火龙出；施肩吾、钟离正阳、吕纯阳三祖，以十二级红楼出、以七层宝塔出；刘海蟾真人以白炁出，化鹤冲天；马丹阳真人以风雨雷震出；孙不二元君以香风瑞气出；刘朗然真人以金蝉②出；苏耽真人以白鹤出；西山十二真人王祖师，以花树出。此有相可见，而非身也。邱长春真人，出则通天彻地，见大地山河，如同指掌。又云：‘三次撞透天门，日月自别，直下看森罗万象。’南岳山蓝养素先生，以抚掌大笑出。此二者无象可见，而亦非有身也。释迦牟尼佛世尊，以白毫光出。故《华严经》五十卷云：‘世尊从白毫相中，放大光明，名如来出现。’又《法华经》云：‘世尊放白毫相光，照见东方万八千世界，靡不周遍。下至阿鼻地狱，上至阿迦尼吒天。’

此是色界天顶之名，即色界究竟天是也。胎神十月，化神得定，功行已至此天，故所见亦至此天也。

南西北方，皆如是照见周遍，此所出亦非有身也。有时出而化火龙吐火，有时出而化金刚密③迹执榼杵而吐火。此有相可见，而亦非自身也。众圣高真仙佛，所出各别，何尝拘拘以身外有身为出哉？”

又问曰：“何故有此不同？”

---

① 整理者按：佛典之言劫，泛说时间之长度，若究其详，可参诸佛经。
② 蝉，底本作“蟾”，据辑要本改。
③ 密，底本作“灭”，据辑要本改。

答曰:“得定而见性,真空矣。于可以出定之时,偶有此念动而属出机,未有不随念而显化者,故不同。

或无念住至寂灭中,而顿起一出念以调神,有同有不同。

其久久常定而大定者,则变化显现,皆由一念。千百万亿化身,亦皆由一念。故念不在化身,则不必见有身;念在化身,则不必不见有身。予之此言,但只为我钟、吕、王、邱、李、曹诸祖真人门下眷属,得道成仙者谛言。是谓家里人说家常话,非谓诸旁门凡夫恶少言也。故虽见之闻之,亦无所用。后世有缘遇此,志于天仙,出我长春邱真人门嫡派受道者,必须记之,免当机惊疑也。”

又问曰:“如拘拘以有身①为出,或者无有不是?”

答曰:“得证大定,真空见性,遇出神之景而出,有身也可,无身也可,亦不可强执无用②为是。但起念作有身想则有身,随其自然空性之念则无身。未到见性地位,不能真空大定,即是未成阳神,惟期望有身为出,被此妄见障碍,

与未得称得,未证称证,《楞严经》所谓“着阴魔”。

不得向上全神,则无神可出,入魔道矣。此正是内起之阴魔也,可不速灭之乎!昔山东张先生在圜中,

圜,音“圆”,即园墙亭子,禅宗人呼为“团瓢”,马丹阳真人所谓“师恩深重终③难报,誓死圜墙炼至真”是也。

见承尘板上落下一人,立于面前,没入于地,复涌出于前。彼不知是外来天魔,

昔吉王太和殿下问曰:“如何知是天魔?如何不知是天魔?”答曰:“师传

---

① 有身,辑要本作“身外有身”。

② 用,辑要本作“身”。

③ 终,辑要本作“真”。

不透彻故不知,传得透彻故知。”又问:“如何传语为彻?”冲虚子答曰:“当十月神胎完足,四禅得灭尽定矣。息绝出入,心绝生灭,六根大寂,何得有知有见而遇外魔?由我出神之念而出,由我之身之念而后有身。若我无念现而外有身[1],即知是魔。若我胎息未完足,而不宜有出,乃妄出而见有身,当知是魔。若不得如此秘授,则不得知也。”

错认作阳神出,为身外身。遂出圜,问邱祖。邱祖曰:‘眼里见者不是,切勿着去。’

见而久恋[2],则心着魔。见而不见,即人[3]而依我三昧,凝神在胎,故不着去。

初不信,

不信邱祖法言,自矜能出神也。

又问郝祖,郝祖曰:‘邱哥说者便是。’又不信,

再不信郝祖之言,可谓愚昧不醒。虽有圣贤,不能提挈之。

执信为身外实有是身,已得道矣,竟落空亡而不知悟。由是观之,但信有身,则此有身抑可拘拘认之乎?我故曰:‘不可着此。’

由得邱长春真人传来秘法也。

惟于本性中,念动则出,出亦是念;念静而定,定亦是念。初定七日必一出,

凡入定能入得一日,则一日一出,逐时趱捱向上。又能入定到二日,则二日一出。到七日之定,则七日一出。至二七、三七、四七,又至七七,及九年一定,则亦一出。或多年多劫,皆从七日为始。即此得定,故名“顿法”;始终如是,故云“无二无余”。

---

① 此句辑要本作“由我现身之念而后有身,若我无念现身而外有身”。

② 恋,底本作“炼”,据辑要本改。

③ 即人,辑要本作“急入”。

出则便已用于六通之一矣。对境而无逐境,邱祖言不可着他者是也。一出便收,回于上田,用乳哺之功为至急,入常定也。出久不收,又恐迷堕,逐境轮转。古人言:‘到此地位,正要脚踏实地。’

最要时时住定,方是踏住实地。不然,即落空矣。

佛亦言:‘虚空界尽,我此修行,终无有尽。’世言神仙有堕轮回者,正要防此一出之时也。

我《直论》所云“防出时之危险”是也。

过此而能常定常住,

世尊所谓“护念令法久住”是也。

则永无迷堕矣。

仙家言:“一得永得,形神俱妙。”佛家言:“一得永得,一证永证。”俱言此出时。

佛宗菩萨之有转劫者亦然,如大势至菩萨转劫为二十七祖般若多罗,文殊菩萨转劫为杜顺和尚,

唐贞观僧人。

弥勒菩萨转劫为傅大士。

梁武帝时人。

志公言达摩大师,

二人皆梁帝时。

为观世音后身。

此志公赞达摩之言。

又文殊转劫,现为唐之寒山子,普贤菩萨为拾得。

寒山、拾得二人皆唐。

金粟如来转劫为维摩诘。

世尊同时人。

及传言定光佛，皆转劫有后身者。如是诸佛菩萨出世，或分身①化现后身，以接引当来后世。或亦在此初出定，一时回向迟误，此案详《佛藏》中久矣。非无此事此理，而世人妄以是非口之流言者。我今为惧出定者自误迷堕，故已谓出定入定时之宜防危虑险，修士可不慎之哉！若只定而不出，虽是寿同天地一愚夫，

愚夫者，不能彻悟性灵，不能显化神通变化。

亦能超劫运，但不能显神通。故出定者，是显神通之枢机也。守此定，二七出，三七出，久久亦一出，久而又久亦一出，即所谓调神出壳，

调神者，令其出入之有度也。若不合于度，则为妄出放逸，而无妙觉灵应。若知合度，调十二时至七日，调一七而二七，至七七，百日千日，不失于久出。久出，危险也。

乳哺婴儿，加持顿入于大定，一定至于九年而一出，则定同于虚空之无极，是曰圆顿，曰还②虚合道。

"乳哺"是仙家之称，"加持"是佛家之称。神入定③，喻怀儿于胎；得定力矣而可出，喻胎出之儿力小也；持空④念而加至久久，喻乳哺儿之大。儿初出时，言神虽离形而暂合虚空；如到大定而常久在定，则永可离形，而同虚空之至极矣。

定至极久，而出亦可极久。

若不能久定，尚近凡夫境界，未入圣流，则不可久出。若以久出而不速入，则必退驰于尘境，而迷为转生。若常久定得定力深，而可离形去智者，方

① 身，辑要本作"神"。

② 还，底本作"圆"，据辑要本改。

③ 定，底本作"宅"，据辑要本改。

④ 空，辑要本作"定"。

可久出。此又调神出定时之危险也。

自是以后,久出久定也可,

久定在内,则已离形去智之久矣。可久出者,虽久出在外,则亦同于离形去智之久,故可久。此时久定,是已出已入后之久定,神通变化愈长向上者也。不比十月胎中之久定,不能出者之有危险在,不能显用其离形也。

倏出倏定也可,六通也能,十通也能,

十通,即六通内所多能之条目,曰十,详后《佛宗语录》中。

千变万化,无所不能。

如重阳真人正月初四日上升时,到南京浚仪桥边劝臧公早修行;又丹州薛公遇于终南,共语分明;又刘蒋村与张公治病,药而即愈;又昆明池而出,空中舞袖轻飘。此皆是千变万化。

此真证天仙佛地之顿法也,所以我说出定之初,即为入定之始。

得定之初,即为出定之始;是出定之始,乃得入定之根基也。从此而入大定,而常久定是也。

谓得大定以后,无有不定之时,

白玉蟾谓“父母未生以前,信有无穷造化,身心不动以后,复有无极真机”是也。

方能解脱神通。我《直论》所谓‘神通境界,毕竟住脚不得’者,此也。穷天地之年劫,止同一定,而亦出也可。

即世尊佛八万四千劫为一定,而后可穷天地,亦为一定也。

正是仙佛以上事,

说仙佛齐肩大事,方云了竟。世之人痴迷混日,谓仙非禅定之所修,谓佛不用禅定而自然成佛，皆彼福力之薄，与仙佛无缘者，焉能知仙佛以①禅定到头如此？

超天地劫运，

如元始天尊，超过天地五劫运，其龙汉初劫；经九万九千九百九十亿万岁，超延康之二劫；经八万八千八百八十亿万岁，超赤明之三劫；经七万七千七百七十亿万岁，超开皇劫之四劫；经六万六千六百六十亿万岁，及超至上皇之五劫。从劫至劫，从天至天，止是吾身，教导人天。此出《洞玄②因缘经》。

无天地无世界、无仙无佛、无形无神、无知无见，

本性如此，已是虚空粉碎，无无亦无矣。

又何必以见有身为言？”

阳神本不专贵于有身，但借显神通，初出能有身之为验耳。神且要还于虚无，即有身而还于无身，方是还虚合道之至妙至妙处，何必拘拘以有身为幸？若拘于中成之果，而非悟性之极。

太一十五问曰：“前之炼精化炁，故曰从无入有；中之炼炁化神，故曰从有入无。前此皆有功夫，后此皆无功夫。既无矣，神出矣。本自然无为之道，又言九年面壁，炼神还虚。何故于此说一‘炼’字？抑亦可以无为言炼乎？”

答曰：“然。自一七定，至二七三七定，至九年定，及佛言加持，即此时‘炼’义也。菩萨修上八地以证佛，即世尊所谓初成正觉，乃至龙宫入定者七日，观菩提树下③入定七日，至二七三七，于乳汁林入定七七四十九日不食。

乳汁林者，亦取喻乳哺之义。

---

① 以，辑要本作“同”。

② 玄，底本作“天”，据辑要本及《太上洞玄灵宝业报因缘经》改。

③ 下，辑要本作“王”。

所以八地加持至九地十地，再加持至十一地等正觉，皆如此。《华严经》所云‘虽证寂灭勤修习，如修如空不动地，佛劝令从寂灭起，广修种种诸智业’是也。

夫修行得生灭灭已，而寂灭成佛。从此初得寂灭，而至永寂灭，全无不动之地。佛故明明嘱人，必要从此初得寂灭道起，勤加修习而趋进。即同仙家得道，出了阳神后，犹加炼为乳哺之功，以趋进还虚无之极处。

前此有为之炼，以十月习定为炼。

仙家转神入定，行大周天，佛家修习入四禅定，皆自有而入无。因其意渐入，故曰有为、曰习、曰炼。

昏沉多，外驰散乱多而内定少，则用炼炁化神法以补其神。神满不思睡，神定不思驰，则昏沉迟散少而渐无，内定多而至得真定。无炁与息，则息无出入，谓之息住；神在定，则性无生灭，谓之禅性无生；此由习定而得渐法所至，故谓之渐。此仙佛如来正修行之渐，非若五祖宏忍门下首座神秀辈，讲经说法，生天生人，兼行世法之渐者可比也。

彼七生天，七生人间是渐；一生天上，一生人间是渐；及止能修十善者，皆是渐也。

一得定而专一在定，

《坐忘论》云："不依一法，而心常住。"

则谓之顿法。以其无世法缘念之间断，

在家者，念父母、妻子等六亲五伦之缘者，谓之世法；出家者，念法眷、念大众之缘而大起尘劳者，谓之世法。着于此念，则间断道法；无此念，而决然从此得至虚无寂灭之极处，方是真顿法。

张紫阳所谓‘顿超无漏作真人’是也。

真人者，高真上圣也。仙修而为真，上升玉清境洞真天位者，曰真人。

后此九年之炼，

后此者，以出神时之后之言。

皆顿法中之定，故曰常定，曰大定，常在大定。

大定者，即生灭灭已也；常在大定，以寂灭为乐矣，无不寂灭者是也。

则纯是一性炯然，自一日至七日，二七三七，三年九年，纯纯全全，顿然在定。《华严经》云：'恒住涅槃如虚空。'又云：'心常正定，灭除觉观，而以一切智觉观，从此不动，入无色定。'①如此而炼，谓之还虚。有为之炼②，全无着处。若执炼义以为有者，则堕凡夫知见，岂天仙宗还虚时之所可语耶？

凡一切诸③有为法，皆凡夫初修时事，即张真人所谓"始于有作"之说。修至虚无，方是得仙。又从仙之虚无，还至虚无之极处，方是天仙。

故世尊云：'虚空界尽，

即仙家虚无之极处。

我此修行，终无有尽。'

佛之修行，亦至虚空尽，而犹不以为尽，故我曰："无有不定之时。"

而《圆觉经》云：'如来圆觉，

圆觉者，觉道圆满，即仙家言虚无寂灭之极处。

本无修习及修习者。'

修习定观觉，犹是有为。故西来肇师云："有为虽伪，弃之则佛道难成。"故初修时，必以所修之法而修习之，以成正觉。及修习者，言炼心息者。息有出入，修习至无出入；心有生灭，修习至无生灭而寂灭，谓之成正觉。从此

---

① 《华严经·离世间品第三十八》云："心常正定，善入菩萨不思议解脱门，于一三昧中出生一切诸三昧故。入九次第定，是菩萨道。所谓离欲恚害，而以一切语业说法无碍；灭除觉观，而以一切智觉观教化众生；舍离喜爱，而见一切佛，心大欢喜；离世间乐，而随顺出世菩萨道乐。从此不动，入无色定。"

② 炼，底本作"念"，据辑要本改。

③ 诸，底本作"语"，据辑要本改。

初寂灭成正觉，修习加持，常住正觉，而圆满无可复加，故无用修习之处。①

如是，则我真虚无矣，真寂灭矣，

初得到虚无寂灭者，何故不言真得？犹是所谓“能造其域而不能久也”。故仙佛皆云一日定，七日定，二七三七、四七五七、七七也。及加至九年以后，不可年劫限，是造其域而能久，乃为真虚无，真寂灭也。

我至天地先矣，

即虚无之极至。

安可以‘炼’字致思议？”

言人不可以“炼”字生疑，而误加有为之功也。

太一十六问曰：“炼炁化神，古今皆言十月怀胎，不知果决定以十月能完胎出神否？请再详之。”

答曰：“十月者，以人世怀胎之例大概言之也。凡人之子在母胎，以无息而至呼吸成，必由十月之久，

无十月之胎者，则炁不为完足。

至成人而后生。化神之炁，大周天之用，自有呼吸而返至无息之初，

言修仙佛者，皆要将此呼吸之息，返而修之。至于如父母初始成胎，未成呼吸无息时，斯亦谓之“父母未生前”也。

亦必由十月而后能无息尽定。一变一化之道，自然之理如是。故仙真度人，即此十月而发明之也。

世人不知历多少岁，而不得仙，无不疑惧。惟真人直指十月，必成神通之理，令人知易趋而进，易修而成也。

---

① “无用修习之处”，辑要本作“故无用修习之法，无修习之处”。

或有不必满十月，只九月八月七月而能出神者，

人有七月胎而生、八月胎生者、九月胎生者，故胎神亦有。

生人亦有。然或有满十月而不出，过十一二月、十三四月、数年、数十年，而后出神者，生人亦有然。

轩辕黄帝在胎二十四月而生，帝尧、夏禹、汉昭帝皆在胎中十四月而生，玉帝在胎一年而生，老子在胎八十一年而生，佛堂弟阿难在胎六年而生，玄帝祖师在胎十四月而生，叶法善①十五月生，张盫真人十八月而生，朱橘真人十五月生，林灵素二十四月生，王重阳真人二十四月生，刘长生真人十三月而生。

甚至胎完大定，愈久而未能出者，何也？此又未知出神之景及出神法，如南岳蓝养素，故如此。此皆李、曹二真人相嘱之法言也。”

又问曰：“何故有不满十月而出？”

答曰：“神炁精明，志念勇猛。昼夜勤功在定，定定相续，无一息一瞬而不在息定，

《元始天尊说先天道德》云：“妙定在恍惚杳冥之中。”刘长生真人云“意不外游，自有禅定②”也。

自然得无息无瞬之不有间断，而大定可易得。得大定之日，便是胎完之日。神胎既就，毕竟景现而出，自然之理也。所以神既定于父母未生前，不可又强留在胎，为不神通之愚夫。借曰生人之胎，孰能留而不出？古人所谓‘果生枝上终期熟，子在胎中岂有殊’是也。”

又问曰：“何故有满十月不出？”

---

① 叶法善，底本作“道力法善”，据辑要本改。

② 禅定，刘处玄《仙乐集》作“神定”。

答曰:"神昏炁滞,志念不猛,一定之间,或昏沉不遣而任其不定,

昏沉者,是神炁疲倦,弱而熟睡。若凡夫到神倦弱时则必睡,而不能勉强以遣。若修定者,即以定可遣而不遣,任其不定,则耽迟火候,而定力微矣。必念念入定,少①遣之可也。

或散乱外驰而任其不定,

散乱是心驰于六尘。心既外驰在尘,受尘迷惑,所以驰于外,则不定于内。不定,即是无火候矣。无定功,何以得神全胎完?故亦不能十月而脱胎。

则定不相续。不常定,则不能入大定。

尹清和真人云"一时一刻,无功无行,是谓虚费"者。

所以《九转琼丹论》云:'又恐歇②炁多时,即滞神丹变化。'如是十月,焉能得定?虽一年年半、二年,或至多年,亦未可量也。

《会真集》云:"不悟冥冥入定禅。神离炁散,子母难圆。阴阳失媾昧玄玄。九载三年,不见壶天。"③

昔世尊在雪山修定六年,昼夜长坐,方得成道。

《普曜经》云"太子苦行精进,行四种禅行,数出入定息。六年结趺坐,亦无覆盖,不避风云,不起经行,大小便利,亦不屈伸。坐不倾侧,亦不倚卧,四季端坐。虽有众难,未曾举手障蔽。树木鹊污身,亦不弃去。诸根不乱,心不恐怖"④是也。

又《金刚力士经》佛言'若于佛事,有不足者,不入涅槃;佛事周讫,乃入涅槃'之说便是。

佛事者,在欲界之人,修离欲事;若色界之人,修四禅定事;在无色界之

---

① 少,辑要本作"以"。

② 歇,底本作"浅",据辑要本改。

③ 壶天,底本作"壶公",据辑要本及《全金元词》改。

④ 此系节《普曜经·六年勤苦行品第十五》之文。

人,修四空禅定事。色界四禅定成者,可入小涅槃;无色界四空禅定成,则入大涅槃;四禅四空俱成,谓之"佛事足,佛事周讫"也。

若人只知十月为期,不识胎之完否,

胎完,即是得定。得定由于入定,不入则不得,未得仙传者则不识。

可不于未定而妄认为定,不宜出而妄出。出无阳神,为其未得定足,不成阳神之故。如是只名走丹,前功尽废矣。"

又问曰:"前功如何得尽废?"

答曰:"既妄出,而不急急专心于入,未得大定,便以少定为足,逐日逐月只如是,更有何日能神定胎完?只在尸解地位小果,

尸解,只神妙而形未能妙,只胜于死者而已。

不得形神俱妙,此世尊所以云是'有余涅槃'。言其趋涅槃而实不能得尽涅槃,故曰'非无余涅槃'者也。修士最宜慎之!"

又问曰:"如何知得是未成阳神,出无阳神?"

答曰:"神定胎完,自有当出之景。不见此景,即是神不宜出。故邱祖真人云:'功之未足,则道之不全。'《楞严经》云:'不恒其所觉,云何获圆通?'所以十月为大概之言,而不可拘也。"

又问曰:"如何得不废前功?"

答曰:"不执于期月,惟定定相续,亦定定增长,息息归无。故邱祖真人以'辊石逆上高山'为喻者,示必谨其难也。盖言一日十二时,似山有十二分高,定得一时,如上得一分高;定得七八时,

清和云:“邱真人熬到七八个时,至九十时,后有两个时辰当不过。”①

如上得七八分高。到此地,步步难挣,毕竟逐时逐分挣上山顶。已到尽处,方有大休歇,大自在,

邱真人所嘱喻教门下者如此。

十二时一周完已。故释子禅宗人亦云‘一句合头话,万劫系驴橛’是也。

此得十二时,全无昏睡,即所谓“我能使得十二时”者是也。

日日如是则胎就,神出景到,阳神见景而出,安得废功?景未到,必废功,故曰切不可出也。既在高山上顶,顿然独立三年,而往真趋大定,无不定,而亦不知有定无定,无驴无橛,而寂灭为乐,大事方了。”

又问曰:“既要入定,何故又要出定?”

答曰:“不入不神通,

不能成神通也。

不出不神通,

不能显用神通也。

出而不入失神通,

已成之神通,出而不速入,则初定而易动,悖却十步百步之说。着于尘染,虽已成神通,而亦可失。

于是神通必要调出调入。又至九年一定之后,劫劫如是,始为纵横天地之能事也。”

---

① 《真仙直指语录·清和尹真人语录》:“又云:俺曾计较,一日十二时中,初时八个时辰不教昏,后至九个时辰,外有两个时辰,须当不过,不敢放令自在,昏些少。恁般过日月,自后七八日全不合眼,只吃二三分饭。虽炼睡,亦炼心,若不炼心不济事。”

又问曰:“阳神之定如此,阴神之定同否?”

答曰:“入定之法略同,而定中之得失大异。

阴神阳神之初修初证不同故也。

何由异也?是异在昏迷,而不在散乱,以散乱则不在定也。

此不定,则不可分别定中之景象也。

然阳神在定中或有少许昏沉,

在初入定时,循环之机所必有者。

则迷歇大周天之火候。斯时也,六种震动自现,

眼有金光,耳后有风生,鼻有气搐,脑后有鹫鸣,身有涌动,丹田有火珠驰骤,是为六种。

阳炁自来,

即丹田中之金丹大药也。

阳神自觉,

能自离昏沉而自觉也。

所以不致久昏久迷,而能孤明独照。

此五句,是万古圣真未泄之机。

阴神之动者,其元精元炁不足,则不知其动机而修补之。或亦有知动者,又不知其当补之时,不能足炁,不能不死,故定亦不成阳神,只名阴神之定。所以阳炁无从得,六种不震动,妙觉不灵应。入定之久,定中或有宿念之根尘未净,迷而不觉,如鱼在水中则忘水,逐境不返,如人在境中则忘境,

迷堕于境矣。

此身在此,而灵性已驰入别胎壳去矣。

《胎息经》云:“神去形离谓之死。”六祖卢能亦云:“性在身心存,性①去身心坏。”

昔《楞严经》云:‘所穷空,不尽空理者,为不回心钝罗汉。若从无想诸外道天穷空不归,迷漏无闻,便入轮转。’②正言定中之失而有异者如此。今略举定中之失者一端,而例知其余。《华严经》有云‘如歌罗逻入胎藏时,于一念间,识则托生’是也。世人又传一禅师留记云:‘昔日无为子,今朝却姓陈。’在定之僧为前身,随洪福之念,生陈太守为后身是也。到得后身数尽,或有能回定于前生者,无为子是也。或有不能回定而在异类者,云光和尚堕于牛中,而直受之不能辞是也。

云光好吃牛肉,有高僧劝之勿食,莫趋此轮回之境也。云光答曰:“我食而弗食。”高僧曰:“你可做而不做。”光不信。死为牛,耕于田。耕不了,力不堪,犁不下,汗不止,喘不休。高僧去视之,呼曰:“云光,云光。”牛则立而仰视。高僧曰:“你当初食牛时,我曾阻你。你答食而不食,言但口食而心不食。我说你可做而不做,可是身做而心不做否?”光跪而泣诉曰:“恨不听师之言,始知心既做此,身不得不做者矣”③

此皆可防之危险也。夫阴神学者,得定而能自出者,固有人矣。其不能自出者更多,所以禅人在定,每④用护法侍者。于此定久,则必惊⑤响之声以出之,

如声闻之义。不及阳神者,初出时能调出调入,必能自出也。

盖防此识念托生之危者。纯阳真人亦常言之:‘免颠危,要人叫。’

---

① 性,底本作“神”,据辑要本及《坛经》改。

② 《楞严经》云:“此等穷空,不尽空理,从不还天圣道穷者,如是一类,名不回心钝阿罗汉。若从无想诸外道天穷空不归,迷漏无闻,便入轮转。”

③ “今始知”句,辑要本作“今始知身既做此,不得不做矣”。按:《林泉老人评唱丹霞淳禅师颂古虚空集》载:“旧说云光法师坦率自怡,不事戒律。志公谓曰:‘出家何为?’光曰:‘吾不斋而斋,食而非食。’后招报作牛拽车于泥中。志公召曰:‘云光。’牛举头。公曰:‘何不言拽而非拽?’牛堕泪号咷而逝。”

④ 每,底本作“无”,据辑要本及上下文义改。

⑤ 惊,辑要本作“击”。

“免颠危”有二义：一者是初习定时，饥渴索饮食时，令不起烦恼；二者是迷定而入于昏沉，若用声以出之意。阳神原无迷者，古圣真教人谨①密如是。

习定者，可不警省之哉！”

又问曰：“定法如何是同处？”

答曰：“最上一乘，仙佛阳神，始初以⊙为宗，

凡语中遇一○，则直呼作“圈”字；遇一·，则直呼作“点”字；遇一⊙，则直呼作“圈点”二字。方可便于记念，与前第十问语同，与后《佛宗》语句亦同。

行住坐卧之间，

行住坐，则初关、中关皆有之；惟卧，是初关百日内有之，中关十月以后全无。今此乃顺口统言者，切不可拘执。②

不离这个⊙。其行也不离一○，佛谓之‘游戏三昧’；其住也不离一·，佛谓之‘禅定三昧’。

《华严经》谓正定中受用为三昧。

有此⊙则化阳炁，

即炼精化炁时之火候。

无此⊙则化阳神而还虚，

即炼炁化神时之火候，及神还虚无之极者皆是也。

证无余涅槃矣。彼阴神及四果人，棒喝拂指，直指单传者，亦以此⊙为

① 谨，底本作“说”，据辑要本改。

② 此注从辑要本，底本有讹夺，故语意不清，似有误，姑录之作参考：“行住坐卧，则初关、中关皆有之；惟则是初关百日内有之，中关十月以后全无。此乃顺口统言有，切不可拘执。”

宗。行住坐卧,不离这个。

离了这个,则必①外驰,而不在于定。仙家不能入定中化神,佛家不能入于常定中见性而成佛者也。

行不离○,住不离·,亦自有⊙至无⊙,此言其大略似同处。第仙佛正法,禅定之行住⊙,本乎自然。道君言'一切诸法,皆空寂相',佛言'随顺寂灭境界'是也。祖师禅及四果所宗之行住⊙,实由强制。但看高峰禅师所说'忍饥',寿昌、金粟、三峰三和尚等所说'吞声忍气',及'气急杀人'之语,可见此阴神比阳神似同而实有不同之妙。学仙佛者,不可执此便为全同。大用止乎如此,则轻视仙佛,等之和尚、凡夫禅矣。当精求所以六种震动、阳炁自来、阳神自觉之妙,而后可谓之胎神、见性、真定。"

太一十七问曰:"仙佛既同一道一修,而又有食荤食素之异,得无毕竟有戒无戒之不同乎?"②

答曰:"斋戒俱同。③ 斋者,斋其心志;戒者,戒其贪性。

有口斋,有心斋,有胎斋,有花斋,有长斋,有短斋,有修上清斋,金箓斋,三元斋,三七斋,庚申斋,甲子斋,本命斋,忌日斋,朔望斋,五腊斋,三辛斋,报本斋。有三洞众戒,三戒五戒,六戒七戒,八戒九戒,初真十戒。十二可从戒,十四持身戒,二十四戒,二十七戒,三十六戒,正一七十二戒,升玄内教一百二十九戒,洞玄上品四十戒,中品六十戒,下品八十戒,共一百八十戒。又上清三百观身戒,洞神七百二十戒,玄都历律文天尊十戒,千二百威仪戒,金纽太清阴阳戒。

---

① 必,辑要本作"心"。

② 整理者按:太一第十七问是太一与伍冲虚仙佛戒律之问答,冲虚主要引用道佛典籍戒律之文以答,底本与辑要本详略各有不同,异文极多,势必不能一一出校。虽重视底本之文,但底本之略则以辑要本之详以补之;虽辑要本之略也不轻弃,则以脚注全录之。

③ "斋戒俱同"至"三洞众戒"辑要本作:"斋戒俱同而更严密。天德清净纯素,人不斋戒清净,不合天之德矣,安能证居帝圣仙真之位乎?子盍观之《道藏》内,有《太上洞玄灵宝业报因缘经》云(原注:人造善业则有善报,造恶业则有恶报。)太上道君言:始自发心,终于极果。念念不舍,持戒不犯,上下有异。"

《太上虚皇四十九章经》之《斋戒章》云：‘天尊曰：

此元始天尊所说之经也。①

斋戒者，道之根本，法之津梁。子欲学道，清斋奉戒。念念真正，邪妄自泯。一切众生，舍清净域，耽嗜荤膻，而以触法。譬之饿鬼啖食死尸，火烧饥肠，无有饱满。又如蝇虫，争夺臭腐，妄为膻香，而以触法。三宫溷浊，六腑不净，尸魄欣昌，乐于死地。子当割嗜欲根，入清净境。无作诸苦，无造诸恶。无生诸见，无起诸邪。子观戒文，同世律法，欲有所犯，慎金木刑。子于戒文，精意奉持，凛然在前，如对所畏。秉心正严，灭一切想，谛听不二，可会正真，是吾弟子。’《苦乐先后章》第十八，天尊曰：‘学道之士，断诸爱欲，却绝肥鲜，长斋清肠，研味至道，是为苦中求乐。能知其苦，不见其苦。吾道苦而后乐，众生乐而后苦。吾今告子，当明慎之！’《不杀章》第二十，天尊曰：‘子欲学吾道，慎勿怀杀想。一切诸众生，贪生悉惧死。我命即他命，慎勿轻于彼。口腹乐甘肥，杀戮充啖食。能怀恻隐心，想念彼惊怖。故当不忍啖，以证慈悲行。’《清净章》第二十一，天尊曰：‘学道之士，以清净为本。长斋渺思，啸歌太无。睹诸邪道，如睹仇雠。② 远诸爱欲，如避臭秽。除苦恼根，断情爱缘。冥冥浊海，自得净界。如白莲花，生淤泥中，亭亭出水，不受污染。五脏清夷，三田草素③，太玄真人，自与子邻。’

子者，天尊指妙人而言，前“子等行真”皆同。④

《洗心章》第二十六，天尊曰：‘六根不净，当洗其心。心不受垢，自无诸秽。’《元始洞真报恩成道经》，元始天尊言：‘孝道慈悲，好生恶杀。食肉饮酒，非孝道也。’《灵宝出家因缘经》道言：‘勤修行业，长斋奉戒。精研上道，转神入妙。念念增进，永不退堕，克得道真。’《太上洞真智慧上品大诫》云：‘修斋求道，皆当一心，请奉十诫。’又云：‘长斋奉诫，自得度世。’⑤《洞真智慧大戒经》天尊言：‘不杀不淫不盗，减酒节行，调和气性。’又云：‘人不持戒，

---

① 此注语底本缺，据辑要本增。

② 雠，底本作“售”，据辑要本及《道藏·太上虚皇天尊四十九章经》改。

③ 草，辑要本作“革”，《道藏·太上虚皇天尊四十九章经》作“华”。

④ 此注语原缺，依辑要本增。

⑤ 自“元始洞真”至“自得度世”一段底本无，据辑要本补。

则智慧不通。’《元始天尊说九真妙戒》云：‘不杀不淫，不嗔不二，奉戒专一。’《虚皇天尊十戒文》云：‘不得杀害含生，以充滋味。不得淫邪败真，不得饮酒食肉。’[①]《洞玄灵宝因缘经》云：‘此十戒者，自三清以下，乃至十方上圣真仙，莫不皆由持此戒也。’又云：‘众生饮酒食肉，致生病恼，弥益罪根。吾不饮不食，抱道自然，变化无方，长生不死。’《太上十二品法轮劝戒经》元始天尊言：‘欲受戒时，先须清净。受真戒者，不得屠杀，不得邪淫，纵恣嗔怒，不得饮酒食肉，使戒根牢固如玄都山，戒相端严如玉京殿，戒德光明如琉璃珠。’《太极真人二十四门戒经》云：‘戒约烦恼，隔绝魔心。努力勤修，早求解脱。’《老君二十七戒》云：‘戒勿费用精神，戒勿食含血之物，戒勿忘道，戒勿杀生，戒勿为诸恶。’《老君五戒文》曰：‘戒者，防其失也。’又《化胡经十二戒》云：‘戒饮酒，戒食肉，戒淫，戒语，戒恚怒。’《洞玄灵宝千真科戒》云：‘出家不交世俗，不作有为功德；静思入定，降伏外魔，名为净戒。’《玉匮明真科戒》云：‘弃色断情，长斋持戒。’《灵宝元阳妙经》云：‘有持清净法戒者，则得真道。’《太微彻视经》云：‘学道修真，念念持斋。心心不退，归心于寂，直至道场。’又云：‘学道者，不勤行业，不修斋戒，难达至真。’《玉皇本行集经》云：‘奉戒持斋，冥心大道。’《七百二十门要戒律诀文经》云：

此戒文经名也。[②]

‘长生神仙，要在清斋。志学之士，急务修斋。斋真斋心，守戒为主。主以制心，悉当清斋，以戒情欲。一切含[③]生，智愚不同；一识既动，无端竞兴。外来曰动，内住曰寂。来不惊寂，去不劳动。动而不劳，不离寂也。寂而不惊，不疑动也。寂照明彻，故无惊疑。无惊疑者，常乐常住。住无所住，为而无为，为道之最。’又曰：‘变化无穷，由悟守一。守一须资，惟戒为急。持之不亏，邪不得入。自然混合，与道同真。由戒入道，故谓之门。普劝行人，悉令持戒。究竟归根，同成正道。识悟既明，终持一戒。’一戒者，惟戒于心，不起他念也。《胎息伏阴经》云：‘若不持戒行，未入胎息，岂得合神？’《太微灵书紫文仙忌真记上经》云：‘人虽有仙相，复有败仙相者。十条犯而败之，亦

---

① 此段底本作“不得欲众生，以充滋味”，据辑要本补。

② 此注语原缺，依辑要本增。

③ 含，辑要本作“贪”，据《道藏·三洞众戒文》改。

不得仙矣。一曰淫，魂液外漏，精光枯竭，神焦魄散；二曰酒，魂忘本室，魄游怨宅；七曰勿食肉，食则神不守真，魄生邪勃；九曰勿杀生，以罪求仙，仙甚难也。'《太上灵宝大乘妙法莲华真经》，

昔世尊得仙授《妙法莲华经》而成佛，故后亦说《妙法莲华经》云：佛告菩萨，天人四众，吾四方求法时，有仙人言有大乘，名《妙法莲华经》。我即随仙，精勤给侍，令无所乏，令我具足大波罗密，成等正觉。又曰：昔者仙人授佛妙法，如来因之遂致成佛是也。后人讲此经者，谓仙即阿私陀也。

其《七伤品》有①：'第一之伤，带真行伪，淫色丧神，魂液泄漏，精光枯干，气散魄零，骨空形振，神泣穹府，上闻天关，真仙远游，则与凡尘结因，土府同符，岂复得仙？第二之伤，外形在道，皮好念真，而心抱阴贼，凶恶内臻，愿人破败，嫉能妒贤，口美心逆，面欢内嗔，形论得失，妄造罪原，毁慢同学，攻伐师友，三官所记，标为恶门，仙真高游，邪魔攻身，走作形影，飞散体神，故令枉横，极其恶深，考满形灰，灭于九泉，徒有玄名，岂保自然。第三之伤，饮酒洞醉，损气丧灵，五府攻溃，万神振惊，魂魄飞散，内外朽零，本室空素，赤子悲鸣，真仙高游，邪魔入形。如此之学，徒损精神，虽有玄机，空失玉名，神升上宫，身灰幽冥，恍惚求延，年焉久停？第四之伤，行不引物，贵人宗医，心忽口形，骂詈无常，瞋喜失节，性乖不恒，炁激神散，内真飞扬，魄离魂游，九红尘埃，五府奔丧，皆由性之不纯，行之不详，真仙高游，外痾入形。如此之学，将欲何蒙，虽有玄图，不免斯殃。第五之伤，或有玄图表见，得授宝经，或偶遇灵师，启授神文，而不依科盟，形泄天真，未经九年，投刺名山，使青宫有录，金阙结篇，使传于人，流散世间，轻真泄宝，考结己身，图有玄名，反累七玄，仙道高游，身死幽泉，长充鬼责，万劫不原。第六之伤，身履殗秽，灵阙失光，五神飞散，赤子蹇扬，邪魔来攻，内外交丧，如此之学，望成反伤，真仙高逝，空景独殃，沦于混浊，仙胡可望？第七之伤，啖食六畜之肉，杀害足口之美，尸气充于脏腑，伐生形于非己，真炁扰于灵门，游神骇于赤子，魂魄游于宫宅，浊滞缠于口齿，仙真登高于玉清，己身沉顿于地里，图有玄名于帝

① "其《七伤品》有"，底本作"《金科玉律》云"。此下戒文据底本整理。

简，亦不免于不死。’①元始天尊曰：‘为学之本，当以七伤为急。不犯七伤之禁，将坐待灵降，白日升宸。如外勤好学，内不遣于七伤者，此将望成而反败，期生而反亡，故上学有七伤也。’②又云：‘学道者，要在行合冥科，然后始涉大道之境。若自不能，徒劳于风尘，无益生命之修短。’③诸经言斋戒者如

---

① 按：此段原文出自《道藏·上清玉帝七圣玄纪回天九霄经》（简称《九霄经》），底本以为出自《金科玉律》，辑要本则称出自《太上灵宝大乘妙法莲华真经》。辑要本系删简原文为："有一之伤，带真行伪，淫色丧神，魂液泄漏，精光枯干，气散魄零，骨空形振，与凡尘结因，玉府同符，岂复得仙？二之伤，外形在道，皮好念真，而心抱阴贼，凶恶内臻，三官所记，标为恶门。三之伤，饮酒洞醉，损气丧灵。七之伤，啖食六畜之肉，杀害足口之美，臭气充于脏腑，真气扰于灵门，图徒有玄名帝简，亦不免于不死。"又，底本与原文《九霄经》异文颇多，尤以底本讹误不少，若细校必致繁琐，故录《九霄经》原文，以资对勘。《九霄经》云："第一之伤，带真行伪，淫色嚣神，耗液泄漏，精光枯干，炁散魄零，骨空形残，神泣穷府，上闻天关，真仙远游，魔魅来干，自与幽阴，玄纪除名，九狱结因，六天相亲，沦苦无极，岂复得仙？第二之伤，外形在道，皮好念真，而心抱阴贼，凶恶素坚，愿人否败，嫉能妒贤，口美心逆，面喜内瞋，形论得失，好结罪源，毁谤同学，攻讦宗根，三官所记，标为恶门，仙真弃置，邪魅附身，走作形影，飞散体神，故令枉横，极其恶缘，考满形灭，魂沉九泉，徒有玄名，岂保自然？第三之伤，嗜酒好醉，损炁丧灵，五府乱溃，万神振惊，魂魄飞散，内外朽灵，本室萧索，赤子悲鸣，真仙高逝，魔精入形，如此之形，徒积精诚，虽有玄纪，竟失玉名，神拘六宫，身灰幽冥，以此求延，年焉久停。第四之伤：行不弘洁，责人宗敬，心忿口骂，好为斗竞，瞋喜失节，性不安定，炁激神散，内真飞迸，魄离魂游，自致灾病，年寿颓尽，皆由于性，真仙高游，众疾来伤，虽有勤学，不免斯殃，望仙日悠，地狱日长。第五之伤，或玄图表见，得受宝经，或运遇灵师，启授神文，而不依科盟，形泄天真，未经九年，投刺名山，使青宫有录，金阙结篇，便传于人，流散世间，轻真泄宝，考结己身，徒有玄名，反累七玄，仙道高游，身死幽泉，长充鬼责，万劫不原。第六之伤，身履殗秽，形影不香，内无清虚，外无兰芳，道不降真，神不居房，炁扰精浊，灵元失光，五神进散，赤子飞扬，邪魔来攻，内外受殃，以此而学，望益反伤，仙真高逝，尸躯独行，沦没不救，仙胡可成？第七之伤，啖食含血之肉，杀害供口之美，膻腥充于脏腑，伤生残于非己，真炁扰于灵门，游魂骇于赤子，魂魄逝于宫宅，秽浊缠于口齿，仙真远弃于云霄，己身沉顿于地里，徒有玄名帝简，终不免于形死。"

② 此段底本节文，据辑要本补。《九霄经》原作："高圣帝君曰：为学之本，当以七伤为急。既得瞻盼洞门，披睹玉篇，不犯七伤之禁，将坐待灵降，白日升晨。如外勤在学，内有违于七伤者，此将望仙而反败，期生而反亡，希吉而反凶，期飞而反沉。灵仙游于高清，五神散于八荒，赤子号泣于中宅，游魂悲鸣于玄空。故仙相有成败，上学有七伤，笃尚之士，熟精其真。"

③ 此段底本无，据辑要本补。《道藏·上清洞真智慧观身大戒文》："太极真人曰：夫道要在行合冥科，积善内足，然后始涉大道之境界耳。自弗能尔者，皆为徒劳于风尘，无益生命之修短也。"

此。又太极左仙公云：

仙公是天官职位之称。

‘学道不修斋戒，亦徒劳山林矣。’戒者，戒诸恶行。若不持戒，道无由得。[1] 葛仙翁曰：‘学道修仙，先修戒行。’叶法善从太极紫微左仙卿，下降在胎，十五月而生出胎，天然不茹荤。吕祖律诗云：‘斋戒兴功成九转，定应入口鬼神惊。’又云：‘斋戒饵之千日后，等闲轻举上云梯。’《敲爻歌》云：‘斋戒等候一阳生，便进周天参同理。’刘海蟾《至真歌》云：‘但知恬淡无思虑，斋戒宁心节言语。’王重阳祖师云：‘寂然刀圭根本，斋戒换西东。时中十二，常常觉照，内调神炁玉炉功。’[2]又云：‘酒饮清光滑辣，肉餐软美香甘。世人迷误总无厌，个个临头路险。独我悟来口远，惟予省后心嫌。十分戒行愈精严，没分酆都赴点。’又云：‘受寂寥餐素。’又云：‘性乱因醪误，精枯缘色妒。’又云：‘化道王三已弃家，豕羊滋味久相�（音渣）。’又云：‘大凡学道，不得杀盗。饮酒食肉，破戒犯愿。’张静虚天师《心说》云：‘斋戒，以神明其德。’邱长春祖师云：‘去声色，以清净为娱；屏滋味，以恬淡为德。’马丹阳真人云：‘优游恬淡养真人，不须酒肉与荤辛。酒为乱性之浆，肉为断命之物，直须不吃为上。’又云：‘我在俗时，秤肉斗酒不厌，而今已戒十数年矣。他如食肉饮食，亦可做得神仙，只是较迟了些。若人心不怀道，又嗜酒贪膻，徒恣口腹，罪报难逃，终为下鬼。’又云：‘分明说与出家人，斋戒须知厌五辛。’

盖“荤”字从草，则知戒五辛为最矣。

又云：‘垢面蓬头摧壮锐，粗衣淡饭远轻肥。’又云：‘奉劝同流听仔细，断荤守戒全容易。’又云：‘腥膻未戒，断了慈悲。’又云：‘腥膻戒尽常餐素，挂体唯麻布。待百朝锁钥重开，效吾师内顾。’又云：‘全戒腥膻及戒辛。’又云：‘斋食不可美之又美，更何须异馔多般，但一味而已。’王栖云真人云：‘酒肉吃了，便可飞升，也休吃。’白玉蟾真人云：‘辟谷断荤。’萧紫虚云：‘闭关绝俗及腥膻。’陆师云：‘大戒三百，以杜未兆之欲。’萨真人云：‘道法于身不等闲，

---

① “由太极”至“由得”底本无，据辑要本补。

② 此句底本作“寂默刀圭根，斋戒换西东。时中十二常觉照，内调神炁玉炉功”。据辑要本及《鸣鹤余音》改。

思量戒行彻心寒。十年铁树开花易,一入酆都出世难。'李云卿真人云:'上真高仙,必须精持戒行;来问道者,皆赠以绝欲断荤四字。'是众仙翁之言斋言戒者又如此,未尝不言斋戒也者。所以我祖师北七真皆斋戒,即于现在世而速成道。我所以独言斋戒之同于佛宗者,亦以北七真此证有在也。后之人学道之志不笃,修行之念未真,故不以斋戒而浴德。又且无由见藏教经录之为诫,故不知斋戒为首务。倘有夙缘,继起于邱真人之门,而欲修天仙者,不可不遵天律,自斋戒始。"

又问曰:"佛宗戒杀戒荤之说云何?"

答曰:"《梵网经》云:'佛言:若自杀、教人杀,乃至一切有命者,不得故杀,是菩萨应起常住慈悲心,方便救护一切众生。而反恣心杀生者,是菩萨波罗夷罪。'

波罗夷,此云弃,言永弃佛法也。外十重戒之一。[1]

又云:'一切肉不得食。夫食肉者,断大慈悲佛性种子。是故一切菩萨,不得食一切众生肉。食肉得无量罪。故食者,犯轻垢罪。'

轻垢,此云点污净行为垢。四十八轻垢之一。[2]

《楞严经》云:'其心不杀,则不随其生死相续。杀心不除,尘不可出。如不断杀,必落神道。当知是食肉人,皆大罗刹鬼。'又云:'不蹋生草,何取众生血肉充食?'《楞伽经》云:'大慧白佛言:愿说食不食肉功德过恶,令众生慈心相向。各于住地,清净明了,疾得究竟无上菩提。佛告大慧:有无量因缘,不应食肉,我今略说,一切众生,从来辗转因缘,常为六亲。以亲想,不应食肉。令修行者,慈心不生,故不应食肉。以杀生者,见形起识深味着,故不应食肉。彼食肉者,诸天所弃,故不应食肉。令口气臭,

---

① 此注辑要本作:"波罗夷者,此云极恶。谓杀生者为极恶之人,永弃绝于佛法之外,不得称为佛子菩萨也。此是十重戒之一。"

② 此注辑要本作:"轻垢者,此东土云玷污净行为垢,较前十重则轻。此乃四十八条轻戒之一耳。"

凡食膻,则口吐膻气;食腥味,则口吐腥气。故不得证清净地。①

故不应食肉。空闲林中,虎狼闻香,故不应食肉。

闻香者,闻腥膻之气也。人本不腥膻,若食腥膻之肉,则人身始有腥膻之气,虎疑为腥膻之物而食之。世传言虎食人,见人足而泣,始知为腥膻之误也。②

凡食,作食子肉想,不应食肉。听食肉者,无有是处。

此言上乘、大乘、二乘、四果、凡夫俱戒食肉。若许修行食肉,则败修行功德。故于五目禅类,皆无是处。③

我说一切悉断,如来应供等正觉,尚无所食,

到等觉地位,则斋素饮食尚且全然不食。④

况食鱼肉。视一切众生,犹如一子,是故不令食子肉。'⑤由此三经观之,捷见身心切害,则知不可不戒杀诸生,戒食诸肉。而仙佛之贵于必戒者,大

---

① 此注底本无,据辑要本补。

② 此注底本无,据辑要本补。

③ 此注底本无,据辑要本补。

④ 此注底本无,据辑要本补。

⑤ 《楞伽经》卷四:"大慧菩萨说偈问已。复白佛言:惟愿世尊,为我等说食不食肉功德过恶,我及诸菩萨于现在未来,当为种种希望食肉众生分别说法,令彼众生慈心相向,得慈心已,各于住地清净明了,疾得究竟无上菩提。声闻缘觉自地止息已,亦复逮成无上菩提。恶邪论法诸外道辈,邪见断常颠倒计着,尚有遮法不听食肉,况复如来,世间救护,正法成就,而食肉耶?佛告大慧:善哉善哉,谛听谛听,善思念之,当为汝说。大慧白佛:唯然受教。佛告大慧:有无量因缘不应食肉,然我今当为汝略说。谓一切众生从本已来,展转因缘常为六亲,以亲想故不应食肉。驴骡骆驼狐狗牛马人兽等肉,屠者杂卖故不应食肉。不净气分所生长故不应食肉。众生闻气悉生恐怖,如旃陀罗及谭婆等,狗见憎恶惊怖群吠,故不应食肉。又令修行者慈心不生,故不应食肉。凡愚所嗜臭秽不净无善名称,故不应食肉。令诸咒术不成就,故不应食肉。以杀生者见形起识深味着,故不应食肉。彼食肉者诸天所弃,故不应食肉。令口气臭,故不应食肉。多恶梦,故不应食肉。空闲林中虎狼闻香,故不应食肉。令饮食无节量,故不应食肉。令修行者不生厌离,故不应食肉。我尝说言,凡所饮食作食子肉想,作服药想,故不应食肉。听食肉者,无有是处。"

约皆同于此。"

太一十八问曰:"仙教中有以点化成银、服食升仙为言者,佛教中不言此,必此为仙佛之所以异乎?"

答曰:"不异。然不异亦有所征,由佛所言点化服食之说,在《华严经》①久矣。经之七十八卷云'有药汁名诃宅迦,人或得之,以其一两变千两铜,悉成真金'者,此点化之言也。又曰'有药名大莲华,其有服者,住寿一劫',又云'人服延龄药,长得充健,不老不瘦'者,此服食之言也。

《华严经》,云至大至尊之经,所说不可不信。此佛教化菩萨修佛之法,乃有点化服食之说。若对未除贪欲之凡夫,则不言也。故后世凡夫小乘,终不能悟此理。

仙之言者,合言之,曰点化服食;分言之,点化言外事,服食言内丹。

抱朴子云:"不得金丹不得仙也。但服食草药杂类,而不得还年要术,终无久生之理。"

若以外事为可服食升仙,则许旌阳真君首言服食飞升者,不必言'脐间元炁结成丹,谷神不死因胎息',于《石函记》中不必言'元精药母',于《可惜许》歌中不必言'男子修成不漏精,女子修成不漏经'。

女子之经,为生人之始信,亦为自修成仙佛之信。② 故女修者曰"斩赤龙",为反经成气,与男修返精成炁者同一理也。

此皆言内丹之理,则外事服食,不足飞升也可知。

张果真人云:"世上铅汞,只有变化五金之功,无能延命长生之理。"海蟾之徒马自然真人云:"九转灵丹非五金,若无神授恐难寻。"元阳子云:"未见服食之人,得终天命,皆见少亡,被所惑而自误也。"

---

① 《华严经》,底本作"《楞严经》",误,据辑要本改。

② 信,底本作"性",据辑要本改,后同。

所以但称为点银之仙术，则知非为身心性命升仙之道也。

许真君《药母论》云："丹道者，非人间五金八石、硃砂水银之所为也。"先天故为元始精。又荆山丈人，解悟炼石之道，无他妙也。在委羽山能炼石成水，以石水服之，不①能飞行虚空也。炼石虽妙，固小术耳。《了明篇》云："身中尽有延年药，可惜愚人向外寻。"

若必以外事言服食，今亦举其似者一言之。比如升打之灵药，皆金石类之所成也，有服之以治愈疡梅疮，

予以灵药治疡梅疮，七日愈。十日、半月、一月，而后得除根全愈者。

治愈结毒者，

疡梅疮，服轻粉而发毒者。

治愈痔漏者，

痔漏多年不愈，脓水不止者，名曰漏。凡九窍有大疮者，皆曰痔。

治愈膈噎者，

食膈止于口而喉不咽，或咽过于喉而即返吐出者。我邱真人门下法眷有奇药，每服五厘或七八厘，甚极者不过一分末为一服，止用三服或四服、五服即全愈。

皆有痊效，使病不促寿算，而身可复生而久安。病痊则立速止，多服则害大。

此以上一段，皆言金石灵药之所用。

唐宋多君，妄信方士之诡言，

方士者，游行十方之士也。有此二等：一者是弃家学道修仙，诚心苦志，岩栖穴处，戒行精严，遍访仙师而游十方，不与世人交游，不为世法染缚，此仙佛修行之种子也。二者是邪道光棍，原无自修之志，又无教人之能，或为

① 不，底本作"即"，误，依辑要本改。

衣食所逼，或犯律罪而逃，奔走十方以资身口之需，以施拐骗之局。遂使世之愚人，贪财者受其炼银点化之害，贪色者受其采取女鼎之害，望长生不死、常享富贵者受其服食之害。①

以金丹外药可服食，服之不已，而求长生。

九霄君降下谓刘泓曰：世人谓至药服饵，望长生不死；不知金丹诸石药，有大毒在中，服之者，从羲轩以来，万不得一，未有不死者。②

中大③毒而身裂，而促算速毙，又可鉴也。

《丹论诀旨》云："若大丹用石药杂气，即有大毒，不堪服食，能不食者为妙。强服致枉夭者，百即百矣，谁能免一不夭？受毒者宜用解毒药，须宣泻，防已葵菜甘草汤渐出之。"元阳真人《大丹篇》云："服丹，火毒发，速以甘草煎浓汁，日夜渐呷之，即解火毒。"

故《本草》有云：服金石药多而中毒者，以麦门冬汤解之。

所谓用麦门冬，去心六两，人参四两，炙，甘草二两，三味共末蜜丸，梧子大，日再服二钱，米饮汤空心下。

又云：凡丹石药服过多，致食不下者，以莺粟壳和竹沥煮粥，日食之而安。

丹经云："有人服丹砂、乳石、硫磺、紫粉等毒发者，应服保仙丸，可救性命。"又云："四象未全不可服。如误服者，觉毒发不安，急服伏龙肝汁、甘草汤、生④绿豆汁，遂可不死。"

又方云：如服金石药，中毒发疮者，以白矾末一茶匙，将冷酒调下，三服愈。

---

① "望长生"一段底本有错讹，据辑要本改。
② 此注系节《玄解录·辨金石药并去毒诀》文。
③ 大，辑要本作"火"。
④ "生"字底本无，据辑要本及《玄解录》补。

《还丹众仙论》云:“解丹毒方①,有名驭丹散者。用麦门冬、天门冬,各去心,净四两,熟地黄五钱,甘草一两,人参三两,白茯苓二两,紫苑二两半,去芦头,地榆三两半,大赭石一两半,海藻一两半,山枝子四两半,共末。每服二钱,米饮汤空心下。”

即以诸天真仙圣真,有解服食丹毒之方药,及医家俱有解服食石毒之方药,而备观之,则丹药不可轻易服食为仙,又当知也。虽服之者,有仅可救病延年之功效而已,犹且难遇。于升仙脱胎,神通变化,通天彻地之能曾无有,服之果何益哉?钟离祖云:‘访仙求友学烧丹,精选硃砂炼大还。将谓外丹化内药,原来金石不相关。’又云:‘内里明时是至真,外边入者即非亲。若教异物皆轻举,细酒羊羔亦上升。’吕祖云:‘可惜九江张尚书,服药失明神气枯。不思还丹本无质,翻饵金石何太愚?’《太清修丹秘诀》云:‘天地鼎炉却在身,阴阳不测谓之神。元炁飞霜成九转,还丹本是太和精。’皆言服外物为理之必无也。”

《妙解录》云:今时好事者,大修炉火金石为丹服食,往往为药所误,医救莫及,所为无非自戕之捷径也。《丹论诀旨》云:切不可信八石、三黄而误用之,盖本非长生之药。若硫磺有软铜铁之功,砒石有杀虎豹之能,岂堪服食而不为物害哉?又有用曾青、雌黄、雄黄,杀水银令死已成为丹,亦非服食之理。此世人互相谬传者,非圣真之良药是也。

又问曰:“既言仙佛皆有服食之说,是的言其有;又言服外物为理之必无,是决言其无。两其说之不同。何也?”

答曰:“非不同。因问②二氏之故,则述其皆言。因古之有病者则用治,无病者不用治,故古仙不用者更多,而用之者少也。故详辨之曰‘无能升仙,只可治病’。然仙佛言有服食,如治老病与疮毒之异症,只求救死而延其年于暂,非为冲举、神通变化超劫之计。服食之而后内炼金液还丹,如张天师之自修,与茅真君度二弟,及佛说延寿一劫者。观之,可知其半。愚人遂弃

① “解丹毒方”,底本作“解毒丹方”,据辑要本及《还丹众仙论》改。

② 问,底本作“闻”,据辑要本改。

其所实用之内，而惟说服外者，自愚之甚，而又愚他人故也。且仙是本性，以见性而成仙。出而显神通，亦性之灵运而神者也。外物只可助形体而除病救死，不能见性神通，此理人之所晓。后学闻此，可不如是而究之乎？今又指其内丹书之言服食者究之，曰：‘饮刀圭，窥天巧。’又曰：‘一粒金丹吞入腹，始知我命不由天。’又曰：‘朝服一刀圭，暮即生羽翼。’又云：‘只吞一粒金丹药，飞入青霄更不回。’王重阳真人云：‘修持如会识金丹，只要真灵本性在。’马丹阳真人云：‘烹丹鼎，下丹结，中丹热，大丹凉。不须炼白更烧黄。自然玉性，万般霞彩射人光。’邱长春真人云：‘修炼事，地轴锁天关。出有入无三尺剑，长生不死一丸丹。’①究此众仙真之言，而内丹服食益明矣。若谓欲究何以有外丹之说，今且又言外丹之术之有无与真假者，然此事非世人可能之事，亦非世间有此法传，乃神仙助修道之资而为然者。惟遇仙传道者，即兼得仙传术，

《太清金液神丹经》云："此事皆秘其文②，非有求仙之志者，固不授也。"

所以皆谓之仙机；若不遇仙，无仙道者，必不得传仙术。

魏伯阳云："遇非人不得妄传。"非人者，行与理违。若可得传，则人莫不传于子孙。

况无志修仙道，而徒狂乱妄想，苟求富贵者，上苍安肯以此仙术付之耶？

青霞道人云："神仙铅汞神水华池之道，自轩辕以来，不上③文墨，只仙传秘诀，心授灵符。"又云："以圣传圣，以贤传贤。不遇真人，必无妙理。"扬行真人云："若教个个识黄芽，世间那得有贫人？"抱朴子云："丹药若使凡夫知，天下神仙成群矣。"

况志于拐骗愚人财宝之贼，将何德以当天授？又安能得仙术乎？当知尘世凡夫俗子，炼丹不成，便可自醒自戒矣。今之轻言于炼银者，尽属拐骗之贼。假托此术，以拐骗人之财，骗人之饮食，但名方士，

---

① 此段引用，底本无"修持如会识金丹，只要真灵本性在"句，且误丹阳语为重阳文，所引间有错误，据辑要本及《重阳教化集》补、改。

② 其文，底本脱一字，作"□人"，据辑要本及《太清金液神丹经》改。

③ 上，底本作"尚"，据辑要本及《太白经》改。

方士以游行四方，而不定居者。拐骗此方，游于①他方，而失主追捕之不能获。凡一方士，必有以资身之法，或有一医方而能治奇病，或有一银方而造假银以欺世，故皆为方士之所以名。

非实有知，能可言也。"

《道门十规》曰："自秦汉以来，方士竞出。若文成五利之以金石草木，徒杀身取祸而无所成，故世称方术。"②此见于史鉴，为儒门学者共见。而士仕者反昧此，而贪服食点化于金石草木，不肯内修，是诚何心哉？

又问曰："方士既非实有能知，每闻其入门时，亦能可成银用者，又是以何巧骗而为能乎？"

答曰："全是假银，但可欺诳愚人而已。或是伪造假物，非银③而略似银形，每欺人曰此银也，而使用害众。又或伪造假物称曰丹药，私地垫入真银于内，名'垫手'。

遍世间皆以此法寻访外护，出本银烧炼，皆提拐银罐而逃。故方士类中有谚云：作方士提罐，一人每有三个死。凡提银到手快活死，逃出了门走个死，追获了打个死。然垫手是方士拐子总法。

又有以银制成灰如末药，便诈称为我已炼成之丹药，点于铜汁中，大火消去铜，而银末复还为银。愚夫俗子未能识破，谁敢不信？此二垫法也。④有以银制如铜样，诈为出山生铜⑤，寄卖店中，或巧立为异名，令买者得之。彼以不相干之药诈点之，铜⑥亦复体为银。浅见寡闻之初学，谁敢致疑而识诈？三垫法也。入门有成，以取信于人者，类皆如是而已，无真能也。但取

① 游于，辑要本作"逃避于"。

② "徒杀身取祸而无所成，故世称方术"句，底本作"徒杀身取祸而已"，据辑要本及《道门十规》补。

③ 非银，底本作"银银"，据辑要本改。

④ "愚夫"至"二垫法"句，底本无，据辑要本补。

⑤ "诈为出山生铜"六字底本无，据辑要本补。

⑥ 铜，底本作"银"，据辑要本及上下文义改。

信于人，而人信之，由贪炼者之必遭其拐骗也；其不贪炼者，任方士有多诈能，而进身无地；能明真丹经之理者，则方士无投诈之隙，而诈炼无所施矣。再举所以为教言之，

此下一段，皆言方士教人之法。

或教人以草药制水银假死，

丹经云："诸般草木皆非道。"

配真银为用；

《玉清内书》云："用凡水银为丹者，妄人也。"又云："若用水银为金丹，即不是真金丹。"以水银之质松浮，不死[1]，不坚硬故也。

或教人制红铜假白，谓之红铜皆去血，配真银为用。

以红铜之质，虽能假白如银，而不能纯白，不配则不能去耀眼之黄色故。此物虽可像银，待用后煎倾，点硝点铅，则假质犹然败坏，而复折去，名曰"掩暂"。为其只能掩人暂时之目。乃丧人心、灭天理者为之。

如是假法，曰养砂不盗母者，曰养砂资母者，曰青金，曰白金，曰青天疏，曰黄天疏，曰死疏，曰死雄，曰死砒，曰死硇等，三千六百余门。故《海客论》亦曾指其伪，言所云秋石，本河车[2]、黄芽一类，反诳曰尿精[3]；铅汞精髓，妄曰青盐。更以万般草木药内，或言出于河北，或言产于三吴，或言仙草在岭南，或言真药在西南[4]，或言鸡子铅出鄱阳湖，

盖鄱阳湖中有所谓大矶山、小矶山，妄呼"矶"字为"鸡"，而山荒绝无物产者。又有指称蜈蚣山出此铅。然此山在大矶隔水三五里许，又名蛇山，长故也。乃水中有一白沙土洲而已，非山也。高不逾丈二、丈三者，耕种之地，民众之居，绝无铅出，乃方士妄言以欺远方不见者，切勿轻信。

① 不死，辑要本作"不配"。

② "本河车"，底本作"紫河车"，据辑要本及《海客论》改。

③ "反诳曰尿精"，辑要本作"及诳曰尿精圣无知"。

④ 西南，辑要本作"西蜀"。

或言真汞在辰州。

辰州，在楚洞庭湖之西南，有大山出硃砂。以硃之藏石水隙者，入火升出水银。方士乃指此世间之凡水银，妄称为真水银。若可以凡称真水银，岂又有名不真者乎？可问方士，以何物名凡水银？则欺人之说难行矣。

尽是欺言，皆无实理，只是延捱岁月，久骗衣食。今年等药至，明日药未齐。愚贪者不知，尽被骗害而已。

此上皆《海客》之论说。

又太古真人《还丹至诀》云：‘大丹受水火炁足以成。若以杂石药参杂①，意希化宝，举浩劫而无成。’况百年短景，而妄想成耶？

昔施无疾真人责马存曰："子家金玉堆积，尚不知足。有奸伪者诳汝曰，得药为黄金以为饮器，则神仙可得。此诳语之欺言，非道人之至论。"

惟吾辈修仙修佛者，以修德立行为基址，则不为不用也。"

抱朴子云："既览金丹之大道，则不欲复观小小方书。"《大还心鉴》云："物非其类，丹必不成。心非合道，虽成必祸。"

又问曰："世人求丹法炼银者尽多，果向何求而可得真？"

答曰："全无真法，不必学炼。

张氲真人答唐明皇曰："点他烹炼，天命之所禁。② 草木金石，腐肠之物，不可学者。"

惟当苦志学道修仙，则财与命可兼得矣。

刘朗然曰："尽求点化要肥家，忘却形枯改岁华。"

---

① "若以杂石药参杂，意希化宝"，底本作"若以杂金百药，意图化宝"，据辑要本及《丹论诀旨心照五篇》改。

② "点他烹炼，天命之所禁"，辑要本作"点化烹炼，天命之斤"，与《历世真仙体道通鉴》所引同。惟注谓是答唐明皇之问，与《通鉴》记载为答邠王守礼不同。

可授道者,即可授术。道得在心,则术亦可得在心也。道可以了生死,而不复生复死,轮回永绝;道可以寿齐天地,而超过天地之先后,掌握乾坤造化,而常极乐;道可以撮土石成银,呵气化金,举念得珍宝,不必苦心劳力以求而自得者;道可于自己性分中求之必得,而非若辈妄求之而不得,终为虚幻者比。抑何疑惮而不求道哉?且我今言不必求炼银者,亦有故。有一等贫穷人,心甚滥恶,谋学假银欺人,以供自给。或幸得一假方,诈则游访外护,拐骗财宝,

是拐骗之心,皆起于家贫居穷之流。方外道行,俗人不识尊经圣语、仙书戒律,人人皆是如此之类。

拐骗回家,戴方巾、穿色服、造华屋、买腴田、娶娇妻、广爱妾、

用此不自招为恣欲,反诳人曰善能采补。

养家丁、称相公,逞富于人前,何尝以丧人心、悖天理,自愧自罪哉?抑何尝以彼苍苍有三官九府,风刀掠考,九幽六洞,狱治轮回,报应为惧哉?

《道藏·仙王教诫经》云:"生于邪道,自制一法,败黩道要,以求利用。赃满罪积,生身被考。死入地狱,永无出期。"

而犹以其诈法,出入仕门,愚弄其士大夫之愚贪者。而士大夫深以为德,而不疑不惧,亦可笑、可惜之甚矣。

士大夫见其炼得似成,而不知其必不可成,诚有感其替炼之德,此可笑也。及其提拐逃走,乃不悔其愚贪,不悔失防守,讼告有干无干之人,逼勒追赔讨①,亦迟且拙矣,此又可笑也。富不能强得,且有富如石崇且灭家,梁冀且覆族矣,故《海客论》为彼惜之焉。

方士者,谁不借言诳众曰:某官某人,我为之炼成服食;某官某人,我为之炼成点化。固为惑人自荐计。由是士大夫之愚贪益彰,

圣人凡人,学②烧丹者甚多。何故只说士大夫之愚贪益彰?古之士大

---

① 讨,辑要本作"计"。

② 学,底本作"教",据辑要本改。

夫，学丹亦多有成，皆弃凡世事，而诚心苦志以修行悟道，故得遇真仙来度。所以古云："若是贪财并惜宝，千万神仙不肯来。"如许旌阳之能弃旌阳县令者，吴猛真人之能弃西安县令者，如彭抗之能弃尚书左丞者，如尹喜真人以东宫宾师迁函谷关令而弃者，张天师道陵以巴郡江州令而弃者，李老君以柱下史官而弃者，黄帝之弃帝位者，王子乔以太子而弃帝①位者，如刘宽之弃司徒太尉者，晋之刘道成弃陈州刺史者，齐之强屈②弃大司空者。如是数仙真者，皆弃位苦身心而学道，故得丹而成道，由是仙传。若后世之士大夫，居官而不弃官，恋家而不舍家，只愿永得富贵，坐得神仙，无古人志行③，神仙望望且去之，安肯显身而度之哉？不过只有方士之遇，假法之闻而已。益彰者，方士相传获利，必有无限方士巧诈谋人其身，以展提计，则其受害将亦不止于一矣。

不有可恨耶？此贫穷恶棍，骗人利己之流，皆如此。又有一等富人，家赀饶足，初信方士诡言，遂欲烧炼，求为大富。尽遭提手骗法，提罐骗穷，以至壁立无措。要知学烧丹者，未有不破家赤骨而穷者。亦以所闻假法传，为访护拐骗之谋。此由自陷于不得已，而亦谋为提骗。如久嫖之客，便甘心为作乌龟之类是也。举世皆假，绝无丹法，绝无人知丹理，更向何处求真？虽苦求之，亦不可得，我故曰世人不必求学。"

元阳子《还丹歌》云："君看前后炼丹客，误杀千人与万人。"又悟玄子《还丹至药④篇》曰：余好红炉三十载，一事无成，而后知八石原无入圣功，五金只是凡常药物。盖学不究玄机，终无妙悟之理。

又问曰："方士中也有专言内丹，不言外事炼银者，抑真知有内无外乎？"

答曰："总为愚弄世人之言也。此亦有二种人：一者是贪淫恣欲，用女人为鼎，以采战为道，无志于谋他事。

---

① 帝，底本作"黄帝"，据辑要本改。

② 强屈，辑要本作"张三山"。

③ "无古人志行"五字底本无，据辑要本补。

④ 药，底本作"要"，据辑要本及《道藏·还丹至药篇》改。

《诫业本行经》云:“乐淫色者,由先①业六畜根未断也。”

二者是本意谋外为骗局,其所以又言无外者,为其人被外事拐骗之多,有不再信之意。故暂言无外,以投其机,入身以餂其疑。既入身,则渐渐言有外,托言惟某处某人,独成点化,致大富而置官致大官。② 此法为我能知,我代为之者也。此所言无外是计也,非彼真言无外也。亦非真有、非真能、非真代之也。

光棍之口,反覆无常,普天之下,皆是如此。

当其言有内时,亦必言用阴阳采取。以阴为女人之身,以阳为自己男身,男媾女为采取,补我得长生之说。此何故为是言也?盖自为取淫欲之乐,

好淫欲之人,专学淫欲之事。家贫不能得淫欲之具,故为是采取之说,以谌恣己之乐。堕其计者,可谓至愚之人也。

故先诱其淫乐,动其淫心,为畜生聚麀之状而不自羞。纵是显宦名儒,甘心入其局中。自称能事,不顾外人之耻笑,为淫欲迷惑之而已矣。久之则又兼进外事,而亦复遭拐骗,乃知初言无③外为诈,非真知言无外也。后学者,不为此二种人所惑,而能信向真正清净自然仙道,则亦屡世积修,心地光明,仙阶有证者而后能之。所以王重阳真人与马丹阳真人,十世同修,皆遇正道,而不信邪说。此世师徒同证,是当为后修之鉴者乎!”

又问曰:“今我欲言无④外事,何故古仙皆作丹书,详言精妙之理?既有丹书,必有可为之事,请详言之,决后世疑。”

答曰:“古有此理,而今无此事;仙有此事,而凡世无可得此事之人。若只信有丹书为必有事,殊不知真书少而假书多。假书者,棍徒捏为拐骗,具

① 先,底本作“冤”,据辑要本及《道藏·太上洞玄灵宝诫业本行上品妙经》改。

② “置官致大官”,辑要本作“买官致大贵”。

③ 无,底本作“为”,据辑要本改。

④ 无,底本作“为”,据辑要本改。

以欺世而取证,如‘许行为神农之言’;真书者,古仙之作,其意一则为得仙传者之印证,二则为凡夫妄为者之解惑。夫欲解妄为之惑,谓凡夫偏于贪利,无不妄为,造假为真,以欺骗人,贪为掩[1]暂。

暂时掩人之目而求必用,又名“染暂”,言染造暂时为假银用也。

既得假银小利,恨不炼大丹而成大富。岂知仙诀大丹,上天重禁秘藏,不为世间凡夫用,更不为灭德者用。彼贪之不已而误信者,是不见有真丹法之正,未解其惑而然。若有见真书之理,必当自思:我之所为皆不如是,所闻者又无从得如是。既不如是,即不如是理之可成。是今之无此事也明矣,而妄求之心亦当已矣。好将求外欺人骗人之心,洗刷忏悔净尽[2],戒恶改过,从善修心,勤求身心性命正道,修个可得仙道之根基,便有外丹仙术之因,

欲求正果,必修正因。

可不勉哉?欲求仙术成银,而不积德修正道,是犹戏台上优人自称汉祖唐宗,终日说入关中、取凤城,口妄说而终不可有得也,何以异乎?

可得仙传之印证者,以何书为真?如太上之《黄芽歌》、《金碧古文龙虎上经》,元君之《玉清内书》,金华玉女之《说丹经》,鬼谷子之《九转金液大还丹歌》、《术中经》,广成子之《浮黎鼻祖》,许真君之《石匣记》、《神楼赋》,谌母元君授许旌阳之《铜符铁券》,吴猛真人之《直指灵文》、

此即《铜符铁券》之注,合书于每章之下。

《大还丹歌》,葛仙翁(名玄字孝先)之《采金歌》、《神符经》,九霄真君之《大还丹歌》、《妙解录》,钟离正阳真人之《破迷歌》,吕纯阳真人之《认真歌》,程昭之《析理真诀》,张紫阳真人之《金火歌》、《金丹四百字》、《大丹歌》,李灵阳之《玄灵备览》,严君平之《铅汞歌》,王果斋之《金丹铅汞歌》,萨真人之《太上指迷直[3]论》、《铅汞歌》,范文正公之《渔庄录》,虚靖真人张天师之《管见歌》,高象先之《金丹歌》,张三丰之《铅汞歌》,白玉蟾真人之《金

---

① 掩暂,底本作“撩暂”,据辑要本改,下同。
② “好将……净尽”句底本无,据辑要本补。
③ 直,辑要本作“血”。

华冲碧丹经秘旨》、之《地元真诀歌》、

歌乃真书正理。及后世棍徒，借曰仙翁之名，假托为做法，注于下，其注不可信。

《三元枢要》、之《金碧宝鉴》，尹文始之《大丹歌》，李真人之《龙虎还丹诀》，李元光之《海客论》，彭晓真人之《明镜匣》、《识一歌》，百玄子之《金丹真一论》，淳①和子林太古之《龙虎还丹诀》，雷一阳之《黄白破愚》、《黄白鉴形》，

歌论是原有真书。另有做手一本，是后光棍做作，切不可信。

王敬所之《金丹捷要》，

洪武时人，雷一阳②之师。

张元德之《丹论诀旨心鉴》，刘太初之《金丹辨惑》，

仙家四书，有四种，此一种。

陈自得之《外丹敲爻歌》、

嘉靖时人，福建人也。

《黄白直指》、《金谷歌》、《竹泉集词》，玉田氏之《金火灵篇》，慕阳子之《慕阳真诀》、

此为徽人，方姓。只能祖述丹经，不悖于理，而亦不知内事者。

《铅汞歌》等书。仙术之同，

有得于神仙下降而传者，有自悟虚理，而不能烧炼，惟效法作书，以表所悟者。

为真理之可取证者，略举如此。而我伍子，不获已于无言，耻举世之为

---

① 淳，底本作“浮”，据辑要本改。

② 雷一阳，底本作“雷阳”，据辑要本改。

大惑，亦作《神丹经论》[1]九篇，痛为之辨。

皆试验事理，与许旌阳《神楼赋》、《符券》书，及葛仙翁《采金歌》，皆合符节。老师所言仙丹者，与世不同。一转成药[2]，二转成丹，三转点化，渐至九转，而浮黎神炁，似有似无者。可服食延年，而亦不宜[3]倚着误内修。

已出[4]于世，诫世之愚，

仙丹天禁至重，惟传苦行学修仙者，今古皆然，令[5]凡夫之知此。言点化服食，正谓辟世妄为者。予以空言辟之，彼曰：不知此理，曾为我知。[6] 不肯改过。予以真知，辟世后妄假，无非欲明得此理，或可自戒。

以答张、李、曹三真人之付嘱。他如《秋日中天》，

成化时人所作。

如《梦觉新书》，

序文是正理，篇目淆乱不真。

如《金丹法藏》，如《百法问》，如《洞天秘典》，如《火莲经》，如《观花记》，如《黄白镜》、《承志录》等书，醇疵真伪相半，不由仙传，而亦不同仙术。作于夸能之臆见，而陷人以疑论，固不足证矣。又如《度世真机》，如《我度法度》，如《琴火重光》，如假《渔庄》做手，如假《黄白鉴形》做手[7]，如假《地元真诀》做手，

此三书，皆论真丹之理。万历末年，乃有三种假法做手，是当时提罐光棍所伪造者，切不可信。

---

① 经论，辑要本作“理论”。

② 药，辑要本作“母”。

③ 宜，辑要本作“能”。

④ 出，辑要本作“抄出”。

⑤ 令，辑要本作“不令”。

⑥ 此句辑要本作“彼曰：汝不知此理，曾似我知”。

⑦ “如《我度法度》”至“如假《黄白鉴形》做手”底本无，据辑要本补。

如《三十六照》，如《六十四匮法》，如《七十二家炉火》等书，犹假甚之，不可取证者。并我所未及见者，姑不枚举。是所必不可见者，见之，则害人心术。吾又论仙师之传道，必择心专志笃，能修道者，故有直提财物，助弟子得以供日用，而遗世绝俗以密修。虎皮座张真人，助李虚庵真人以行道之资是也。而又授以已成之丹药，兼授炼银之仙术。故秘授成银仙之术，得以潜炼助道者，

陈正懿谓①侯楷曰："苟非栖隐山林，未易有得也。"言居俗者必不得也。

亦甚多人。于中亦有不能得授成银之仙术，贫乏不堪潜修，必用外护者。

如伍达灵之得张、仲二友，张紫阳之得马、陆二公，如王冲熙之得富弼公，李长源之得筠阳亲旧。

又有说焉，当其初修仙道于世间，则亦必用世间之财，为日费之计。

如钟离正阳真人云："真炁未完，一日三餐要食；大药未就，一年四季要衣。"即《佛藏·宝积经》所云"以生死财而求甘露不死仙财"是也。

而资之外护者，室中三四人。

如王重阳真人同李灵阳和玉蟾护法，而三人俱得道；如张紫阳真人因白龙洞道人刘守益护法，而师徒二人皆得道。

日费用银不过五六分、七八分，

每一人大约用二分，三人六分，四人者则八分。

岁不过三十金。二年工，则二其三十；三年工，则三其三十。

若造静室关房，则所费不能预算，多寡惟量力。

世间每有信向仙道，能出些微之财为护者尽多，及愿为如此等护者亦尽多。要知护仙佛者，即得仙佛。凡用护者，必先见得此人德行可证仙佛，志

---

① 谓，底本作"问"，据辑要本及《历世真仙体道通鉴》改。

念可证仙佛，则用其护，共修同证。如佛所言‘施者受者，同成佛道’。若无可证仙佛之德之志者，不可用其护。所谓‘不使人间作业钱’，避天罚之无成，岂容一概混用哉？古仙所谓‘财不难兮侣却难’者，又言‘择侣择财求福地’者是也。”

彭真人云：“投名山，绝常交，结仙友，隐密潜修，昼夜无怠，方可希望也。”

又问曰：“修仙道者，果能炼银为好乎？抑不炼银为好乎？”

答曰：“昔龙眉子云：‘欲为跨鹤之游，必藉腰缠之助。’炼银固为美事，但炼银不密，而为招祸之媒，或至丧身失命而反误道，或至遗弃所戒而不能护道，虽炼之亦无益，此皆不奉仙师炼丹之戒者而然也。不炼银者，未有不依外护；依外护者，则宜不甚于远世人之居，而便给衣食。

太远则给护者厌烦，太近则又恐世事于扰，略近而僻静方妙。

炼银者，自有护，必入深山穷谷居之，

抱朴子云：入山修道者当悬镜，则魅不敢近人。凡仙来及山神来，犹是人形。若鸟兽邪魔，镜中必现鸟兽邪魔等相，不敢近人矣。退去则必却行，是魔必无踵迹。若有踵迹，则山神也。①

古仙所谓‘起来旋点黄金用，不使人间作业钱’是也。一切皆取之自办，遗世可矣。甚省交接应酬闲是非，得以专心悟道而速证果。古仙依此修行者，其证果甚大。若不炼银及不用外护者，又有居山二法：一法者，三四师徒道友，各办银三十两，为自身一人之费，三年亦足用。不必妄疑而多求，则各具而各足，何难之有？且居孤寂之山，不能多藏蓄。欲为弭盗之法，

弭盗是止盗贼不生窥瞰之心，使无可窥者。

---

① 《抱朴子·登涉》：“是以古之人山道士，皆以明镜径九寸已上，悬于背后，则老魅不敢近人。或有来试人者，则当顾视镜中，其是仙人及山中好神者，故镜中故如人形。若是鸟兽邪魅，则其形貌皆见镜中矣。又老魅若来，其去必却行，行可转镜对之，其后而视之，若是老魅者，必无踵也，其有踵者，则山神也。”

莫善于以银镕入铜铅中。

只见铜铅之废形,而不见银形,则祸不生。

凡取用为买办,则煎销些微,若是从布施来者。及一切衣食等物,皆不令多余。或每人以三十金,入为攒米堂①之资,

有密修者,虽待食②于堂,亦必要静室,离堂半里、一里许。有送供之规则在。

则亦足。二法者,三四同志,再多用二三人之力,耕以取食,凿以取饮。苦修行之,正仙佛所当然者。后学若以此法自修,亦可矣③,亦不必炼诲盗之银也。切以此嘱!昔曹还阳真人嘱予曰:'炼银真是仙术,天福所关,只许汝一见,不许汝妄意一为,为之恐迷于财利,甚丧厥志。且古云不受苦中苦,难为人上人,三洞圣真,无不由苦行精修有得,子其勉之!'予敬守斯诫言,而亦宣言以诫后人,后人其亦奉诫自勉之!"

太一十九问曰:"佛教不求长生,而任其有死者,必有后生。凡人之生于世间,生有身矣,则必有死。及其死矣,性灵无所依泊,则必又生。抑何所为不生于天,而生于人畜?愿语与后学知之。"

答曰:"生畜之因最多,不善而贪嗔痴淫,皆畜因也。故世尊教人,戒淫为第一事,即其故也。故有序云'观其原始,不离色心。生灭轮回,斯为苦本。圣人超悟,息驾反源。拔出三界,然后为道'是也。

序虽④止此。

今详说之,人若能修众善,能断淫事淫欲。

即《楞严经》云所谓执身不行淫而断淫事,执身不思淫而断淫念是也。

---

① 堂,底本作"室",据辑要本及上下文义改。

② 食,底本作"空",据辑要本改。

③ "后学若以此法自修,亦可矣"句底本无,据辑要本补。

④ 序虽,辑要本作"予言"。

所谓命根断者，乃能不受后有而生于天。其已生于天者，动一淫念即堕下界，况在人中淫念不转生乎？故有虽修众善，不能断淫，必受后有之身。”

又问曰：“若受后有，有得人身，有得畜身，分受之时，抑何可以转其畜机，而生为人乎？”

答曰：“亦由自作而自受者。《佛藏·辨意经》云：‘贞洁不犯外色男女，护戒奉斋精进。’

言外色男女者，是世之淫人，以男女二色为淫。其意女色行淫在于身前，男色行淫在于身后。

故世尊《戒经》云‘不近沙弥’，禁男色也；又云‘最不喜世间女人入我教中’，禁女色也。人以素贪身前行淫者，同于人媾，兼有善因①，必受入身前淫受之胎而为人；专贪身后行淫者，同于畜交，兼无善因，必受入身后淫受之胎而为畜。人若不信，但观古云‘欲知后世因，今生作者是’之说即是。世世皆有一等痴人，最贪身后淫事者，即所谓‘一条尾千定万定’者矣。入二教修者，可不亟戒身后之淫哉？

凡人心中有此见一起，即畜机动。世之当机者，能戒之，则见此不淫。见而不见，而归心于戒定，而后远离畜机。世尊云“当珍重波罗提木叉，是汝大师，若我无异”，言持戒也。禅宗皆言“转位回机”，即此也。

即《业报差别经》云：‘具修十善，得生欲界天；若修有漏十善，以定相因，

兼修禅定者。

应生色界天；若修远离身口，以定相因，生无色界天。’

远离身口者，即淫机身心俱断之义。

《正法念处经》云：‘持戒不杀淫盗，此三善得生天。’如是既生于天，且不受生于人，况其畜乎？六祖卢能云：‘除淫即是净性因。’诚至言也。惟禁戒

---

① “同于人媾，兼有善因”，底本作“同于淫媾，无有善因”，据辑要本及上下文义改。

精专，不犯身后之淫，始可灭却畜机而为人也。谈禅说道者，专为身后之乐，其心于知法犯法而望不畜者，必不得矣，因根固结于心故。致口心不一，禅道尽成诳语矣。我问世人，倘见此言，亦肯戒慎之否？”

又问曰：“每见宗门人言了生死，不入轮回畜道，又却扫仙佛之道为教而不足学，彼自有法，愈于仙佛。果然乎？不然乎？愿说欲闻。”

答曰：“了生死者，生死已无了，不生不死之谓也。凡人既生有身，必难得无死；既死无身，必难得不生。此常理之必然，亦常人之不能不然者。欲了生死，必保得此身不死，灵性常在此身中，更无何性往彼受生，此生死自然了矣。若不能保身而至必死，则性离此坏身，急寻依泊，必复生为彼身。岂可以今之死，而冒称为了生死乎？惟仙佛能不死，而不生。惟仙佛之道，是不死而不生之道也。以其使炁神住定，不相离身，有寂尽灭尽定之功，然后能保身不死，而亦得不生，为真了生死也。此仙佛所说之法，教人远离恶道苦趣之说也。末世邪人外道，不知寂尽灭尽定，不惟不知，而不能求知。又且扫去禅定而不用，叛却仙佛正法，极言禅定至灭尽之非，指内顿难[①]，不如已捷。彼极[②]不能灭尽定，如何了得自家生死？反用诳语欺哄世人，害得遍世间人，皆不知以仙佛正道了生死，甚可痛恨也！”

又问曰：“彼以此死为了生死，与不了生死者，无甚差别，何以为异？”

答曰：“即是一个不了生死。惟真了生死者，此身既不死，其定性灵光，独超劫运，不随坏劫而坏，安有六道轮回？故六祖云‘性在身心存’是也，即《大般若波罗蜜多经》云‘入菩萨正性离生’[③]是也。不了生死者，平日只行世法中邪恶事而不改，身死时，性只如前行邪恶事不改。然世法事，原皆背却天道的，俱是六道中所为之事，为六道种子。如性偏好贪暴者，则同狼性之贪暴，死后化入狼类；如性偏好悭好狠毒者，则同犬性之悭狠，死后必化入

① “指内顿难”，辑要本作“指为烦难”。

② 极，辑要本作“既”。

③ 原作“《大涅槃经》云：‘入菩萨正为离身生’”，据佛典改及辑要本改。

犬类①;如性偏好淫者,则同猪性之淫,死后化如猪类;如性好毒害者,则同蛇虎之毒害,后死化入蛇虎之类。

王盘山真人亦曾说此四类。

不分未死已死,此念不离,必因此念入畜道矣。只说还是在人生时,一般不知。已死无了人身,入畜身,既不知入畜身,不求脱离,便成了个坚固畜身矣。只有畜生的受用,万般苦楚,无能脱离。此所以修身心者,贵于不死而不生于后世也。禅宗亦有高僧求不投入胎②者为此。凡人死后,灵性所在之处即曰生。又有一等,其性贪食无厌足,如饿者不舍一口与他人吃,此必生于饿鬼道。由生时死时,皆无厌足之心故也。又有一等十恶重罪者,入地狱必矣。如阳世牢狱,禁之待发落之义也。此皆不了生死者如是。有志者,岂可误陷于不了耶?故古云:'了即业障本来空,未了还须偿宿债。'明达者,其思之。"

李羲人问答

崇祯丙子年秋中朔,伍冲虚子在金陵,将远行,羲人诣小斋。羲人,初为应天府学庠生,精《易》学。己巳岁初夏,参博山无异和尚,尤精于祖师禅,机锋敏捷,宗闻最称自悟者。自丁卯与予相知,至庚午季秋望七日,拜入予宗。为扣性命双修之旨,竟游楚浙七年。如新兹始,还金陵之家,乃有七问。

问曰:"昨观先生《直论》,

此冲虚子壬戌年所著《天仙正理直论》一书,行于世。

所云炼精化炁,如何知得是化了炁?"

伍子答曰:"精化炁者,是初关时设,为次第之名目也。只为精由炁化,

① 此句底本作"如性偏好悭吝狠毒者,则同偏性之悭吝狠毒,死后化如狠毒类",据辑要本改。

② "求不入胎",辑要本作"求投人胎"。

则以炁之发动时,不令化精,而复全真炁,是即元炁还元炁而言化炁。元炁即无形之元精,不顺去化有形,故曰精化炁也。若谓后天之有形质者,而可妄指为精,则有形质者,以形质为碍,不能化炁。身中虚灵之处,亦无安顿处,亦无通达处。凡借精化炁之言,指人以执信者,乃房术①邪说之人,执以诳世,以舞弄后天。不知所谓烧矿成金矣,而金不复为矿;烧木成炭矣,而炭不复为木,亦不复地炁而长旺。以此喻观之,可无疑矣。于发动时而还静,还于本地,用周天火薰蒸之。薰蒸得理,则炁归本地而更长旺。薰蒸不得理,则不能如是。今日发动时化炁补得一分,明日发动时化炁又补得一分,动而至于不动,补而至于不用补,补至十分,而元炁俱足。俱足时,便化炁了矣,不复有精,而亦不复为世法用。大药生矣,谓之华池莲花开,谓之赤水得玄珠,亦谓之地涌金莲,亦谓之天女献花,亦谓之龙女献珠。万般喻名,但要悟得此理,而后不②失之浩瀚无稽,茫然称博。"

问之二曰:"精以化炁,而精炁之一,因③以化言则易知;炼炁化神,炁神原二物,而亦以化言,是何故?"

答曰:"炁神二,以其有炁有神现在,故二名之。及至心息相依,一向清净,随顺至于寂灭,得息无出入,心不生灭,大定而常定矣。夫息无出入,是无炁矣。而息住脉住,其神寂灭为性,独有真觉真照。其先若无此元炁助神,则神不能常觉常照。炁不合神,则神亦不能常觉常照。即神之能常觉照,由于炁。炁神归一,而为神通,非炁化神乎?"

问之三曰:"如何名为小周天、大周天?"

答曰:"有异用,而后有异名。"

又问曰:"请详其所以异?"

答曰:"小周天者,坎离交姤之火候,以其双修性命者。所用者小,故称小。所谓'十二时,意所到,皆可为',一日内,不知其几周天矣。究其妙,正

① 房术,底本作"房",据辑要本补。
② 不,底本作"一",据辑要本改。
③ 因,辑要本作"固"。

饥时吃饭，困时打眠。始觉名如，本①觉名来，时之理也。如觉照，则小用周天。不觉照，则不用。用之时，有升降、有不升降。钟离祖语吕祖云：'可升之时不可降，可降之时不可升。'若是者，皆可以为小也。大周天者，乾坤交媾，阴阳混一之火候，法轮迟缓，绵延昏默，终日间如醉薰，如浴起，而暖气融融然。禅宗人自喻为山中水牯牛，略似也。所以张紫阳祖云：'即此大周天一场，大有危险者，切不可以平日火候例视之也。'究其妙，我师还阳祖云'此候无颠倒、无进退、无升降'，则其大旨，便可推知。即白玉蟾祖所云'无去无来无进退，不增不减不抽添'之谓也。其始也，以一时为一周天，以一日为一周天，以一月为一周天；其既也，至于十月，而不知其亦为一周天。其大如何？以其用大，故称大。夫既以候之缓而周者曰大，自然妙合于缓，而不得不缓；候之速而周者曰小，自然妙合于速，而不得不速。然又当知小周天，本无天可周，而且建立为有，谓之从无入有也；大周天，始周有为，而渐入无为，无火候境界，谓之从有入无也。若所谓心能依息，则万法归一。心息大定而涅槃，而一又归于无。此周天之异用，为大小异名也，如此。"

问之四曰："《直论》谓炼精化炁在下丹田，炼炁化神在中丹田。下迁中，是一迁。而三迁之说又如何？"

答曰："按三迁之说，于钟离祖答纯阳论还丹云：'还者，往而有所归；丹者，丹田也。丹田有三，炁在中田，神在上田，精在下田。自下田迁至中田，中田迁至上田，上田迁出天门，是为三迁功成。既自下而上，不复更有还矣。'吾见钟离祖此语矣，闻吾师之说同。夫炼精化炁在下田，至化炁时绝无有精，而惟含真炁，炁尚在杳杳冥冥之间，采之而至似有似无之妙，此可迁中田而化神炁者。中田曰离南，所以文殊菩萨往南游行者即此，龙女变男子，往南方无垢世界者即此。《华严经》云善财童子五十三参，皆往南行者，亦即此。

善财童子，即仙家婴儿之喻。

予尝闻还阳仙师云：炼精在下田。虽曰反复循环于三田，而此真性，常若不离于下田。即世尊不离菩提树下，而上升须弥，升天宫之秘旨也。化神

---

① 本，辑要本作"未"。

入定在中田，而始之冲和塞乎两间，归之无极，常若浑然旷中、下而为一。所以世尊‘于欲色天二界中间，化七宝坊，如大千世界，说甚深佛法，令法久住’。久住者，大定也，即其事也。其所以然者，精炁本地在下田，故二者专归于下。炁在下，而神本地在中，故虽化神在中，常浑合，若冲塞，若虚空，其中下而为一。此又古仙之不肯轻言，凡夫之无所授者。今敢直语之，为后圣诵。”

问之五曰：“仙家不用定，今或可不必言？”

答曰：“王重阳祖云：‘呼吸相应，脉住气停，静而生定。大定之中，先天一炁，自虚无中而来。’①又云：‘定中知动，方是造化。’邱真人云：‘息有一毫之不定，命非己有。’薛道光云：‘定息采真铅。’石杏林云：‘定里见丹成。’马丹阳云：‘功夫常不间，定息号灵胎。’太上云：‘转神入定，以成至真。’《斗姥心经》云：‘知守本来真身，更能精修大定，乃至形神俱妙。’元始天尊云：‘息依神定，性定命住。’张紫阳云：‘惟②定可以炼丹，不定而阳不生。阳生之后，不定而丹不结。’《中和集》云：‘九载三年常一定，便是神仙。’诸说重宣如此，而人犹不信，不肯承当，亦不知天上无不入定之仙也。”

问之六曰：“古禅师，有数十年入定而不出者，可同否？”

答曰：“同者也有，不同者也有。同者，同于能绝淫欲，持梵行清净，则阳精不漏，精根如童子，得漏尽通者。此六通之果，古谓之不生死阿罗汉，惟圣僧、神通僧有之，是则同。不同者，为漏精不尽，精根不能如童子，则无漏尽通，不过谓之五通鬼耳。虽能入定，全是阴性阴神，双眼皆合，不及漏尽通者双眼开也。惟十二时无昏沉，方能使十二时慧照。眼合者，故不过十二时，即无真定。有出③定迷而转生于人世者，或迷而转入于横生者，性已堕去，而空壳在斯，亦何取为定哉？此不同之谓也。顽空入定、无慧照者，皆如此。不可不明辨之！”

---

① 《五篇灵文》：“呼吸相含，脉住气停，静而生定，大定之中，先天一气，自虚无中而来。”

② 惟，二仙庵重刊《道藏辑要》作“性”。

③ 出，辑要本作“在”。

问之七曰:“形神俱妙,赤血化白血,及拔宅飞升者,皆还虚后事。今言初定初出时,何故言俱妙,似欠是处?”

答曰:“不欠。是到得大定而出定,即得不死不坏之形,不生不灭之神。神能超越天地,而形亦随之超越天地,何不可言俱妙?即此一得永得,直到还虚后,亦只是这个俱妙。故说初生时是这个人,乳哺大时也只是这个人。如八地成佛,是这个佛,再加持至九地、十地、十一地等觉,也只是这个佛。何尝有异?如此,则知俱妙矣。又谓赤血化为白血者,此非所以语神仙、天仙也,乃人仙不老者,及尸解之类者耳。何以辨之?人仙者,精全而元气固,依呼吸之为用。有呼吸在,则有炁血行,由静多而动少,炁为踵息,血化白亦宜也。但能延年益寿,而差异于常人耳。若曰神仙、天仙,其炁化神矣,不化气血。息也住,脉也住,

即二禅之息住,三禅之脉住似之。

更有何物可流行,而为白血乎?所以古人云:‘血化膏,肠化筋。’

息定无炁,则亦无血,只有肉中膏脂在,故曰“白血”。食则肠充之而空,不食则肠不空而实为筋。此二者,自化神胎成以后,至出神、炼神、还虚皆如此。

诚理言也。古天仙又云:‘说尽万般差别法,总与天仙事不同。’然此一会说也,皆本之予《直论》而重明之者,但未闻究问元精,我且嘱之曰:‘元精有真,不可以凡拟;其①中有信,不可以历拘。为上天之秘机,愿再致思焉可矣。’”

① 其,辑要本作“真”。

卷之四

二、散问答类

（此皆交游良朋之类，非门人，故曰“散问答”。）

长沙王朱星垣二问[1]

长沙王朱星垣殿下[2]，

此封“长沙王”三字，郡王也。吉王太和之堂弟，岁食禄千二百石，未登仙派。星垣，其号也。

一问曰：“精满不思欲，炁满不思食，神满不思睡。必如何得满，亦必如何知得是满，请示教？”

伍冲虚子答曰：“得满则有知，而满则由于补。如补精之法，谓之筑基。凡人之精，已为淫媾耗损，无修仙之基，为不满之物。大修行者，补精时，必遇精生于先天之真时，即用火以薰蒸。薰蒸者，即补也。补到化炁，而在内未发生之本炁，亦并得薰蒸之炁补。此即炁纯，无精可生，便知实满，百日内事也。精既满，而窍自闭，大药一到，淫根自缩，同于童子。纵欲不可得，何用思欲？世所称返老还童者是也。而阴藏如马蝗者，是说乃为世尊三十二相之一，此欲界执身不行淫者之功。若精窍不自闭，淫根不缩如童子，不如世尊之阴藏如马蝗，则不得谓之精满。淫根既断，即得长生小果。若能躲避三灾，亦可如纯阳祖所云寿同天地者，亦可如佛说寿命几千万亿劫、几阿僧祇劫者。从此以上，出欲界而升色界。[3] 心在入定化神，不至思欲。《楞严经》所谓‘淫机身心俱断，断性亦无’是也。此又何思之有？然先补精，有神炁配合时，固已补得神炁俱旺。及所化之真炁，超脱过关时，前之炁归元海为坎实者，渐渐以坎实点离虚。虚得实而皆实，即所谓‘禅悦为食、法喜食’者。

---

① 此题底本无，据辑要本增。

② 明·崇祯《长沙府志》卷二：“今王朱常浖……嘉靖丙寅（1566）生，天启癸亥封王……崇祯己卯（1639）七十四，薨。”

③ 色界，辑要本作“仙界”。

实则不饥，何用思食？太上《胎息气经》云：‘呼吸如法，咽之不饥。’尹子《至德经》亦云‘吸炁以养其和，孰能饥之’是也。然十月胎圆者，固皆不食。初一月即能减食，三月而谷自辟除，四月以后绝火食。当知此后真不食，故曰：‘炁满不思食。’世尊亦曰：‘如来应供等正觉，尚无所食。’此而犹食，犹是有生死的凡夫，无定力也，不可得谓之炁满也。如《楞严经》所云‘食地中百谷，足不离地’。必使身心二途，不服不食，我说是人真解脱者。若不食，则已渐入于仙，仙则神满。神满者，纯阳无阴也。古仙谓‘分阴未尽则不仙’，如有一分阴在，即有一分昏沉睡魔。十二时中，灵光不自觉照，神亦如何得满？则不可以谓之以神补神，则不可得谓之神满。观太上云：‘转神入定，以成至真。道行不备，仙亦不成。’我故曰必使神住定，炁亦随之而住定。神炁俱定，从一月之一日起，即能不睡，昼夜常觉，惺惺不寐。[①] 十二时中，无一时不入定，亦无一时不在定。如是十月之间，方得神满不睡。既无睡，又何思？到此心无生灭，息无出入，已成阳神。仙佛到此，皆出阳神，便出色界，到无色界矣。不存知见，而全归于无为，炼神还虚合道之义。当知此又神满以后，九年面壁事也。”

又问曰：“可是别有精炁神，补此精炁神否？”

答曰：“非也。真正金丹大道，非待外求。只是自身中现在精炁神，当发生长养向外时，还于身中，合而为一，归根复命。自然发生长养于内，自然充满，亦强名曰补、曰满，实非补、非满也。说到神满时，精炁尽化于神矣。神定于见性妙觉，同于虚空，出无色界矣，何满之足言？”

长沙王（“长沙”二字为王封）**星垣殿下二问曰**：“闻古人云：仙养神胎，炼炁化神而出阳神；佛修禅定而悟道，道成则出定。昨者言仙全是入定出定，莫是以胎息转为入定之名，抑以佛法拟之仙法否？”

答曰：“皆非也。《道藏》经中，有《太上妙通[②]转神入定经》云：‘转神入定，以成至真。’

昔张天师云：“神一出，便收来，神返身中炁自回。如此朝朝并暮暮，自

---

① 寐，辑要本作“昧”。

② 通，底本作“道”，据辑要本及《道藏·太上妙通转神入定经》改。

然赤子结灵胎。”即此经文云也。

有《太上斗姥本命延生心经》云：‘修炼九还七返大丹者，持此顿悟玄关，灵光现前，了证太玄三一之道。知守本来真身，更能精修大定，乃至形神俱妙，与道合真。’有《太上胎息炁经》云：‘安静则神定，神定则气和，而元炁自至。’有《太上智慧本愿大戒上品经》云：‘当制念以定志，静身以安神。’有《元始天尊得道了身经》云：‘息依神定，性定命住。[①] 性命双全，形神俱妙。’有《太上九要心印妙经》云：‘神定则炁定，炁定则精定。’又云：‘意定神全水源清。’又云：‘饮食太饱，息炁难定。’又云：‘息依神定，神凝气结。’又云：‘性定命住为养火。’有《文昌经》云：‘万气齐和，得入定门。’又云：‘修真妙行，初定通炁。大定全真，妙行通灵。’经之所垂训者，皆如是言定。又钟离真人云：‘三关不固，神炁不定，岂不走失元阳？’又王重阳祖云：‘圣胎既凝，养以文火。安神定息，任其自然。’又张紫阳云：‘恍惚杳冥，定之象也。惟定可以炼丹，不定而阳不生。阳生之后，不定而丹不结。’又陈致虚云：‘炼己日久，六根大定。’又马丹阳真人云：‘神不外游，精炁自定。’又云：‘要心定念止，湛然不动，名为真心。’又云：‘工夫常不间，定息号灵胎。’又司马承祯《坐忘论》云：‘但心不着物，又得不动，此是真定正基。’又《中和集》云：‘造道原来本不难，工夫只在定中间。会向时中存一定，便知日午打三更。药物只于无里采，大丹全在定中烧。’曰：‘无念之静定纯熟，可致无生。’曰：‘九载三年常一定，便是神仙。’又陈泥丸云：‘以端坐习[②]定为采取，凝然静定，念中无念，工夫纯粹，打成一片。’又《还真集》云：‘湛然不动者，谓之定；定中觉灵者，谓之慧。’又白玉蟾云：‘以虚无之境界，为静定之功夫。’此诸仙之所言定也。未有性不定，而可谓之成道者。予今以二家言异旨同者而重宣之：仙家言胎息，言如胎中之息，息之在胎，呼吸不及于外，而若不呼吸者，渐入于定也。此息定，而性随之定，炁神皆为一神。神既一而全，而大定得矣。《楞严经》云：‘既游道胎，亲奉觉胤。’又云：‘形成出胎，亲为佛子。’所以云出阳神即是出定。邱真人云：‘息有一毫之不定，命非己有。’为此言也。佛家言入

---

① “息依神定，性定命住”八字底本作“依息神定性命住”，据辑要本及《道藏·元始天尊说得道了身经》改。

② 习，底本作“息”，据辑要本改。

定,以初禅念住者,心不外驰,而不着欲境也;二禅息住者,如胎中之无息,正[①]父母未生前也;三禅脉住者,呼吸绝而炁息定,惟内炁之息定,而后身外之炁脉不动,身[②]无六脉,大死一回之验也;四禅灭尽定者,胎息久久绝无,一得永得,大定而能常大定。'胎完神就'之说,以胎完足,自然要出阳神,定极自然要出定,本一也,不可异。识得了,原来只是这个。"

伍守虚二问[③]

(真阳子,同祖堂弟,同师弟,登仙派,名守虚。)

问曰:"昔同于曹门问魔事,曹老师云:'凡遇魔来,
有心中偶起一念,为内魔;或身外有见有闻,皆为外魔,即天魔、邪魔等。

速用焚身三昧火,为降魔之法。'我今忘却,请为我再言之。"

冲虚子曰:"三昧者,佛言正定中之受用也,所谓然臂[④]然身者即如是。
此正邱祖法门所言之定法也。

而仙言薰蒸四大,与焚身三昧火何殊?火炁盛,则魔不能容,
如世尊出火降毒龙,降六魔邪师,降野牛。既入三昧火中而降火龙。[⑤]又云"火化已后,收取舍利"者皆是。

而其真我藏于火中,则不见有魔矣。"

真阳子二问曰:"古云:'得之者早修,莫待老来铅汞少。'《太上灵宝大乘妙法莲华真经》云:'精多则魂魄[⑥]强,炁少则性情弱。'又云:'人有久视之命,因嗜欲灭其寿。若能导引尽理,则长生罔极。'每见有铅汞少者,不知彼修如何?"

---

① 正,底本作"证",据辑要本改。
② 身,辑要本作"手"。
③ 此题底本无,据辑要本增。
④ 臂,底本作"背",据辑要本改。
⑤ 火龙,辑要本作"毒龙"。
⑥ 魂魄,底本作"炁魄",据辑要本改。

答曰:"一者亦有师传仙机,采药炼精,内补筑基之法在;二者亦有服食草木凡药,外补之法在。单用其一固可,兼用其二速效犹神。故《黄庭经》云:'百二十岁犹可还。'钟离《灵宝毕法》云:'晚年奉道,而炁不足,十年之损,可用一年工补之。'此言补于筑基也。然有补之易者,亦有补之难者。

修行[①]者,因炁以长气;而炁太衰者,则难长。灵根凋于中,长之迟缓,故补之亦难。

易补者,谓阳[②]虽衰,尚有生生之机,所谓'一年[③]补十年,精神可复盛'。而成童体。若难补,则有阳痿之类者,阳炁阳精将绝,无可补之隙,则必用敲竹鼓琴以唤招。

《悟真篇》云:"敲竹唤龟吞玉芝,鼓琴招凤饮刀圭。"后人以此为衰老所修者言之,予曰"近似"。

但精既竭,而无顺以生人之具,即是无逆以生仙佛之本。有顺则有逆,谓'见色便见心'者此也,谓'众生即佛'者此也。无顺则无逆,乃所以补之之难也。

邪淫之人,借此机会诱人曰,必用女鼎采补。不思女人身中无精可采可补,于仙道以自精补自精者,大相违悖。世之愚人,无由得闻正道,故轻信棍言,陷于淫坑。以速死之事,诳称不死之道,而不反思。终日逐年,眼见得,愈采女而愈败精,愈战而愈不能久战。取胜保身,穷极岁月,徒劳而无益,何以得至简至易之药以为补哉?故仙家有至妙至神至效之仙方,非采补而同于采补者。若以世法用之,固能战胜;以道法用之,即能补精全,治少壮已来之病,大助衰老及身之阳,可不珍重取一方耶?

然所以无顺生者,是何故?或以房劳之故,

淫媾多,精竭而筋弱,不能至老而自痿。

---

① 修行,底本作"修气",据辑要本改。

② 阳,辑要本作"阳气"。

③ "一年"字底本无,据辑要本补。

或以采战所胜故，

习采战者，昼夜淫媾无度，意谓有补，而实受其伤。精尽耗竭，而筋亦早软，不能至老。

或受地气湿故，

坐卧住地卑湿，则湿最软筋，而瘫痪皆由于此。

或受沐浴水湿故。

是凡未知学道之先，行在世间事，其淫姤后，不宜入水。遇冷水，则永为阴症，此人人所已知者。遇热水之浴，最受湿而伤筋，故筋亦软。此人所不知防者①，故多犯。

至筋软者，软则不能复劲；至筋缩者，缩则不能复伸。皆生理之由也。所以生理绝者，则必曰其绝得其生理者，而后能长其生。

长生者，必要精充实，即是元精足；元精足，即是元炁足。得生理者，则有精可以补精，炁可以补炁，故曰能长生。

思惟曹老师昔云：‘精不足者，补之以炁；

精不足，即是精枯竭。采不足之精而归根，行小周天火候，薰蒸四大②，则所归之精，得气助而补精，则精自然足矣。

形不足者，补之以味。’

形不足，即是形瘘缩。或专心于敲竹鼓琴而唤招者，其效虽有常而稍迟缓；或兼用外药草木五味而补之，则效速。故以五味补而求形足，生精而补精也。

遂乃授予一妙药仙方，气味俱全，兼补难易，而能起死回生，易为采取，功③成大道，谓之‘助道金丹’，此亦盖世无二之方也。

---

① “不知防者”，底本作“不及犯者”，据辑要本改。

② 四大，辑要本作“日久”。

③ 功，辑要本作“助”。

凡衰老若无此药以回生,则必不能速还丹而金液也。昔抱朴子云:"先服草木以救亏缺,后服金丹以定无穷。"即此说也。

不忍私之一己,用以公之同志。令在世者,得以补衰种子;令超世者,得以助道还丹。"

又问曰:"请示方之名,药之味,制之法,治之症,施为有用之言,普救无边之众,可乎?"

答曰:"陈希夷华山(西岳名)碑记之方,勒方于石碑,亦永传之意也。方名老奴苍龙丹丸①,老龙返为童之义也。

---

① 明·正德六年(1511)所刊《奇效良方·诸虚门·老奴丸》云:"老奴丸又名苍龙丸。此方成都府崔磨去无子,欲服此药,修合未服,而崔先已卒。有老奴七十之上,腰脚疼痛,曲脊而行。褚氏与此药服之。其老奴语崔褚氏曰:自服此药,深有灵验,诸疾悉痊,房事如少壮人。于是与褚氏通,后有孕。一日褚氏事显,其家母视之,切究其由,得其实道,打死此老奴,因折其腿,骨髓皆满金色。多试有效,故是名曰老奴丸。木香五钱、灯心二钱、大蜘蛛七个、胡桃肉另研、荜澄茄、车前子炒、马蔺花酒浸、牡蛎火淬、萆薢、韭子、木通(以上各一两)、山茱萸去核、破故纸酒浸、桑螵蛸酒浸、全蝎去毒、龙骨(以上各一两半)、母丁香、紫稍花、肉苁蓉酒浸、兔丝子酒蒸、蛇床子、白茯苓去皮、仙灵脾、八角、茴香、巴戟、远志去心、当归(以上各二两)、沉香七钱、干漆炒去烟三两、熟地黄五两。上为细末,炼蜜为丸,如梧桐子大。每服三十丸,空心用温酒送下,七日见效。无妇人者勿服。此药专起阳事,如善解者,饮凉水三口。年高气衰,虚耗风湿,腰脚疼痛,并宜服之。此药最灵验,添精补肾虚。去冷除风湿,扶衰更起阳,老诚好修合,秘密慎传扬。假之保元气,延寿得安康。一方无螵蛸,当归换沉香。"又《普济方》名为老龙丸。其方载:"老龙丸又名苍龙丸。成都府崔某无子,娶妾褚氏,得此方,修合未服。家有老奴,年已七十之上,腰脚疼痛,曲背而行。崔妻恐妾有子,以此药付老奴。服之良久,老奴语崔某曰:此方甚有灵验,奴自服此药,诸疾悉痊,房事如少壮人。崔某依言复合药服之,未几,妾褚氏有孕。妻究得其实,是故名曰苍龙丸。母丁香、紫稍花、肉苁蓉酒浸、兔丝子酒浸、蛇床子、巴戟、仙灵脾、白茯苓去皮、远志去心炒、八角、茴香(以上各二两)、灯草二钱、荜澄茄、胡桃肉、车前子、萆薢、马蔺花酒浸、牡蛎火烧炒六次、韭子种、木通酒浸(以上各一两)、干漆炒去烟三两、山茱萸、破故纸酒浸、全蝎、桑螵蛸酒浸、龙骨(以上各一两半)、熟地黄五两、当归、沉香五钱、木香五钱、大蜘蛛七个。上为细末,炼蜜为丸,如桐子大。每服三十丸,空心温酒送下,七日见效。无妇人者勿服此药。转起阳事,如欲解者,饮凉水三口。年高气衰,虚耗风湿,脚疼痛疾,并宜服之。此药最灵验,添精补肾强。去冷除风湿,扶衰更起阳。老年如修合,秘密慎传扬。兼之保元气,延寿得安康。一方无螵蛸,当归换乳香。"

老人衰痿者能起之，阳缩者能伸之，中年衰弱者能补之，皆可复胜于少壮者万倍。凡世人之精冷及男根冷者，服此一月，即能种子。

歌曰：‘此药甚灵验，添精补肾堂。去冷除风疾，扶经更起阳。老成宜修合，秘密莫传扬。服之保元气，延寿永安康。’

传此方者，谓陈总兵得之于安土官宣慰司，具百金贽而得者。其议价之高，则效验甚异。

广木香五钱，治脬渗，

尿脬中遗尿渗漏者，因元炁耗竭之故也。

小便秘。

此药味温苦而气降，制则用生姜佐者则效速。晒而为末，及成丸后，皆以日晒，忌见火烘伤性。又治破结气于中下焦，逐积年冷气。

灯心草二钱，通利小便窍，

通小便之窍，使精尿皆可通。

利小便，治癃闭成淋者。

用从草中新剥出者佳。制则难成末，须以粳米粉作浆浆之，晒干为末。入水洗分澄去沉粉，取灯心浮者，晒干。配数难制而耗折多，须多制，方足配数。

破故纸

一名补骨脂①

一两，大温涩，能治脱。

治脱精之症。

---

① 补骨脂，辑要本作又名“胡巴奴”。

故得元阳坚固，骨髓充实，治劳伤，

房劳之所伤者。①

除囊湿而缩小便，暖丹田，腰疼、膝冷、肾寒与阳痿。

酒浸去皮，用麻油拌和炒熟，去油，瓦焙熟更好。② 忌羊肉、云台菜。

核桃肉一两，治房劳伤，止腰疼。

甘平无毒，去皮，另研拌。故纸为一处，以此引故纸入肾。

牡蛎粉一两，

用左边顾而大者佳。煅微红，采用中间如粉之处。四边坚硬者不用。

入肾血分药也。同熟地黄用最益精。止尿管遗，

遗精、遗尿者俱治之。

止鬼交精遗，

梦遗也。

又治老痰。车前子一两，

端阳时采，去净外衣，择实子。童便浸，炒干，勿伤火。

入膀胱，通水管，淋漓疼，不走精气。益精强阴，止尿血，利水道，令人有子。

此种子之要药。

马兰花一两，

酒浸晒干用。药店中不知辨认此药。按《本草》云，味辛平，无毒，生于泽畔，形同泽兰，气臭，花紫似菊，北人呼为紫菊。若无此则用泽兰，原是同

---

① 此注底本作正文“劳伤之所伤”，据辑要本改

② “瓦焙熟更好”，底本作“凡焙热更时”，据辑要本改。

种，而同治法。生泽中者名泽兰，生山中者名山兰，二种原是一也。

能破宿血，养新血，止吐血，又治鼻衄及血痢。萆薢一两，

茎有刺、根白者是。切片，酒浸，晒干。忌食牛。①

补肾益精，缩小便，治阴痿失溺②，强骨节。又治痹，除风寒湿、腰背疼、筋骨掣疼，明目。韭菜子一两，归心益阳，止茎管白浊遗精。同桑螵蛸止漏精，补中止梦遗，缩小便数③，治下元虚冷，小便不禁。

凡世人遗精，由淫想无穷，房劳太甚。病发为筋痿，为白浊随溺而下者并治。

木通一两，利小便，泄湿热，泻小肠之火。

又治丙丁之火，诸经湿热，皆使由小便泄去。肾虚者，亦慎少用。④

山茱萸肉一两，

酒蒸，去核，用净肉，性微温。

补肾兴阳、长阴茎，益髓固精、节小便、止滑精，阴虚者急当用之。暖腰膝，明目，逐湿痹，治耳鸣，除风邪，强力。桑螵蛸一两，

气平。三月无桑叶时取之，则易寻。晒干，炙熟。用生者，则泄大肠，亦风药中专用者。

治虚损肾衰，益精、强阴、补中、除疝、止精泄、愈白浊、通淋闭、利小便。又禁小便自遗、身衰精自出，房劳致小便利者，加而用之。

川中来者，大于大拇指。

全蝎净身一两，

---

① 牛，辑要本作“羊肉”。

② 溺，底本作“弱”，据辑要本改。

③ “数”字底本无，据辑要本补。

④ “木通一两”至“少用”两段底本无，据辑要本补。

去足尾及内土俱净，炒褐色方妙。

治疝气，又治风痰、中风口眼歪斜、掉眩、搐掣、耳聋。母丁香一两，壮阳。又温暖腰膝，杀疳①坚齿。紫梢花一两，

《本草》无此种。昔秦州刘子，指池水中蒲草，心上有花，示予曰："此花甚能兴阳起痿，为天下第一灵物，乃做鞋三棱蒲之花也。似柳花及似菖蒲花者更长大。此如大拇指，三五寸长，无心无梗，如蜡烛梗在如如烛之下。一斤卖银一分，每两一文钱，近于所出也。金陵曾见一两卖银一分，用羊脂酥炒为末。"予问："此味何功?"答曰："人犯房劳事后，水湿伤筋，故筋软筋缩。以此治之有神效。"

肉苁蓉二两，

酒洗，剥去身外浮甲，劈除心内竹丝样膜筋。酥炙，忌铁器勿犯，微温无毒。

治绝阳不兴、泄精、尿水遗溺②，补房劳，坚筋骨，能除茎中寒热疼、膀胱邪气。暖腰膝，长力。远志二两，

温。去心用皮，以热甘草汤浸一宿，晒干用之。不去心者，令人闷。忌食猪肉、生葱、冷水等物。

肾中气分药也。益精壮阳，益肾气，强气志、倍力。菟丝子二两，

气平。水洗去沙，次以酒浸，蒸，捣烂作薄饼，晒干为末。

益气强力，补髓添精、止梦遗、强阴坚骨，治茎中寒精自出、尿血、溺有余沥。蛇床子二两，

平。去皮壳取仁，微炒，无壳即不辣，有壳则辣。

治阴囊湿痒，炒为末，撒上即干而不痒，

---

① 疳，辑要本作"疳慝"。

② 溺，辑要本作"沥"。

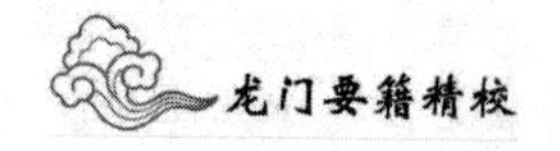

曾用此单一味,屡屡验之。

坚尿茎,令人有子。

种子必用之要药。

白茯苓二两,

味平,而气降。去粗皮,纯白无赤筋者方好。有赤筋,最损目。研末,入细白布袋,用水揉洗,取白粉,用滤去赤筋令净。凡补药中,以人乳拌,蒸晒,又拌,蒸九次更妙。

入膀胱、肾,助阳、利窍、通便,不走精气,长阳、益气、除湿。又养神、驱痰。仙灵脾二两,

又名淫羊藿,羊食之多淫,故名。凡生之处,不闻水声良。五月采用茎叶,叶似小豆叶而圆薄,细亦坚。雷公云:叶四边有花刺,用镊刀镊去,净细而切,以羊脂拌炒①,每斤用羊脂四两,炒脂尽为度。

绝阳不能兴者,即能兴。补肾虚,得酒助良。治劳气、病冷风、老人昏耄健忘者。巴戟天二两,

微温,选用肉厚连珠,中间紫色者佳。击碎者,虽紫又有微白糁如粉色者佳。酒浸一宿,晒干用。

止梦遗精,补虚损、劳伤、阴痿,健骨、强筋、益精,肾之血分药也。八角、茴香二两,

性热,盐酒拌湿炒。

主肾劳疝,治膀胱冷气,起诸痿。当归全二两,

气温,去芦苗,酒浸蒸。

全用者,治血不足、湿痹不举、腰疼,又治中风挛拘蜷,客血壅塞,客气虚

---

① 炒,底本作“切”,据辑要本改。

冷。沉香七钱，

微温，咀而柔软，削而自卷，名黄蜡，沉者妙。必烧试，有油多者真，市店中每以烂船板假充者多。此真者入丸，只宜风吹干，忌用火，恐伤药性，无功。

助阳益精，又治冷风，肢体风湿，骨节麻痹。又云：火盛阴虚者不宜。干漆二两，

予谓此不必多，五钱也可，再多不过一两也足。用生漆桶近盖上自干者，状如蜂窝，孔孔相属者为佳。辛温有毒，炒去烟，指捻成末为度。炒熟用者无毒，生者损伤肠胃。畏鸡子，忌油盐。

续筋骨，

故筋缩筋软者用之。

杀虫，

服此初坐者不生虱。

补中，治湿痹。

除心气血痛，去症，通女人月水。①

熟地黄五两，

曾用过六两。微寒，酒浸烂，石臼捣如泥。以蜜和匀后，入众药和匀焙。②

滋肾水，增气力，填骨髓，益真阴，补元气。大黑蜘蛛七个，

微寒有毒，布网于四檐角，腹大而黑色者为佳，方可食。七夕时取之，此时多出外结网，故易取也。有奇功。亦可不拘时，腹内有苍黄囊醢者为真。

---

① 续筋骨至此，底本缺，据辑要本补。

② “以蜜和匀后，入众药和匀焙”，辑本作：“先以蜜和稀匀，后入众药则易匀。”“焙”字作“培”，接后正文前。

雷公云："去头足，研如膏入药内。"①治疝偏痿，肾子个上个下，大人小儿皆受湿成此疾。

愚谓此味，伤其七生，不必用。若肾子无个上个下，亦不必用，曾不用亦妙。

共二十八②味，制完为末，只有四十两四钱，二斤半之数。用生蜜四十两与药等，将蜜炼至滴水成珠，只三十两为准，每斤必要炼十二两。和药时，加清水十两，凑足四十两。

每炼蜜十二两，必要凑水四两足成一斤。则为丸，易晒亦易干。

和药捣千杵，丸如梧桐子大，准有四斤半丸。每服温酒下三十丸，空心或早或临卧，每日一服，七日见效。大虚极弱而阳久绝者，五十丸更妙。半月见效，即如少壮。或连服半月、一月，又隔三月、五月，再服半月、一月亦可。或在蒲团上催工之时，连服不间断更妙。

予说此方之妙无穷。何以见得？盖药非劫性，又非偶用而暂效者，乃平常逐日所服，能养元神，补元炁、元精，坚其骨，补其血与髓，则颈项脊腰坚硬如铁柱，利于坐、坚其肾③、益其精，则易坐生妙④而易采补。无凡情欲事者，亦可用，并无害。有凡情欲事者，亦可用，其功胜膏散涂贴者万倍。胜用女鼎，假称采补，无益有损者，如天壤之隔。空劳岁月者，如冰炭之异。实顺用之，足以助生人之道；逆用之，足以助仙佛之道。利益无量，大哉！服食之丹药之一论⑤也。其能返老还童也有如此。予谓倘中年、少年有服此，或疑其略热，外加炙甘草三四钱，黄柏二三钱，少滋补肾阴亦可。"

又问曰："昔有以饮食滋补者，与此草木药，大较何如？"

---

① "微寒有毒"至此，辑要本作："曹老师云：此物阴寒，有大毒，旧传云有此一味。我闻李老师述张老祖云：旧传有此，不敢妄删。但服之恐生头瘟，及谷疮疽。曾经过数人，多现症腹背。旧本存之。去此方无弊。"

② 二十八，辑要本作"廿七"。

③ 肾，辑要本作"筋"。

④ "则易坐生妙"，辑要本作"则易生旺"。

⑤ 论，辑要本作"端"。

答曰:“不戒荤食者,或以膏脂厚味为补,或以腥辣助阳之食为补,汝我所共闻。第恐妨天曹之禁戒,曰斋戒者,道之根本,法之津梁,而亦难于具办,非贫家之所能。虽用者而效亦缓,不如药食之为灵焉。

药贱时,只消用银一两,可成丸药一料;药贵时,二两、三两可成一料。一料大约四斤半。二、三料可足一年服用。堪为助道之因者,安得不为之?

吾辈戒荤,遵抱朴子之言,只重以药食为世教也。”

又问曰:“方近于房术计,莫亦不宜于正耶?”

答曰:“似房术而不为房术用,亦何妨?但生生之理同,不过以顺生为逆生,总成就一个逆则成圣而已耳。慨观希夷留此方,在世已七百余年,而未得遍为世用。今而附梓流通,以出世遍于天下,极于未来劫在世、出世者皆得用,普渡宁有涯哉!所谓不能以百日而返炁者,以此药之返者兼用之,少为一助其速耳,有道之士珍之。若财力不及用此,则有机先生药之工,以精补精,以炁补炁,在前语矣。后来圣真,亦详而自量之。”

顾与弢六问①

(顾与弢名昭,应天府学庠生。)

一问曰:“如何是摄情归性?”

伍子答曰:“性为人心虚灵至静、尘念俱无之时,便是先天。真阳之炁,由至静而微动,谓之鸿濛一判,有可为媾精之具。性真便亦觉其有可为媾精之具。即此发觉,便名曰情,俗谓之神情。复此神觉,还为性真,管摄此炁同归,故曰:‘摄情归性。’其实即采取配合之说。是以《参同契》云:‘金来归性初,乃得称还丹。’金即真阳,亦即所谓情也。古云‘二五媾精,妙合而凝’者,正同此说。凡言情者,兼神炁。如儒言气质之性,性附于气质而动为情,则亦从摄于性而复性也。”

顾与弢(昭与弢名)**二问曰**:“闻元精有清浊老嫩之辨,正不知用老为是?抑用嫩为是?”

---

① 此题目据辑要本增。

答曰:“至清而合于无过不及之时是也。[①]《易》云‘初九,潜龙勿用’,喻元精微动而炁嫩,则其发生变化不旺,故曰‘勿用’;‘九二,见龙、利见’,喻元精壮盛而炁充,故云‘利见’,如郑思远真人所云‘月圆[②]玉蕊生’是也。即其勿用于初,而利见于二,便知用炁足之二,不用炁不足之初,而天机判矣。我《直论》所谓‘嫩之炁微不结丹’者,以此之过于嫩,而‘炁不足补其炁,精不足以补其精’之说也。又谓‘老之炁散不结丹’者,以极老而太过,言即亢龙之有悔也。亦如‘月缺金花卸’,及‘金逢望远不堪尝’之说也。但看过嫩过老之皆不宜,则其中自有可用者在。《直论》所谓‘非觉而动’者,言浊也;‘实动而觉’者,言清也;‘觉而不觉’者,言辨初阳嫩之故也;‘复觉真玄’者,言见龙利见之时也。若到此当机,又怕迟缓,失其正炁。所以邱祖门下徐复阳真人云‘披衣又恐起来迟’,亦言防其炁散也。

此便是采药时防危险也。

凡用功时,于此炁足之元精,只要不着欲念的,便是先天纯清。着欲念计较者,则浊矣。念念在道,自然真清。”

又问曰:“炼成大药亦有清浊老嫩辨?”

答曰:“初正则末[③]持,源清则流清。惟清真之精炁,合和神炼,而始生大药。则大药之清真,即由元精之清真而得者。初不清真,则炼药不成,安有大药? 此不必辨,而辨在其中矣。”

顾与弢三问曰:“凝神入炁穴,不知还有呼吸升降否? 若有升降呼吸,不知又如何凝入?”

答曰:“许旌阳老祖云‘太阳移在月明中’,又云‘金乌飞入姮娥户’,即此义也。升降者,是采取烹炼之要旨;凝入者,是归根复命之秘机。但升降而行也,神炁合一,神在炁中;不升降而住也,神炁合一,神在炁中。不说是

---

① 此句底本无,据辑要本补。

② 圆,辑要本作“生”。

③ 末,底本作“求”,据辑要本改。

‘凝神入炁穴’,也不得。”

又问曰:“昨闻教言:妙于升降者,由颠倒用之,始得其妙。此尚茫然不解,再详其说?”

答曰:“当升则专升而不降,谓进阳火者是也。进足,则颠倒之以为降。当降则专降而不升,谓退阴符者是也。惟是升之专,则采取方有得;专于降,则烹炼方有成。非若世人只知以一呼一吸,便为升降者此也。所以纯阳祖云谓‘大关节,在颠倒’者,正言此也。若不识此,虽采取,而不得所以为采取;虽烹炼,而不得所以为烹炼。万万不能成丹也!”

顾与弢四问曰:“先生于冲和之理,其中答作用之问,以夫妇昼同行、夜同住为言,固可臆知。第不知彻首彻尾皆如是乎?抑有时如是、有时不如是乎?愿详其说。”

答曰:“夫妇为一神一炁之喻,同行同住为心息相依随息之说。初关有神炁,则有小周天,故可以如是言;中关炼炁化神,有炁有神,而至于无炁有神,由大周天而后,可以如是言,其似而实有不如是之妙;在末后上关无炁,则无火候行住,无昼夜周天,惟炼神还虚,顿然见性地位,则不可以夫妇言者,非二物也。一神且归于无,何况二乎?其冲和之炁本属有,于初关更真亲切。”

又问曰:“小周天如何以子午十二时为言?”

答曰:“一天之周,原有十二位次,斗柄所旋转之度,周一日之时,故借喻言十二时,用九六之理数也。世尊所谓‘见明星而悟道’者,此也。人或闻推移斗柄运周天之说,遂以心运炁,行十二时位,此亦可笑也。何以故?为其心已逐气外驰,则神不定,失真炁,而炁不凝聚,丹已走矣,必不能证圣。禅宗人拘拘然只谓‘北斗里藏身’,又谓‘北斗望南看’,落此局中矣。”

又问曰:“必如何得不如此?”

答曰:“斗柄外移,而天心不离当处。六时进火,六时退符,而天心亦不以进退而离当处。离此,则非我祖钟离仙翁‘凝神入炁穴’之理也。”

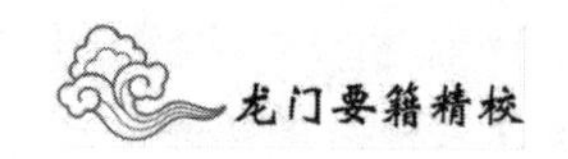

顾与弢五问曰:“先生语胎息之初,谓从无入有而实若无,于不息之中而或暂有,有无兼用。愿详其说。”

答曰:“依文悟之,自见其妙在。观之北七真之孙不二元君

马丹阳真人之妻,同拜王重阳真人门下。姓孙,名不二,号清净散人,生三子矣。随夫成道,与邱长春、刘长生、谭长真、郝太古、王玉阳七人同师,称北七真。

有词云:‘有中无,无中自有些儿个,有无中里面搜取。无内藏真,有里却如无。无有双忘,还同太虚。’①明此,则知亦过半矣。”

又问曰:“日日精思,犹不能得其有无景象,真聪慧过颜闵不能者。”

答曰:“任你有精思,有问辩,不过劳心之幻役耳,未若实行功夫所悟之得真实也。所以先师云‘思而不学则殆’之病,与‘学而不思则罔’者等也。君再思中用学,即得其妙。”

逾日又问曰:“‘有无’二字,终难投簌,必详言而后可。”

答曰:“无者无息,有者有息。即如在胞中,成胎之所以息。初结胎本无息,渐有息,而十月成,生而离母,则我身中无息,息在鼻矣。今要在身中无息处,而作为有息,故谓之‘从无入有’。既入有,则有息。若愚人便强执作有息之相,便堕有相虚妄,是病,非真息也。故云实无息相,还证不息之胎息。此二乘菩萨厌生灭而趋涅槃寂灭之时,不能顿已于生灭出入,故于不息中,而或暂焉少有微息。此有无兼用,亦未完胎神,未得大定之初基②为然。若非有无兼用之渐法,必不能至离相寂灭,便堕强制外道,而非仙佛正宗无息无相③寂灭为乐之本旨。知此而行,方可得无有双忘,还同太虚。”

顾与弢六问曰:“六候进退,但闻其理。请详如何用于实悟时?”

答曰:“理明事,事行理也。本非进退,乃借虚喻以说明此一端理耳。若

---

① 此词见《鸣鹤余音》卷六。

② 基,辑要本作“机”。

③ “无息无相”四字,据辑要本补。

必执‘进退’二字，而勉强言之。盖古以子至巳，六时为阳，

子、丑、寅、卯、辰、巳也。

阳合乾，故用乾爻乾策。乾爻用九，而四揲之为三十六，故阳火亦用九，同于四揲。子、丑、寅以次，皆用四揲之三十六。乾策总六爻之四揲二百一十有六，故阳总六时亦二百一十有六。以午至亥，六时为阴，

午、未、申、酉、戌、亥也。

阴合坤，故用坤爻坤策。坤爻用六，而四揲之为二十四，故阴火亦用六，同于四揲。午、未、申以次，皆用四揲之二十四。坤策总六爻之四揲一百四十有四，故阴总六时亦一百四十有四。合之得三百六十，而完一周天度数之义。但其中又有卯酉二时，不用九六之四揲，则不满三百六十之全数。言三百六十者，亦只大略言其火符之初粗①迹耳。我承圣师所授，曰阳火，曰阴符。谓定而静者，属阴以不行火，而阴若符合火之候也，故为阴符；

《阴符经注》，骊山老姥授李筌者曰：“阴者，暗也；符者，合也。”即此义。

如是，则行而动者即属阳，而为阳火矣。

凡一切十二时中，分分明明，行九六有数之火，皆当曰阳火；一切时阴阴暗暗，不行火而暗合火者，皆当曰阴符。

行动者似进，定静者似退。若究及精微密悟，必如此悟之，为得真实玄妙。”

又问曰：“有言夜半子时行阳火，日中午时行阴符。似说只子午二时，不知如此，亦似此理否？亦可成个甚么否？”

答曰：“甚非也，绝无所成。但有犯说拘于天时，即是邪妄诳语。为我命由天，非我命自我不由天者也。只因自己无传，不知所以然之理，扭捏造为此言，以欺世耳。或却病亦借其说而言之，非仙道中和自然之理也。仙家活子之后，六时皆用阳火乾爻；午之后，六时皆用阴火坤爻。乃心中虚比，活用

① 初粗，辑要本作“祖”，《重刊道藏辑要》作“粗”。

子午十二时，何等直捷自然！非止子午二时之太少，何等适宜？若用天时子午二时以行火，则我身中药生时，全不相遇，故不用天时也。”

又问曰：“得传所以然者，何法何义？”

答曰：“总是要遇阳炁自生时，取回以补阳炁，令满足耳。故将呼吸者，以收还阳炁，归于炁根，以薰蒸补助。若无呼吸，不能调和；若无薰蒸，不能补助。及至呼吸薰蒸，周天一周，则阳炁得补，复纯①静矣。于此再加呼吸薰蒸，是不宜于静中强加动。必俟静②而自动，又得阳炁发动之机，为可补阳炁者。总是要补，必再生再补之理，要得真传也。”

又问曰：“火候不宜断，不宜续，卯酉二时，不行二时火候，莫似断否？”

答曰：“非也。神炁相抱而不离，焉得断？”③

又问曰：“采时是子时前，是子时内？”

答曰：“前④也。子起则名烹炼。”

又问曰：“采法与封法，如何分别而行？”

答曰：“当采时则用采法，当封时则用封法，当沐浴则用沐浴法。每用周天，皆不异。《心印经》云：‘三品一理。’《大涅槃经》佛言：‘达一切境，不离一法。’达摩祖亦云‘四候⑤别神功’是也。”

---

① 纯，底本作“绝”，据辑要本改。

② 静，底本作“神”，据辑要本改。

③ “得断”二字底本缺，据辑要本补。

④ 前，底本作“非”，据辑要本改。

⑤ 四候，辑要本作“六候”。